K.-H. Mosler

Fetale Herzaktion und Tokographie

Fetale Herzaktion und Tokographie

Ultrasonographie

Atlas für die Geburtshilfe

Von

Prof. Dr. med. *Karl-Heinz Mosler*

Abteilungsvorsteher an der Universitäts-Frauenklinik

Würzburg

Unter Mitarbeit von

Edgar Kitz

Mit 78 Abbildungen

Walter de Gruyter · Berlin · New York 1972

Die Wiedergabe von Gebrauchsnamen, Handelsnamen, Warenbezeichnungen und dergleichen in diesem Buch berechtigt nicht zu der Annahme, daß solche Namen ohne weiteres von jedermann benutzt werden dürfen. Vielmehr handelt es es sich häufig um gesetzlich geschützte, eingetragene Warenzeichen, auch wenn sie nicht eigens als solche gekennzeichnet sind.

ISBN 3 11 004225 8

Vorwort

Die Einführung der Ultraschallkardiotokographie in die Geburtshilfe hat das Bedürfnis nach einer zusammenfassenden Übersicht des Wissens über die fetale Überwachung, ihre technischen Gegebenheiten und Möglichkeiten stark angeregt. Es wird versucht, den Geburtshelfern, Perinatologen, den Hebammen und Studierenden einen Überblick über die diagnostischen Möglichkeiten zu vermitteln. Die visuelle Beurteilung, der bei der Überwachung gewonnenen Kurven ist in den Vordergrund der Darstellung gerückt.

Es ist die Absicht des Verfassers, differentialdiagnostische Probleme besonders hervorzuheben, nicht vom Gesichtspunkt des Spezialisten, sondern mehr des geburtshilflich Tätigen aus. Eine weitgehende Spezialisierung ist daher für die Erklärung der verschiedenen Erscheinungen nicht erforderlich.

Der geburtshilflich Tätige muß trotz moderner Methoden auch weiterhin seine besondere Aufmerksamkeit der ständigen Beobachtung der Schwangeren, den manuellen Untersuchungsbefunden und Veränderungen bis zur Geburt unter Einbeziehung der Anamnese schenken. Die Auswahl der Risikofälle ist mein besonderes Anliegen. Einfache Richtlinien zur Erkennung der Risikoschwangerschaft und -geburt werden im Anfangsteil angeführt. Sie haben sich aus der praktischen Erfahrung ergeben.

Dieser Beitrag soll bei geburtshilflich Tätigen das Interesse wecken, das dieses neue und umfangreiche Gebiet verdient und dem Lernenden und Lehrenden, der sich forschend mit der fetalen Physiologie, Pathophysiologie und Pharmakologie beschäftigt, eine Anregung sein. Ich hoffe damit zur Verminderung der kindlichen Mortalität und Morbidität beizutragen.

Für die Mitarbeit von Herrn Dr. *H. Scheuer*, Frau *U. Wise*, Frl. *R. Kleider* und Frau *E. Mittelsteiner* möchte ich mich an dieser Stelle herzlich bedanken.

Die apparative Ausrüstung und Entwicklung der Geräte verdanke ich der finanziellen Unterstützung durch die Stiftung Volkswagenwerk und die Paul-Martini-Stiftung.

Einige Kurven, speziell „Einfluß der Parazervikalblockade“ wurde mir freundlicherweise von Dr. *Stockhausen*, Landesfrauenklinik Wuppteral, zur Verfügung gestellt, wofür ich ihm herzlichst danke.

Der de Gruyter-Verlag hat sich in großzügigem Entgegenkommen um die gute Ausstattung des vorliegenden Buches bemüht.

Würzburg, 1972 *K.-H. Mosler*

Geleitwort

Die Entwicklung von der Hebammengeburtshilfe zur ärztlichen Schwangerenberatung, Geburtsmedizin und perinatalen Medizin gründet sich auf Verbesserungen der Diagnostik. Neue chemische, serologische, endokrinologische Methoden zeigen frühzeitig Krankheitsvorgänge (auch symptomarme) der Schwangeren und des intrauterinen Feten an.

Überwachung der Wehentätigkeit und Hören der fetalen Herztöne bei der Entbindung – bisher von der Hebamme mit Hand-Auflegen und mit Hörrohr ausgeführt – können mit neuen elektronischen Geräten exakt registriert werden. Die äußere Tokographie und gleichzeitige Phonokardiographie des Feten bewähren sich als vorzügliche Überwachungsmethode, die auch über mehrere Stunden anwendbar ist. Schwankungen der fetalen Herztätigkeit, auch vorübergehende, werden sofort und kontinuierlich signalisiert und damit frühzeitig auf eine Gefährdung des intrauterinen Feten aufmerksam gemacht.

Während des Geburtsvorganges wird der Zusammenhang mit der Wehentätigkeit deutlich. Bei Risikoschwangerschaft ergibt die während der präpartalen Hospitalisation in Abständen vorgenommene mehrstündige Registrierung Hinweise für den Verlauf der Entbindung.

Freilich muß die Beurteilung der entstehenden Kurven, die eine Fülle von Informationen enthalten, erlernt werden – etwa wie die Deutung eines Elektrokardiogramms oder Elektroenzephalogramms. Die Befunde der Amnioskopie sowie der Mikroblutuntersuchung des durch Punktion der Kopfschwarte gewonnenen fetalen Kapillarblutes müssen neben den Herztonkurven berücksichtigt werden.

Prof. Mosler hat sich um die Verbesserung der fetalen Kardiotokographie durch Einführung des Ultraschallprinzips verdient gemacht.

Die jetzt von ihm vorgelegte Fibel der Ultrasonokardiographie soll ein Leitfaden sein zur Beurteilung der Vielfalt der Kurvenverläufe. Das Buch wird helfen in der Praxis der Überwachung von Risikoschwangerschaften und Risikogeburten drohende Gefahren für den Feten während der Schwangerschaft und während des Geburtsverlaufs so frühzeitig zu erkennen, daß Maßnahmen zur Abwendung der Gefahren erfolgreich eingeleitet werden können.

Würzburg, 1972 *H. Schwalm*

Inhaltsverzeichnis

Die am häufigsten wiederkehrenden Bezeichnungen

Abkürzungen

KHT	= Kindliche Herztöne (bzw. kindlicher Herzton)
FHF	= Fetale Herzfrequenz
USCG	= Ultrasonokardiographie
PCG	= Phonokardiographie
ECG	= Elektrokardiographie
MM	= Muttermund
USCTG	= Ultrasonokardiotokographie

Benennung der Synonyma

Basislinie

rise	= langanhaltender Anstieg der fetalen Herzfrequenz
fall	= langanhaltender leichter Abfall der kindlichen Herzfrequenz
Dip_0	= besonders kurzer Abfall der kindlichen Herzfrequenz
Bandbreite	= Oszillationen im Bereich der Basalfrequenz
Tachykardie	= Überschreiten der physiologischen Herzfrequenz
Bradykardie	= Unterschreiten der physiologischen Herzfrequenz

Periodische Veränderungen

Akzelerationen = Anstieg der fetalen Herzfrequenz
Dezelerationen = Abfall der fetalen Herzfrequenz

early deceleration	= Dip_1	= Abfall mit Wehenbeginn
late deceleration	= Dip_2	= Abfall nach Wehenbeginn
variable deceleration		= Mischtyp aus Dip_1 und Dip_2

Einleitung

Ein Ziel der Perinatalmedizin ist es, Methoden zur Senkung der fetalen Mortalität und zur Verhinderung bleibender Schäden des Kindes durch die Geburt zu entwickeln. Die frühzeitige Selektion von gefährdeten Müttern erfolgt durch die Schwangerenvorsorge. Mütter mit erhöhtem Risiko werden frühzeitig erfaßt und einer Intensivüberwachung zugeführt. Von der Präventivgeburtshilfe wird erwartet, daß nicht nur die Mutter ohne Schäden die Entbindung durchsteht, sondern auch das Kind ungeschädigt bleibt. Dazu genügt nicht nur eine gute Technik bei notwendigen Operationen, dazu ist eine ständige Kontrolle der kindlichen Herzaktionen notwendig, die das frühzeitige Ingangsetzen von Hilfsmaßnahmen ermöglicht (*Schwalm*, 1961).

An den großen Kliniken stehen uns heute die verschiedensten Methoden zur Überwachung des Kindes vor und während der Geburt zur Verfügung. Sie fordern einen großen technischen und finanziellen Aufwand. Ein spezialisiertes Laboratorium und der damit verbundene personelle Mehrbedarf verursachen hohe Kosten. Da etwa $\frac{2}{3}$ aller Klinikentbindungen eben in Abteilungen mit weniger als 1000 Geburten pro Jahr stattfinden, war es notwendig, nach einer praktikablen Überwachungsmethode zu suchen, deren Bedienung keiner speziellen technischen Vorbildung des Personals bedarf.

Von den verschiedenen methodischen Möglichkeiten gilt die kontinuierliche Überwachung der kindlichen Herzaktivität in der Schwangerschaft und unter der Geburt als das wichtigste diagnostische Hilfsmittel. Die technisch besten Voraussetzungen zur kontinuierlichen Überwachung der fetalen Herzaktionen bietet heute der Ultraschall. Er ermöglicht im letzten Drittel der Schwangerschaft und während der Geburt eine störungsfreie und fortlaufende Registrierung der kindlichen Herzaktionen ausschließlich transabdominal und vermeidet die vaginalen Manipulationen (Tab. 1).

Gegenüber anderen Überwachungsmethoden konnte die von uns entwickelte Ultrasonokardiographie die Forderung an ein ideales Registriersystem der fetalen Herzfrequenz weitgehend erfüllen.

Die Ultrasonokardiographie wird angewendet:

1. Zur Überwachung des Feten in der Spätschwangerschaft
2. Zur Überwachung der Risikoschwangerschaft nach präpartaler Hospitalisation
3. Zur kontinuierlichen Überwachung der Herzfrequenz unter der Geburt.

Ein weiteres Anwendungsgebiet ist die Untersuchung der Wirkung von Medikamenten auf das fetale Herz unter gleichzeitiger Kontrolle mütterlicher Herz-Kreislauf-Situationen, z. B. nach Stimulierung, Hemmung oder Regulierung der Wehentätigkeit durch Pharmaka.

Tabelle 1. **Intensivüberwachung nach präpartaler Hospitalisation**

1. Dauerschall-(Doppler)Untersuchung
2. Amnioskopie
3. Plazenta-Szintigraphie
4. Amniozentese mit Spektralanalyse
5. Ultraschall-B-Bild-Diagnostik (Plazentalokalisation, intrauterine Kephalometrie, Lagediagnostik)
6. Östriolbestimmung im 24-Stunden-Urin der Mutter
7. *Ultrasonokardiographie* (USCG)
8. Fetale Elektrokardiographie (ECG)
9. Fetalblutanalyse

Der Ultrasonokardiograph wurde aus einem seit 1966 in der geburtshilflichen Diagnostik bekannten fetalen Pulsdetektor, der nach dem Ultraschall-Doppler-Prinzip arbeitet, entwickelt. Dieses Gerät liefert synchron zu den Herzaktionen akustische Signale. Es wird verwendet:

1. Zur Feststellung des kindlichen Lebens von der 10.–12. Schwangerschaftswoche an
2. Zur stichprobenartigen Kontrolle kindlicher Herzaktionen während der Schwangerschaft und der Geburt
3. Zur groben Lokalisation der Plazenta
4. Zur Diagnose der Mehrlingsschwangerschaft
5. Zur Voraussage einer Nabelschnurumschlingung.

Die Tatsache einer vielseitigen diagnostischen Anwendbarkeit des Ultraschalls schon in der Frühschwangerschaft überzeugte uns von der guten Voraussetzung zur Entwicklung der Ultrasonokardiographie, die nunmehr Routinemethode geworden ist.

Die Möglichkeiten dieser Methode einem großen Kreis der geburtshilflich Tätigen vorzuführen, ist unser Ziel. Hebammen, Studenten, Assistenten, niedergelassene Ärzte sollen durch dieses vorliegende Buch über ein Teilgebiet der Perinatologie und die praktische Anwendung dieser Methode in der Geburtshilfe informiert werden.

1.1 Richtlinien zur präpartalen Hospitalisation

Das Kind ist im Verlaufe einer Schwangerschaft den verschiedensten Einwirkungen ausgesetzt, die in der Mehrzahl der Fälle gut toleriert werden. Dennoch gibt es in einem hohen Prozentsatz ernsthafte Situationen, die eine schwere Gefährdung des Kindes zur Folge haben. Die Schwierigkeit liegt darin, für diese Fälle einen Katalog von den Risiken aufzustellen, die eine vorsorgliche stationäre Aufnahme erforderlich machen, um Mutter und Kind einer sinnvollen präpartalen Überwachung und Behandlung zuzuführen.

Eine statistische Auswertung der kindlichen perinatalen Mortalität hat ergeben, daß sie durch einige Faktoren schwerwiegend beeinflußt wird. Sie wurden als „Kriterien zur Erkennung der Risikoschwangerschaft" von *Gold* zusammengefaßt. Die Bemühungen gehen heute dahin, den einzelnen Risikofaktoren eine Note zuzuordnen, die ausdrücken soll, mit welcher Wahrscheinlichkeit ein pathologisches Geschehen erwartet werden kann und welche Kombination von Risikonoten besonders gravierend ist und als „Risikoindex" in Erscheinung tritt. Zu den bereits vorliegenden empirischen Werten ist eine weitere statistische Auswertung notwendig. Einzelne Faktoren für sich allein genügen in einigen Fällen, die Patientin zu einer präpartalen Hospitalisation zu veranlassen. Andere Faktoren lassen nur in Kombination ein mögliches Risiko erkennen. Die präpartale Hospitalisation ist dann angezeigt und eine Intensivüberwachung notwendig, wenn mehrere Kriterien des Risikokatalogs erfüllt sind. Die Kriterien, die die Patientin als Risikofall einstufen, sind in dem vorliegenden Katalog, der in der Schwangerenberatung der Würzburger Frauenklinik verwendet wird, angeführt. Es bleibt dem Ermessen des Arztes anheimgestellt, aufgrund der vorgelegten Liste die Auswahl und den Zeitpunkt der stationären Aufnahme zu bestimmen. Bei Müttern, deren Kinder mit einem Apgarindex unter 6 geboren wurden, waren im Durchschnitt 5 Kriterien erfüllt, wobei das Schwergewicht, das dem einzelnen Faktor beizumessen ist, nicht berücksichtigt wurde. Das schließt natürlich nicht aus, daß Mütter die bei Diabetes mellitus, EPH-Gestose, drohender Frühgeburt oder Herzerkrankungen präpartal hospitalisiert waren, schließlich von einem Kind mit niedrigem oder auch hohem Apgar score entbunden wurden.

Tabelle 2. **Richtlinien zur präpartalen Hospitalisation von Schwangeren**

(Kriterien zur Erkennung der Risikoschwangerschaft, modifiziert nach *E. Gold*)

Entbindungs-datum: | Name: | Vorname: | I-Zahl

I. Anamnese der Patientin

weniger als 3 Schwangerenberatungen in 8 Monaten

Primipara	**unter**	**20 Jahre**
Primipara	**über**	**30 Jahre**
Multipara	**über**	**40 Jahre**
Pluripara	**mehr als V Geburten**	
Gewicht	**über**	**90 kg**

II. Med. Anamnese: **Organerkrankungen**

a) Herz, Kreislauf
b) Leber
c) Lunge
d) Niere
e) Schilddrüse

Diabetes mellitus
Neurologisch/Psychiatrische Erkrankungen

III. Geburtenanamnese: **Zustand nach Sektio**

Operative Entbindung
Fetus mortuus
Perinataler Tod
Frühgeburt
Geschädigtes Kind
Mißbildungen

IV. Geburtshilfliche Anamnese: **Drohende Frühgeburt**

Blutungen in der Schwangerschaft
Terminüberschreitung um 10 Tage
Vorzeitiger Wehenbeginn
Vorzeitiger Blasensprung
Mehrlingsschwangerschaft
Lageanomalien
Mißverhältnis Kopf-Becken
Verdacht auf Nabelschnurumschlingung
Plazenta praevia-Verdacht
Hydramnion
Spätgestose

Ödeme
RR 140/90 mm Hg und mehr
Proteinurie 0,5 g °/oo und mehr

Anämie unter 9,0 g °/o Hb

Morbus haemolyticus fetalis
Infektionskrankheiten in der Schwangerschaft

Phlebitis
Harnweginfekt

2.1 Die biophysikalischen Überwachungsmethoden der fetalen Herzaktionen

Die kontinuierliche Überwachung der fetalen Herzfrequenz bringt für die Diagnostik gegenüber der Stethoskopmethode wesentliche Vorteile. Man bemühte sich daher schon seit langem, praktikable Methoden zur Dauerüberwachung der kindlichen Herzfrequenz zu entwickeln, deren Einsatz überwiegend in die präpartale Phase und nicht nur in die Phase der Geburt verlegt werden kann.

Die Aktionen des Herzens werden von 3 biophysikalischen Erscheinungen begleitet:

1. der elektrischen Erregung, die als Aktionspotential abgeleitet und verstärkt werden kann
2. dem Herzschlag, der als Schallerscheinung durch ein Mikrophon aufgenommen und verstärkt werden kann
3. der Bewegung der Herzwand, die eingebrachte Ultraschallenergie reflektiert und mittels des Doppler-Verfahrens oder des Echo-Prinzips in Signale umformt.

2.1.1 Die Elektrokardiographie (ECG)

Wir unterscheiden 2 Möglichkeiten für die Ableitung eines fetalen EKG's

2.1.1.1 Die indirekte Ableitung (*Bolte* u. a.)

Das fetale EKG wird über den mütterlichen Körper fortgeleitet und vom Abdomen aufgenommen. Diese Methode gestattet die Ableitung der Signale von der Mitte der Schwangerschaft an und benötigt Vorverstärker mit einem geringen Rauschpegel und einen gewöhnlichen Elektrokardiographen. Der Vorverstärker ist nötig, da das fetale EKG nur etwa $^1/_{50}$ der Intensität des mütterlichen Herzaktionsstromes liefert. Die größte technische Schwierigkeit besteht darin, das mütterliche EKG sowie andere Störgeräusche, z. B. Muskelpotentiale, zu eliminieren. Bis heute wurde noch keine für die Praxis brauchbare und zuverlässige Methode entwickelt, die eine Routineanwendung erlaubt. Die größte Schwierigkeit dürfte in der geringen Intensität des Nutzsignals zu finden sein.

2.1.1.2 Die direkte Ableitung des kindlichen EKG's (*Caldeyro-Barcia, Hon*)

Bei gesprungener Fruchtblase wird eine Elektrode am vorangehenden kindlichen Teil befestigt und die momentane Herzfrequenz aus dem zeitlichen Abstand der R-Zacke des fetalen EKG's registriert. Die Zuverlässigkeit der Aussage hängt im wesentlichen von der Qualität der Impulse ab. Diese Methode hat bei optimaler Anlage der Ableitelektroden den Vorteil einer relativ störungsarmen Registrierung. Die Elektrode ermöglicht eine bipolare Ableitung, wobei die Gegenelektrode in Kontakt mit der Mutter über den Elektrolytgehalt des zervikalen und vaginalen Sekretes steht. Wenn zwischen Fetus und Mutter keine größeren und schnelleren Bewegungen erfolgen, werden relativ artefaktfreie Registrierungen erzielt. Außerdem ist es möglich, den fetalen EKG-Komplex fortlaufend zu studieren. Der Einsatz dieser Methode ist nur in einem Teil der Geburt möglich, d. h. wenn es bereits zur Eröffnung des Muttermundes und zum Blasensprung gekommen ist. Die vaginale Manipulation unter der Geburt erhöht die Zahl der Infekte bei Mutter und Kind auf etwa das Doppelte.

2.1.2 Die Phonokardiographie (PCG) (*Hammacher*)

Diese Methode beruht darauf, mittels eines empfindlichen Mikrophons die Schallerscheinungen des kindlichen Herzens von der Bauchwand der Mutter aufzunehmen und in einwandfreie Signale zu verwandeln. Es ist das Verdienst von *Hammacher*, durch den Zeitvergleich zwischen jeweils den ersten und zweiten Herztönen von zwei Herzaktionen diese Signale als echte Herzaktionen zu identifizieren. Eine beat-to-beat-Aufarbeitung des Signals ist möglich. Bei Störgeräuschen wird die Punktregistrierung unterbrochen.

Obwohl die Phonokardiographie einen großen Fortschritt in der Dauerüberwachung gebracht hat, sind eine Reihe von technischen Mängeln gegeben. Die Registrierung versagt weitgehendst unter extremen Bedingungen, z. B. bei Adipositas, Hydramnion, bei Seitenlagerung der Patientin, bei starken Bewegungen der Mutter oder des Kindes. Äußere Schalleinwirkungen stören die Registrierung. Das Gewicht der Meßwertaufnehmer ist relativ hoch und belästigt die Patientin, die zudem ständig in Rückenlage bleiben muß. Unter der Geburt muß zusätzlich die direkte Ableitung des EKG's in Anspruch genommen werden. Erst durch diese Kombination ist eine fortlaufende Registrierung möglich.

2.1.3 Die Ultrasonokardiographie (USCG)
(Mosler, Bishop)

Während die eben genannten Verfahren, die Mikrophon- und die EKG-Technik, die vom Herzen ausgesendete Energie direkt oder indirekt aufnimmt, wird bei der Ultrasonokardiographie Fremdenergie verwendet. Ultraschall regelbarer Intensität wird von außen in die Gebärmutter eingeschallt und von den sich bewegenden Grenzflächen des kindlichen Herzens reflektiert. Die leichtgewichtigen Meßwertaufnehmer sind heute so konstruiert, daß entweder ein größerer Sendekristall den Ultraschall im weiten Winkel abgibt, oder mehrere Sendekristalle gebündelten Schall in Richtung des fetalen Herzens aussenden. Der reflektierte Schall wird von mehreren Empfängerkristallen im Meßwertaufnehmer zurückgewonnen. Die Schalldifferenzen zwischen dem eingesandten und reflektierten Schall (Ausnutzung des Doppler-Effektes) werden verstärkt und durch eine Spezialschaltung umgeformt. Diese Methode ist transabdominal anwendbar, sie kann in der Frühschwangerschaft, in der Spätschwangerschaft und unter der Geburt bis zum Austritt des kindlichen Kopfes eine kontinuierliche Überwachung der kindlichen Herzaktionen gewährleisten.

Das Prinzip ist folgendes: Ein Ultraschallgeber oder -empfänger besteht aus je einem piezoelektrischen Kristall als mechanischem Schwinger. An den Polen des Sendekristalls ist ein elektrischer Oszillator angeschlossen, der die Wechselspannung für die Anregung des Schwingers liefert. Der Empfänger ist mit einem Verstärker gekoppelt, der die elektrische Wechselspannung aufnimmt und verstärkt. Der Unterschied (Frequenzshift) der ausgesendeten und empfangenen Frequenz wird als sog. „Doppler-Signal" an einen Verstärker weitergegeben (Abb. 1 und 2) und durch eine Spezialschaltung in Triggerimpulse verwandelt, die das aufgearbeitete Signal als Momentwert aufschreibt.

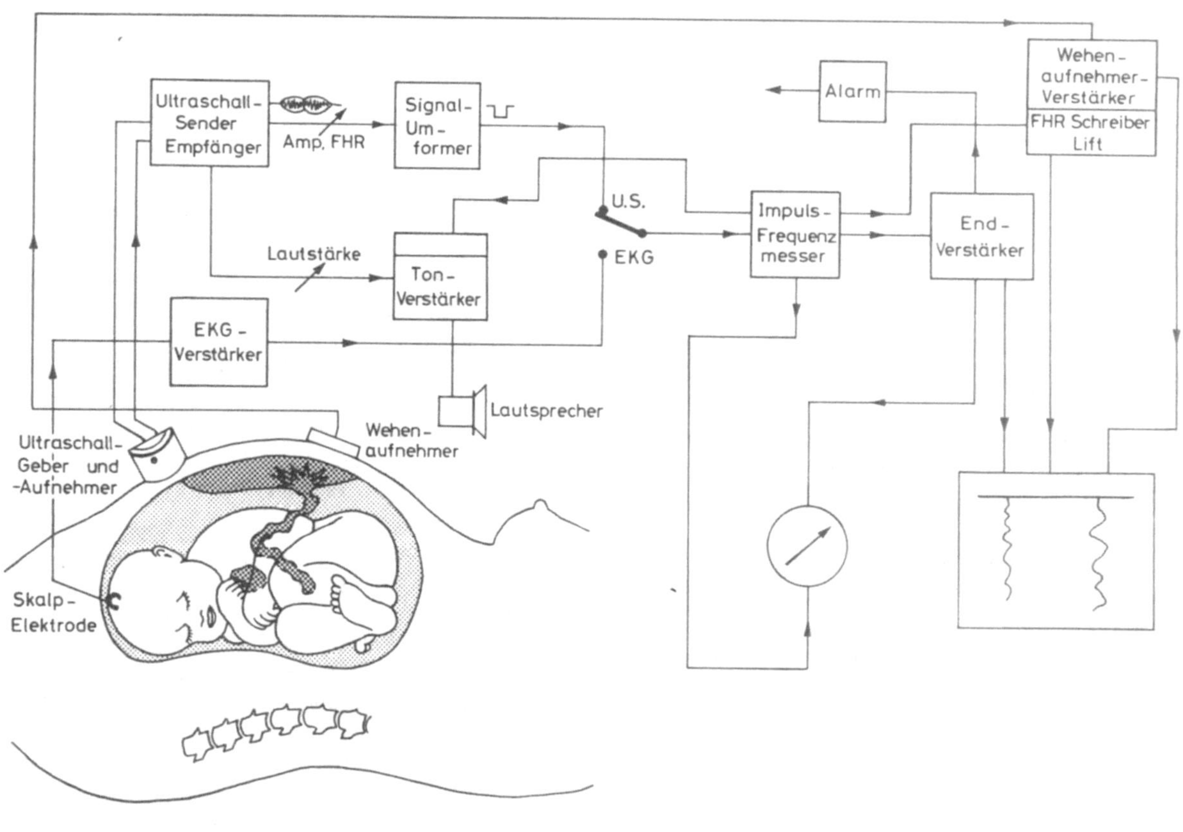

Abb. 1. Blockschaltbild. Ultraschall-Doppler-Einheit und die Verarbeitung des „Doppler-Signals" für die Registrierung der Verlaufskurven.

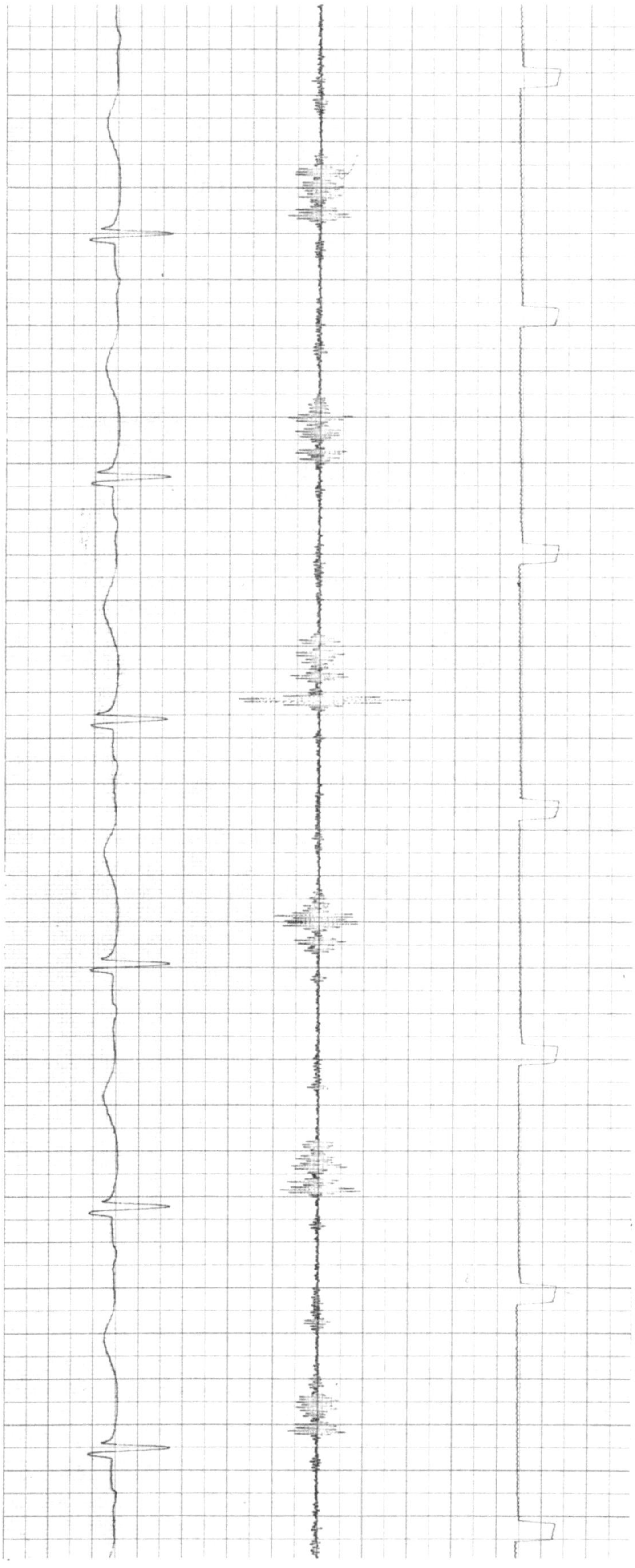

Abb. 2. Vergleich der Ultrasonokardiographie mit der fetalen EKG-Ableitung, oben: fetales EKG, mitte: „Doppler-Signal", unten: Triggerimpulse des Ultrasonokardiographen, die aus dem „Doppler-Signal" gewonnen werden. Die Triggersignale sind apparativ vorgegeben zeitlich versetzt; beachte die gute Übereinstimmung des zeitlichen Ablaufs der Signale.

2.2 Physikalische Grundlagen der Ultraschallanwendung

Das Ohr kann Schall im Frequenzbereich zwischen 16 und 16 000 Hz wahrnehmen. Schallwellen können sich in schwingungsfähiger Materie ausbreiten, dessen Massenteilchen die Schwingungen zulassen und räumlich übertragen. Der Ultraschallbereich beginnt bei ca. 20 000 Hz (1 Hz = 1 Schwingung/s). In der Diagnostik wird Ultraschall mit einer Frequenz von 2–3 Mill. Hz (2–3 MHz) verwendet.

Der Infra-, der Hör- und Ultraschall folgen den gleichen Grundgesetzen. Für den Ultraschall ist bekannt, daß er sich gradlinig, vor allem in Flüssigkeiten fortpflanzt und ähnlich wie Licht gebrochen und abgelenkt werden kann. Die Ausbreitungsgeschwindigkeit ist abhängig von den physikalischen Eigenschaften des Mediums sowie von der Wellenlänge und der Frequenz der Schallwellen. Das Körpergewebe mit Ausnahme des Knochens verhält sich in bezug auf die Schallausbreitung wie eine zähe Flüssigkeit.

Die in der Medizin gebräuchlichen Ultraschallsender benutzen den piezoelektrischen Effekt. In einem elektrischen Wechselfeld mit hochfrequenter Phasenumkehr wird ein Kristall zu hochfrequenten mechanischen Schwingungen angeregt, die als Ultraschall an die angrenzenden Medien weitergegeben werden. Natürliche Piezoelektrika sind Qarzkristalle, Turmalin und Zinkblende.

Als vollsynthetisches Kristall ist das Bariumtitanat hervorzuheben, das in beliebiger Form hergestellt werden kann.

Veränderungen der Schallfrequenz, die bei Relativbewegung zwischen einer Schallquelle und einem Beobachter entstehen, werden durch das Doppler'sche Gesetz beschrieben. Nähert sich eine Schallquelle dem Beobachter mit einer gegebenen Geschwindigkeit – bzw. entfernt sich die Schallquelle – so wird die vom Beobachter festgestellte Schallfrequenz um einen gewissen Faktor höher bzw. niedriger als die wirkliche Schallfrequenz aufgenommen. In der Geburtshilfe wird dieser Effekt für kontinuierliche Ultraschallmessungen von Bewegungen des fetalen Herzens benutzt.

Ein gerichtetes Ultraschallbündel wird vom Geber ausgesendet, gelangt durch die Bauchdecken der Mutter, die Uteruswand, das Fruchtwasser zum Herzen des Feten. Die Bewegungen der Herzwand erzeugen einen Frequenzunterschied des von der Bauchwand emitierten und des nach der Reflexion wieder aufgenommenen Ultraschalls. Dieser Frequenzunterschied liegt im Bereich des hörbaren Schalls. Er wird verstärkt und als spezifische Schallerscheinung abgegeben (Abb. 3a).

2.3 Das Ultraschall-Doppler-Verfahren

Die erste Anwendung, die das Ultraschall-Doppler-Verfahren in der medizinischen Diagnostik fand, diente der Bestimmung von Strömungsgeschwindigkeiten an intakten Blutgefäßen. Die für diesen Zweck ursprünglich gebauten Strömungsmesser beruhten auf dem Prinzip der Messung der tatsächlichen Ultraschallgeschwindigkeit zwischen 2 Aufnehmern, die in einer bestimmten Entfernung außerhalb der Blutgefäße angebracht waren. Der Unterschied zwischen der gemessenen Geschwindigkeit und der Geschwindigkeit im gleichen System ohne Strömung ergab die Geschwindigkeitsströmung. Da im biologischen System die Strömungsgeschwindigkeit viel geringer ist als die Fortpflanzungsgeschwindigkeit des Ultraschalls, werden kleine Unterschiede der Durchgangszeiten der Signale mit und gegen die Strömungsrichtung erfaßt.

Über die Verwendung der Ultraschall-Doppler-Technik (Frequenzshift) für den Nachweis der fetalen Herzaktionen wurde zuerst von *Callagan* und Mitarb. (1964) berichtet. *Johnson* und Mitarb. (1965), die ein Doppler-Gerät benutzten, stellten 2 Arten von Herzbewegungen fest, die einen sind biphasisch und entstehen vermutlich im Innern des fetalen Herzens, die anderen dagegen sind einphasisch und wahrscheinlich bedingt durch die Bewegung innerhalb der fetalen Blutgefäße (Abb. 3a).

Ähnlich ist auch der Ton der Strömung in einem mütterlichen Gefäß. Er unterscheidet sich von den fetalen Schallerscheinungen durch die geringere Schlagfrequenz (Abb. 3b).

Die Plazenta ist durch charakteristische Klangbilder zu identifizieren (Abb. 3c).

Auch die Nabelschnurgefäße geben spezifische Geräusche, die eine Lokalisation der Nabelschnur ermöglichen (Abb. 3d).

Die Einführung einer neuen diagnostischen Methode in der Schwangerschaft und unter der Geburt setzt natürlich die Unschädlichkeit für Mutter und Kind voraus. Es besteht heute die allgemeine Auffassung, daß die Ultraschalldiagnostik in bezug auf somatische und genetische Schäden gefahrlos sei. Allerdings kamen Zweifel auf durch Berichte über Chromosomenschäden, die in Gewebskulturen bei experimenteller Untersuchung beobachtet wurden. Diese Ergebnisse sind anders lautenden Resultaten gegenüber zu stellen. 1967 beschallten ***Fischer*** und Mitarb. Nabelschnurblut 10 Min. lang mit kontinuierlichem Schall einer Intensität von 3 W/cm^2. Sie fanden keine Erhöhung der Zahl der Chromosomenbrüche gegenüber unbehandelten Kontrollen. ***Bernstine*** berichtete 1969, daß nach Beschallung von ankultivierten menschlichen Lymphozyten und auch von Nierenzellen des Hundes in vivo bei 20–30 mW/cm^2 keine gehäuften Aberrationen auftreten. *Macintosh* und *Davey* behandelten 1970 menschliche Leukozyten in Kulturflüssigkeit mit Dauerschall. Sie verwendeten eine Leistung von 8–17 mW/cm^2 und 2,25 MHz. Nach 2 Stunden fanden sie bei anschließender Kultivierung gehäuft Gaps, Brüche und Umbaufiguren. *Serr* und Mitarb. beobachteten 1970 nach einer Beschallung mit einer Leistung von 1–2 W/cm^2 und 2,2 MHz über 10 Std. eine deutliche Senkung des Mitoseindex. Aufgrund dieser widersprüchlichen Berichte veranlaßte ich die Nachprüfung dieser Befunde: ***Rott*** beschallte

1. Venenblut mit Dauerschall 2,1 MHz, 2 mW/cm^2, 20 mW/cm^2 und 200 mW/cm^2 bis zu 24 Stunden
2. Venenblut mit Impulsschall 2 MHz, 20 mW/cm^2, 1–9 Std.
3. Lymphozyten in Teilung mit Dauer- und Impulsschall 2 MHz, 20 mW/cm^2, 6 Std.

Die Chromosomenuntersuchungen ergaben in keinem der Versuche gehäufte numerische oder strukturelle Aberrationen. Auch die höhere Leistung von 200 mW/cm^2 zeigte keine Veränderung, so daß angenommen werden muß, daß die Ultraschalluntersuchung an Schwangeren keine genetische Belastung für den Feten darstellt. *Coackley* und Mitarb. beschallten 1971 menschliche Lymphozyten in Kulturflüssigkeit und in Vollblut mit Dauerschall, 3–45 W/cm^2 und 1 MHz. Sie benutzten Polyäthylenbeutel als Behälter. Sie stellten eine Steigerung der Aberrationsrate in den Zellen fest, die in Kulturflüssigkeit beschallt wurden, nicht aber in den mit Vollblut Behandelten. Sie schlossen aus ihren Versuchen, daß möglicherweise durch Ultraschall aberrationsauslösende Substanzen aus der Polyäthylenmembran freigesetzt werden, die aber im Vollblut entgiftet würden. Ultraschall selbst habe keine aberrationsauslösende Wirkung.

Boyd und Mitarb. überprüften den Einfluß kontinuierlichen Ultraschalls von 30 mW auf das Blut gesunder Jugendlicher und gepulsten Ultraschall mit einer Frequenz von 750/s maximaler Intensität. Die Ultraschallexposition betrug 13 Stunden bei 20° C. Mitosenanalysen in verschiedenen Stadien der Zellzyklen zeigten in den Kontrollen und in den beschallten eine gleich niedrige Frequenz an sekundären Chromosomenaberrationen. Ein Effekt des Ultraschalls konnte demnach nicht nachgewiesen werden, ebenso bei Neugeborenen, deren Mütter in der Schwangerschaft diagnostischem Ultraschall ausgesetzt waren. *Abdulla* und Mitarb. untersuchten den Einfluß von kontinuierlichem und gepulstem Ultraschall auf Feten, die durch klinisch induzierte Aborte gewonnen wurden. Die üblichen diagnostischen Intensitäten wurden verwendet bei Dauerbeschallung von 1–10 Stunden. Die Auswertung erfolgte als Blindstudie. Es wurden keine chromatiden Veränderungen gesehen. Es bestand keine Korrelation zwischen den beschallten und nichtbeschallten Kulturen und der Quelle des Ultraschalls. Die in-vivo-Studie zeigte, daß die gebräuchlichen diagnostischen Ultraschallgeräte den Fetus in utero in bezug auf Chromosomenbrüche nicht beeinflussen.

Die für die Überwachung der fetalen Herzfrequenz konstruierten Geräte geben Ultraschall mit einer Leistung von 5–10 mW/cm^2 ab. Durch das Ankoppeln an der Hautoberfläche wird ein Teil der Energie vernichtet. Der Ultraschall erleidet durch das Gewebe einen Intensitätsverlust durch Absorption und durch die Verwendung von diseminiertem Ultraschall mit einem Abschallwinkel von 40° einen weiteren Verlust um den Faktor 10–20. Es gelangt demnach auf die Oberfläche des Feten approximativ eine Intensität von weniger als 0,02 mW/cm^2.

Es läßt sich feststellen, daß Ultraschall, der in der Therapie benutzt wird, durch einen Thermoeffekt das Gewebe beeinflußt. Dabei spielt die Intensität, die Frequenz und die Dauer der Applikation eine Rolle. Die Ultraschallintensität, die in der Diagnostik angewendet wird, liegt dagegen unter einer Schwelle, die biologisch wirksam ist. Da Ultraschall keinen Summationseffekt besitzt, ist eine Wiederholung der Anwendung unabhängig von der Zeitdauer und zu jedem Augenblick möglich.

Ionisierende Strahlen setzen auch in kleinsten Dosen genetische Schäden. Mechanische Schwingungen, wie sie der Ultraschall darstellt, zeigen auch bei längerer Beschallung keine Chromosomenaberrationen. Inzwischen wurden auch Untersuchungen mit viel höheren Intensitäten durchgeführt und auch bei 4 W/cm^2 ließ sich kein chromosomenschädigender Effekt in vitro darstellen. Es wird geschlossen, daß Ultraschall bei Einhaltung der Intensität bis zu 20 mW/cm^2 und 2 MHz keinen genetischen Schaden hervorruft.

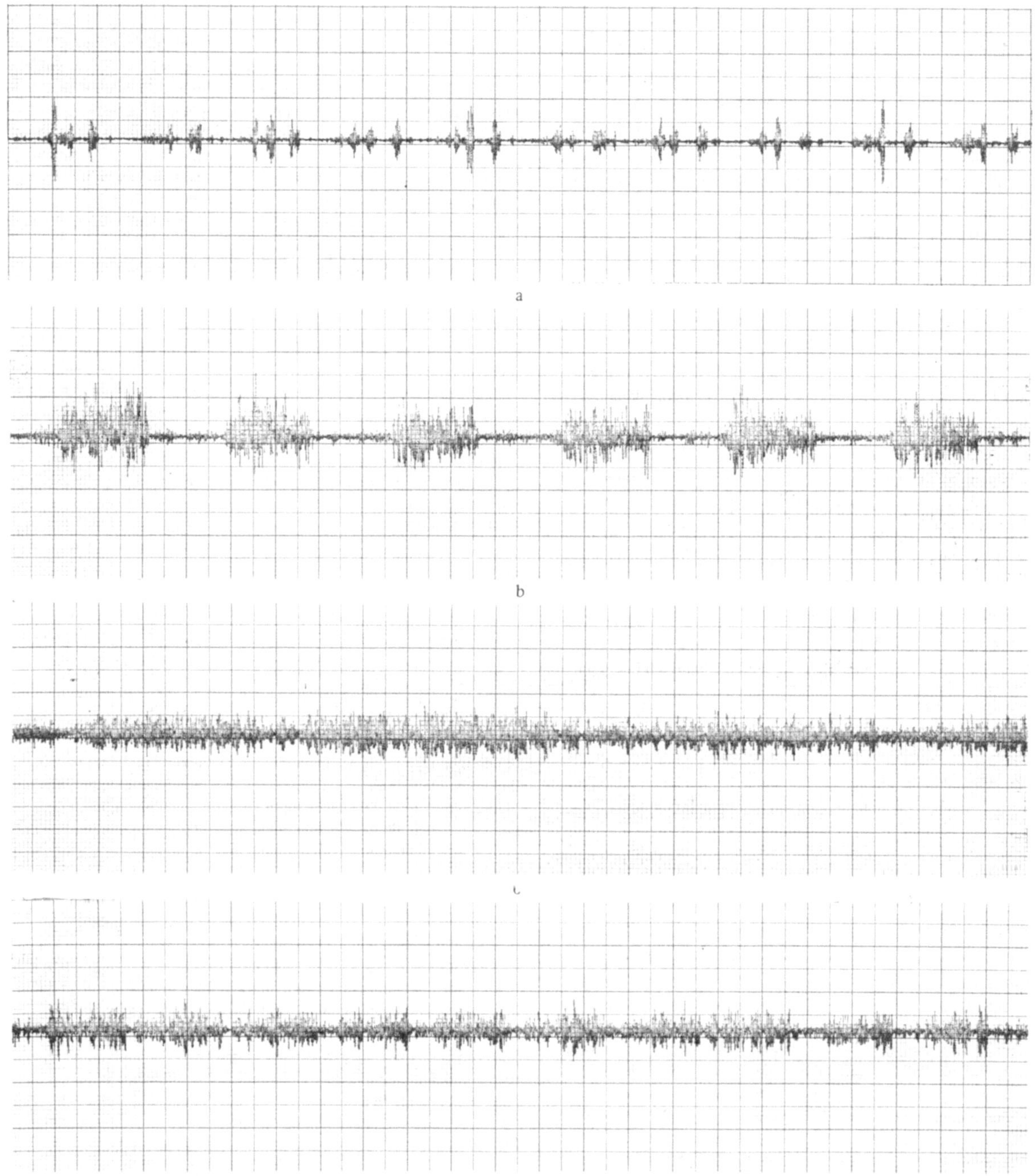

Abb. 3a, b, c, d. Vergleich der „Doppler-Signale" die als „Frequenzshift" zwischen dem einfallenden und wiederaufgefangenen Ultraschall gewonnen werden. a) Aus der Richtung des fetalen Herzens; b) aus der Richtung der mütterlichen Aorta; c) von der Plazenta; d) von der Nabelschnur.

2.4 Der Ultrasonokardiograph und Tokograph

Für die kontinuierliche Registrierung der fetalen Herzfrequenz und der Wehentätigkeit im 3. Trimenon der Schwangerschaft und unter der Geburt bauten *Mosler* und *Thebis* 1967 den ersten brauchbaren Ultrasonokardiograph. Die 2 Prototypen tragen die Bezeichnung *Nanocard*. Sie enthalten einen eingebauten Integrator zur direkten Anzeige der Pulsfrequenz im Bereich von 60–200 Schlägen/Min. Diese Geräte mit Mittelwertsanzeige und einer Zeitkonstanten von 2 Sekunden und einem pneumatischen Wehenaufnehmer haben sich im dreijährigen Gebrauch an der Universitäts-Frauenklinik Würzburg bestens bewährt. 1969 wurde eine Neuentwicklung mit einer „beat-to-beat-Signal-Verarbeitung" in Zusammenarbeit mit *Sonicaid* in Angriff genommen. Dieses Gerät wurde bis zur Serienreife von *Sonicaid* weiterentwickelt und trägt die Bezeichnung *Fetal Puls Monitor* FM_2. Bei der Weiterentwicklung des Monitors wurde auf folgende Punkte besonderer Wert gelegt:

1. Vielseitigkeit und problemlose Anwendbarkeit
2. Verläßlichkeit der Anzeige
3. leichte Instandsetzung des Gerätes (Abb. 4).

Das Gerät ist in einem 19"-Gehäuse untergebracht und nimmt das Ultraschall- und EKG-System sowie ein Tokometer auf. Ein Zweikanalschreiber gestattet die Registrierung der Meßwerte. Die Anschlüsse für eine zentrale Überwachungseinheit sind vorgesehen.

Der Weitwinkelultraschallgeber wurde speziell für das FM_2-Modell entwickelt. Er besitzt einen zentral gelegenen Sendekristall sowie 6 peripher angeordnete parallel geschaltete Empfängerkristalle. Der Schallkegel des Sendekristalls hat eine Winkelgröße von ca. 40°, so daß in 10 cm Abstand im Innern des Körpers ein Feld von ungefähr 10 cm Durchmesser beschallt wird. Bei normalen fetalen Bewegungen wird unter diesen Bedingungen die Herzfrequenz des Feten kontinuierlich

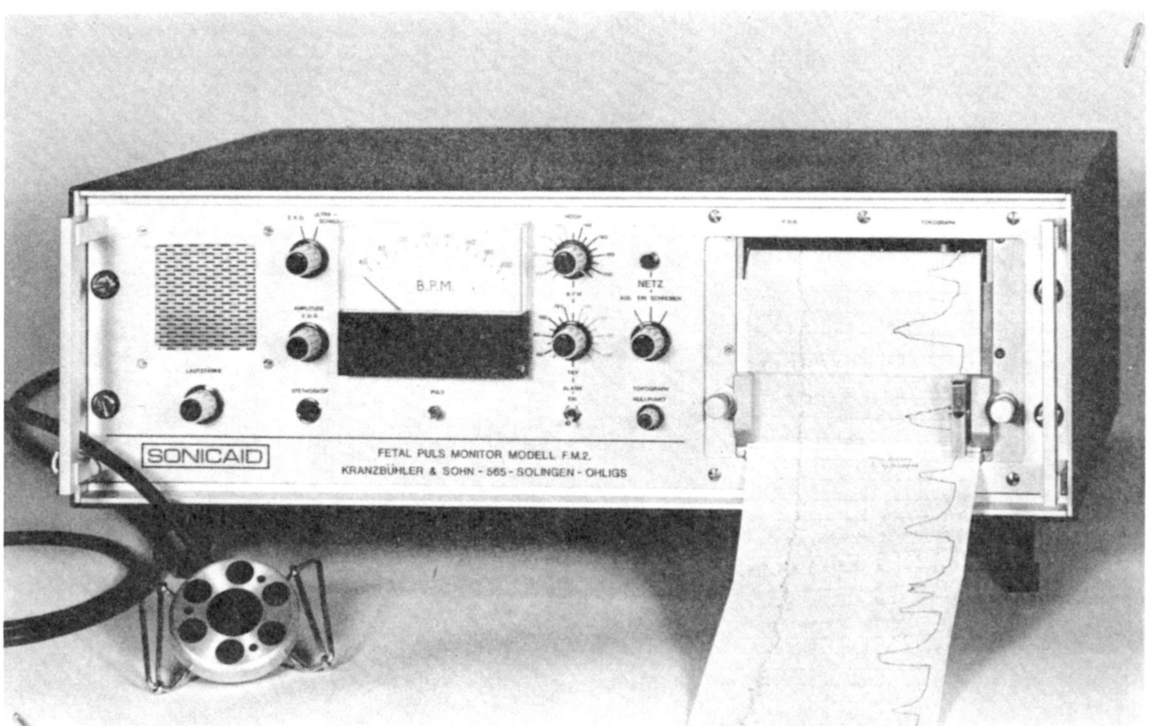

Abb. 4. Prototyp des Ultrasonokardiographen und Tokographen Fetal Monitor FM_2, Baujahr 1970. Das *Sonicaid*-FM_2-Gerät hat eine instantane Herzfrequenzschreibung. Die Wehen werden mit Hilfe eines mechanoelektrischen Wandlers (straingauge-princip) aufgenommen.

registriert, ohne daß es notwendig wird, die Position des Aufnehmers zu ändern. Die akustische Energie, die die Hautoberfläche trifft, liegt unter 6 mW/cm² (Abb. 5 und 6).

Das Gerät ist so ausgestattet worden, daß wahlweise auch von dem vorangehenden kindlichen Teil ein EKG-Signal abgeleitet werden kann, um die fetale Herzfrequenz auch dann zu registrieren, wenn das Ultraschallsystem nicht ausreicht. Dieses System benötigt 3 Elektroden. Von den 2 Signalelektroden wird eine an dem vorangehenden kindlichen Teil befestigt, die andere ist mit der Scheidenwand in Kontakt. Ein Verbindungsblock dient dazu, die Signalelektroden mit dem Eingangskabel zum Gerät zu verbinden. Dieser Block enthält noch eine Beinelektrode, die in Verbindung mit der Mutter steht.

Der Frequenzanzeiger (Kardiotachometer) zeigt instantan die Zahl der Herzschläge/Min. an. Eine vorgegebene Anzeigenverzögerung liegt bei etwa 1 $^{1}/_{2}$ Schlägen. Die fetale Herzfrequenz wird als durchgehender Strich auf dem Schreibpapier mit einer möglichen Bandbreite von 50–210 Schlägen/Min. dargestellt. Der maximale Fehler der Frequenzabweichung beträgt beim ordnungsgemäßen Sitz des Aufnehmers 2 %.

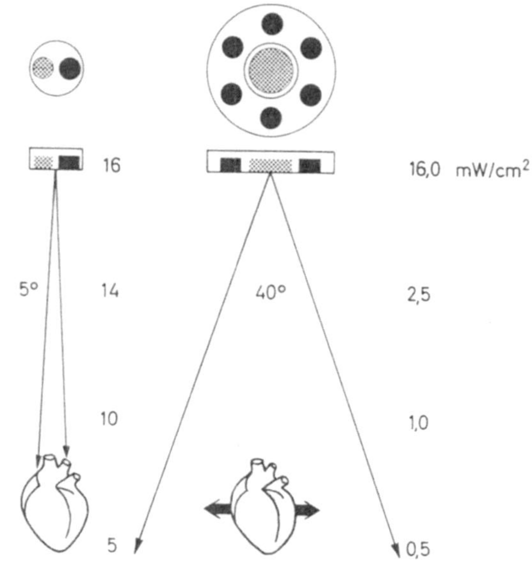

Abb. 5. Vergleich des Schallgebers für gebündelten Schallstrahl links, mit einem Weitwinkelschallgeber rechts. Zur Aufnahme des diffus ausgesendeten Ultraschalls sind mehrere Aufnehmer, die kreisförmig um den zentralen Geber angebracht sind, nötig.

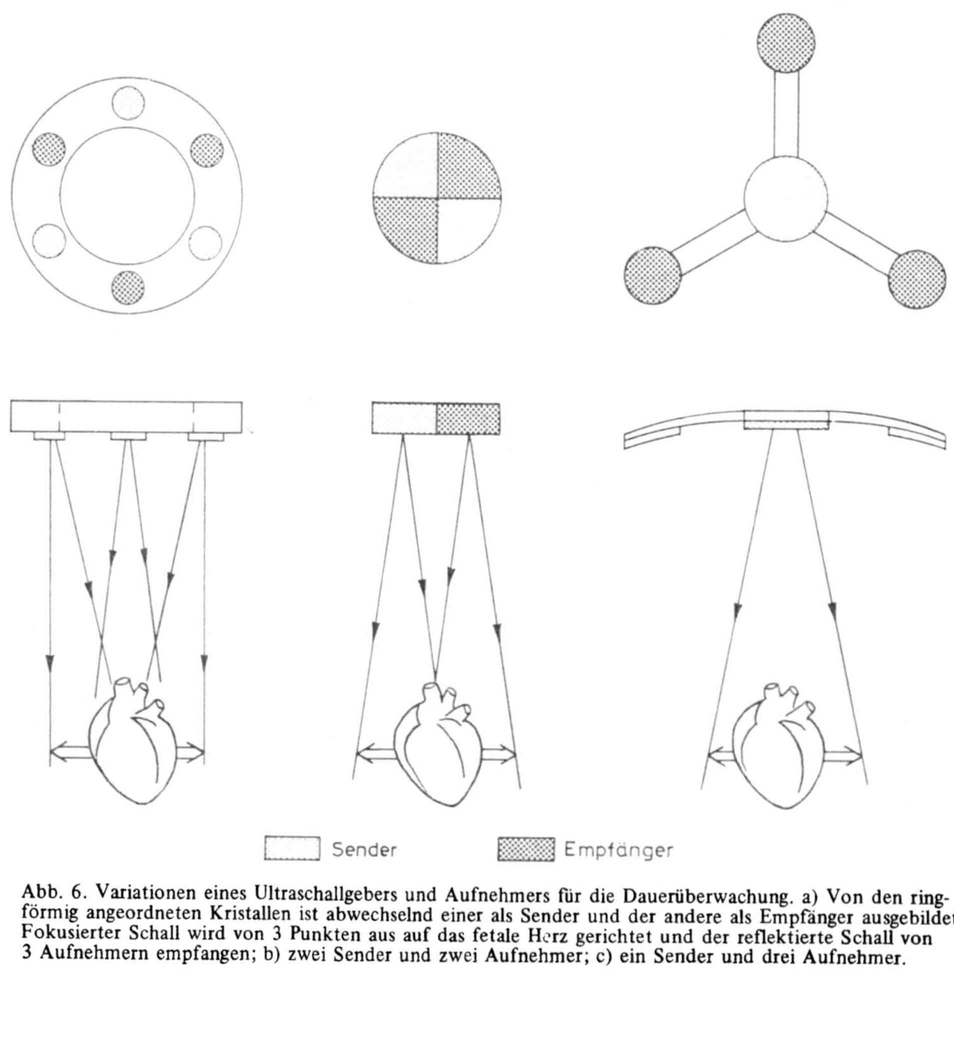

Abb. 6. Variationen eines Ultraschallgebers und Aufnehmers für die Dauerüberwachung. a) Von den ringförmig angeordneten Kristallen ist abwechselnd einer als Sender und der andere als Empfänger ausgebildet. Fokusierter Schall wird von 3 Punkten aus auf das fetale Herz gerichtet und der reflektierte Schall von 3 Aufnehmern empfangen; b) zwei Sender und zwei Aufnehmer; c) ein Sender und drei Aufnehmer.

An der Rückseite des Gerätes ist ein Dämpfungsschalter für solche Fälle vorgesehen, bei denen eine Registrierung der Kurzzeitschwankung nicht für notwendig erachtet wird. Dabei ist zu beachten, daß die Dämpfung nicht der Errechnung einer bestimmten Durchschnittsfrequenz in einem Zeitintervall gleichzusetzen ist, sondern der Dämpfungsschalter dient lediglich dazu, Kurzzeitschwankungen auszublenden, um ein klares Bild des groben Herzfrequenzmusters zu erhalten. Es empfiehlt sich die Stellung 0 oder 1 zu benutzen (Abb. 7).

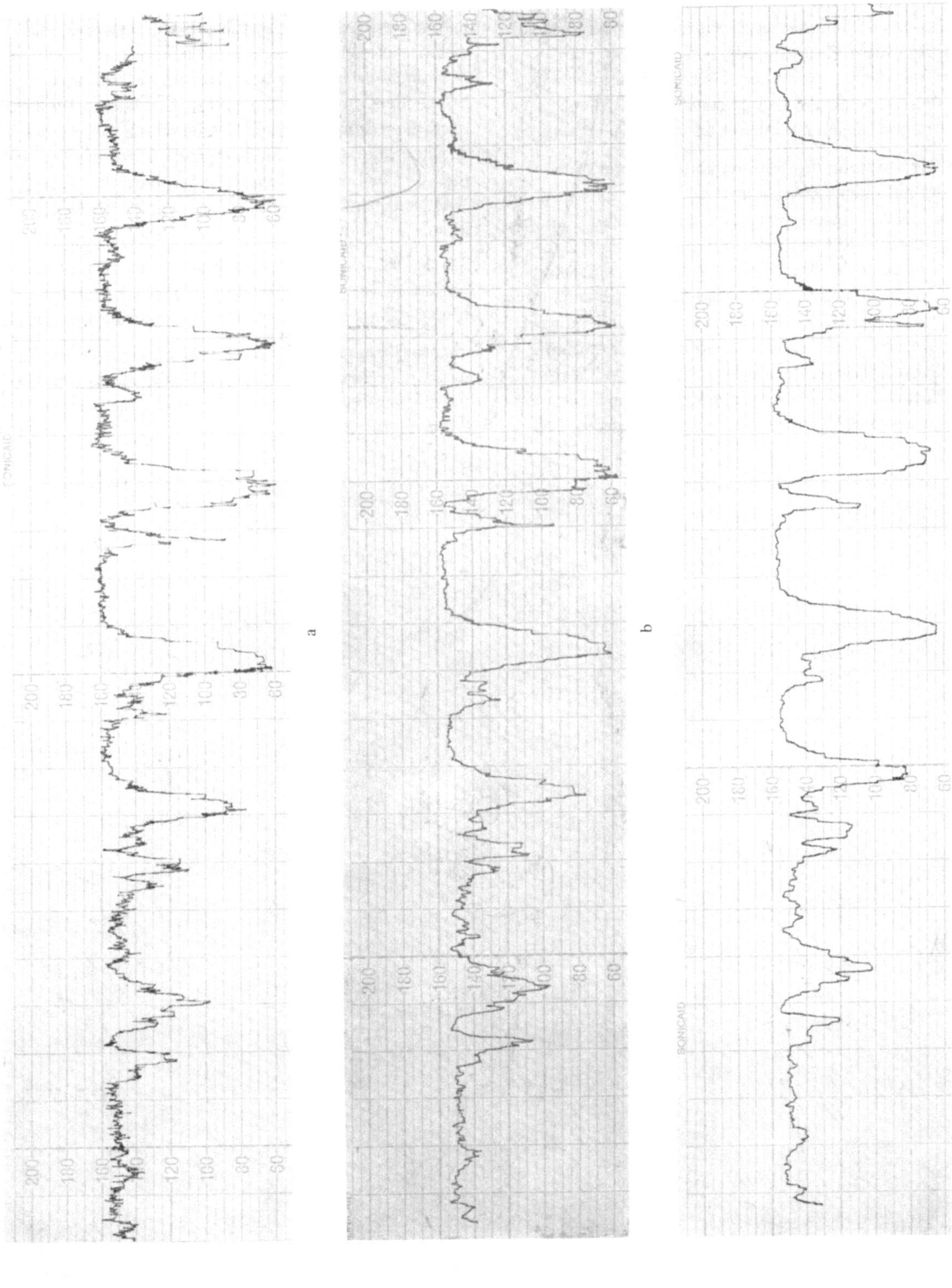

Abb. 7a–c. Die „Dämpfung" der Herzfrequenzschreibung.

Kindsbewegungen, akustische oder elektrische Störungen, die zwischen den Herzschlägen auftreten können, setzen eine Signalunterdrückungsschaltung in Gang. Bei solchen Störungen wird eine gespeicherte mittlere Frequenz eingeblendet und ca. 2 sec. gehalten. Dadurch werden Artefakte unterdrückt. Ist die Störung noch nicht vorbei, wird der Schreibzeiger abgehoben.

Unter dem Frequenzanzeiger an der Frontplatte befindet sich eine Signallampe, die im gleichen Rhytmus des hörbaren Tones aufleuchten muß. Das Lichtsignal entspricht dem Triggerimpuls. Nur dann ist eine einwandfreie Registrierung der fetalen Herzfrequenz gewährleistet, wenn die Lampe synchron mit dem akustischen Signal aufleuchtet (Abb. 8).

Die Registrierung der Herzfrequenz und der Wehen erfolgt auf einem Zweikanalschreiber, der einen 60 mm breiten Kanal für die Herzfrequenz mit einer Unterteilung von 50–200 Schlägen/Min. und einen 40 mm breiten Kanal für die Schreibung der Wehentätigkeit besitzt. Die tokographische Registrierung ist willkürlich in 4 Stärkegrade für die externe Tokographie eingeteilt worden. Der Papiervorschub beträgt 1 cm/Min. Die Schreibhebel schreiben durch Druck und Wärme auf Spezialpapier. Jede Rolle enthält 45 m Papier, entsprechend einer Gebrauchszeit von 75 Stunden. Die Temperatur des Wärmeschreibhebels läßt sich mühelos verändern. Ein Abhebemechanismus hebt den Schreibstift vom Papier, wenn das Gerät abgeschaltet wird oder keine verwertbaren Signale vom Aufnehmer geliefert werden. Die Verzögerungszeit des Abhebemechanismus beträgt 2 Sekunden nach Verlust des Signals; bis zum Einsatz des Schreibers beim Empfang korrekter Signale 8 Sekunden.

Der Tokograph wurde für die externe und interne Aufnahme ausgelegt. Die Signale werden entweder von einem elektromechanischen Aufnehmerkopf über das Abdomen extern oder von einer intrauterin anzubringenden Drucksonde geliefert. Der Wehenaufnehmer nach dem *Guardring*-System arbeitet als mechanoelektrischer Wandler. Ein Null-Abgleich ist vorhanden, so daß die Position des Schreibstiftes, nachdem der Wehenaufnehmer angebracht ist, eingestellt werden kann.

An der Würzburger Frauenklinik wurden 4 stationäre Geräte im Kreißsaal installiert und an eine zentrale Überwachung und Auswertung per Kabel angeschlossen.

Fahrbare Einheiten befinden sich auf der Station für Risikofälle und in der Schwangerenberatung. Die Übertragung zur Auswertezentrale erfolgt telemetrisch. (Abb. 9, 10, 11).

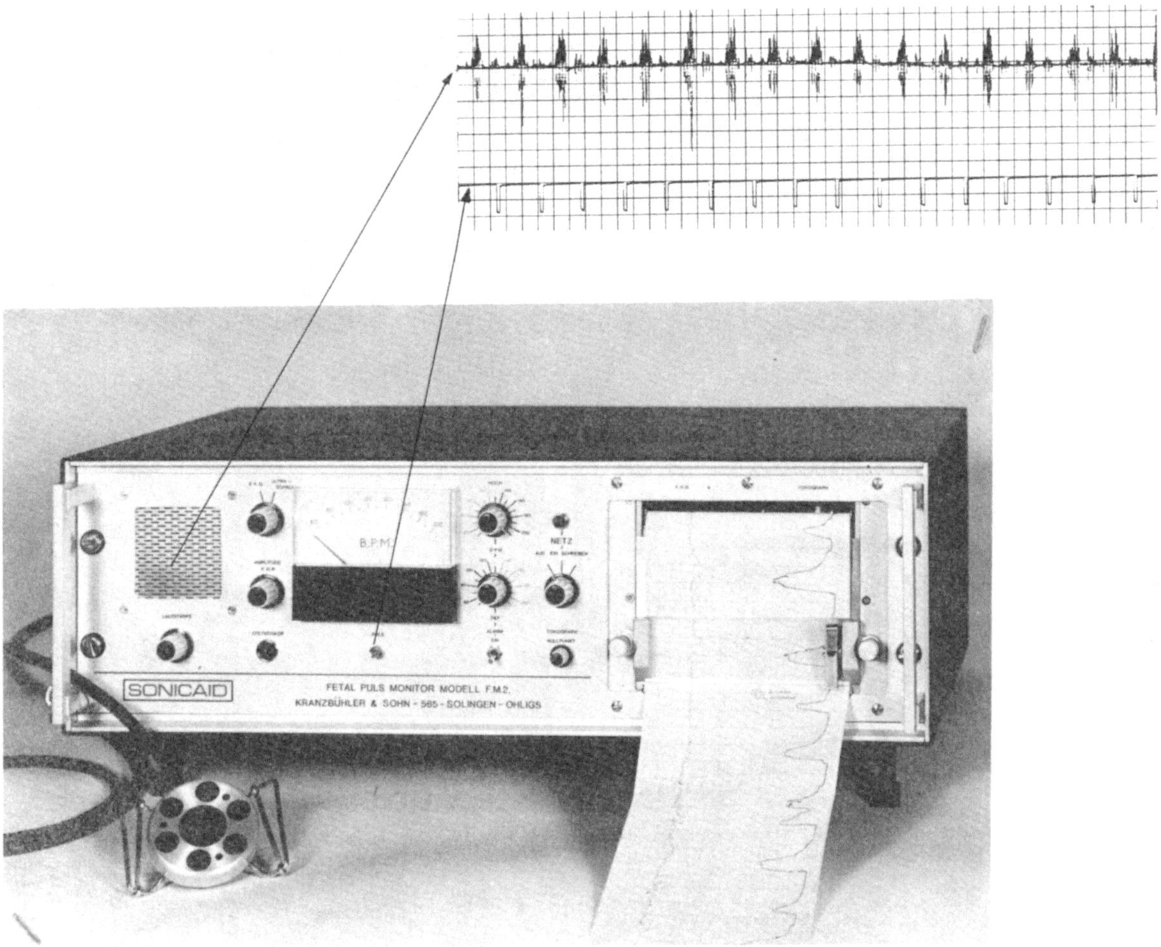

Abb. 8. Einstellung des FM_2-. Die richtige Einstellung ist dann gewährleistet, wenn der „Dopplerton“ und das Lichtsignal in Folge und Frequenz übereinstimmen.

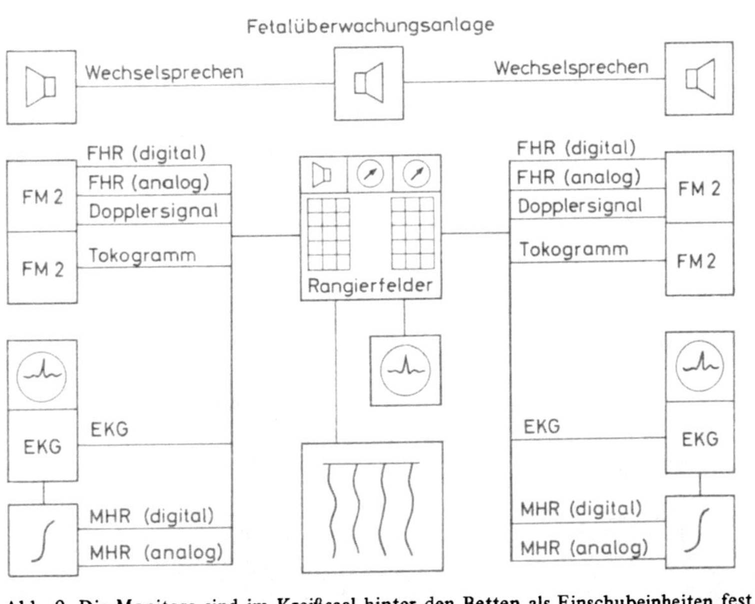

Abb. 9. Die Monitore sind im Kreißsaal hinter den Betten als Einschubeinheiten fest eingebaut. Die Übertragung zur Zentrale geschieht mittels Draht. Ultrasonokardio- und Tokograph-EKG. Mütterliches oder kindliches EKG, Atmung und Temperatur der Mutter können simultan registriert werden. Jedes Kreißbett kann als Intensivüberwachungseinheit benutzt werden.

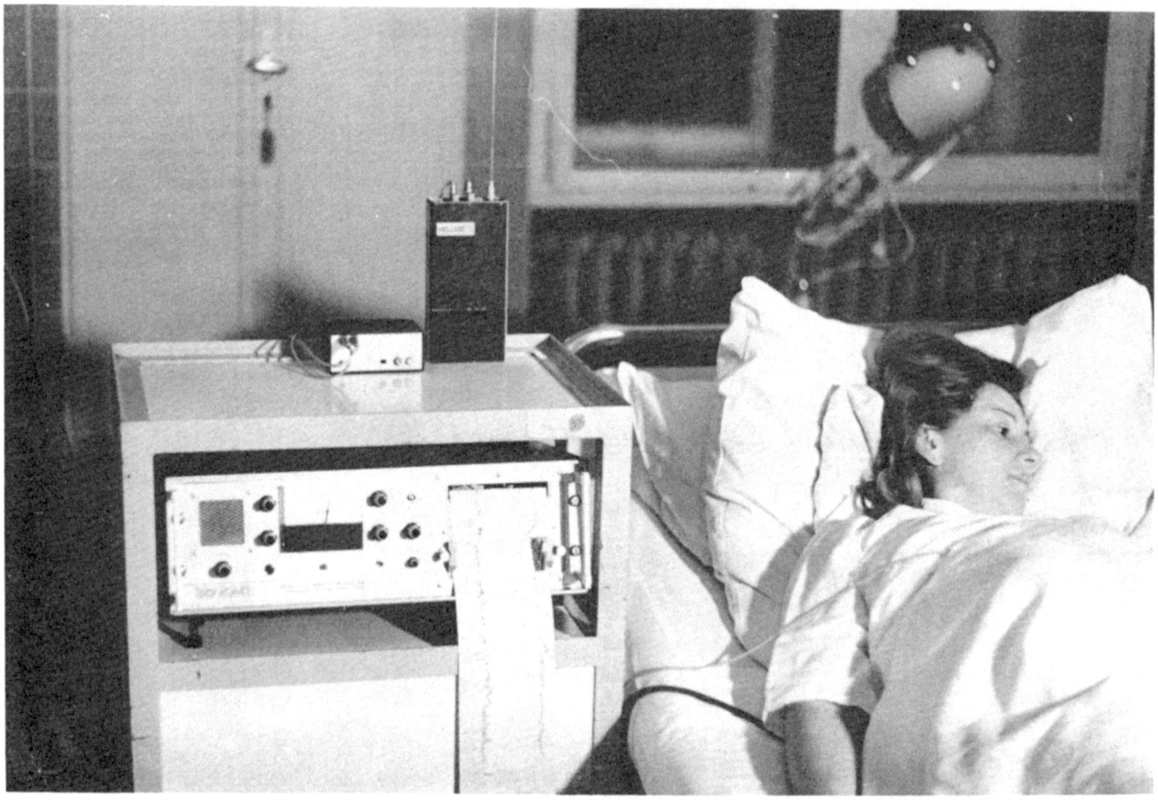

Abb. 10. Transportabler Bettmonitor für die Station zur Überwachung präpartal hospitalisierter Risikofälle mit Telemetrie. Zur Zentrale wird die fetale Herzfrequenz, das mütterliche EKG (PULS) und die Uterusaktivität drahtlos übertragen.

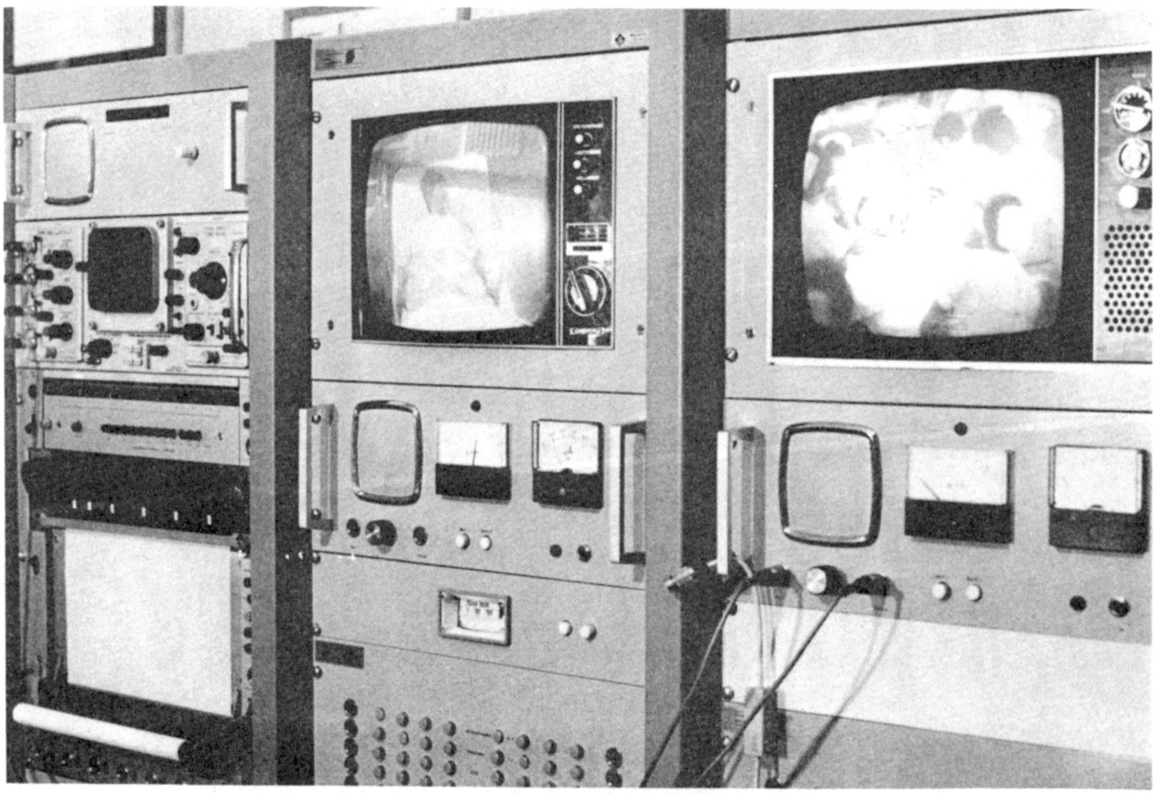

Abb. 11. Zentrale Überwachungseinrichtung mit Tochterinstrumenten, Fernsehmonitoren und Gegensprechanlage. Die Registrierung der fetalen Herzfrequenz, des mütterlichen EKG's, der Wehen usw. durch Bandaufnahmen oder Spezialschreiber ist hier möglich. Ein Oszilloskop ermöglicht die Kontrolle empfangener Signale. Eine Speicherung und Auswertevorrichtung der Meßdaten ist angeschlossen.

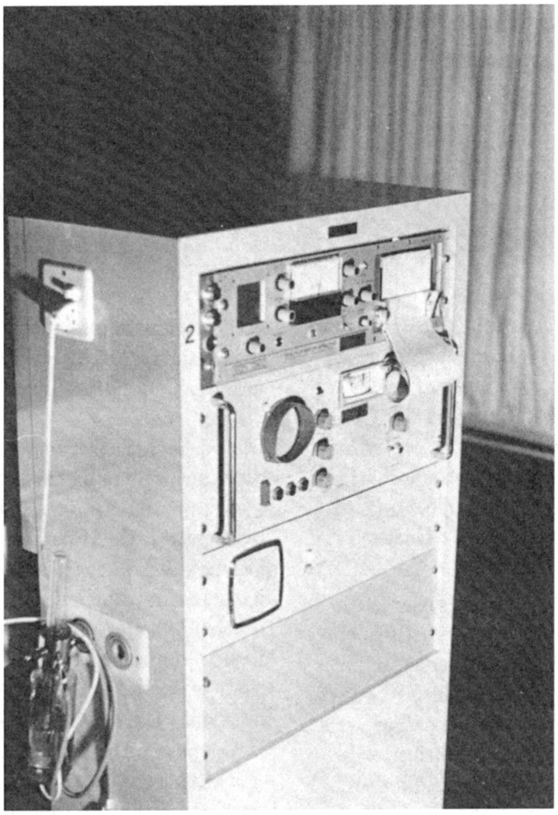

Abb. 11a. Einheit am Kreißbett zur Intensivüberwachung und Sauerstoffversorgung.

2.5 Anleitung zum Gebrauch des Ultrasonokardiographen

Der Monitor wird neben dem Überwachungsbett oder dem Kreißbett aufgestellt. Die Signalaufnehmer befinden sich an 2 m langen Kabeln. Die Plazierung des Aufnehmers erfolgt besonders sorgfältig, da die Qualität der Registrierung von dieser abhängt. Zweckmäßigerweise wird zuvor das fetale Herz mit einem Ultraschallpulsdetektor aufgesucht und der Aufnehmer so auf das Abdomen gebracht, daß das fetale Herz sich im Zentrum des Schallkegels befindet.

Eine gute Schalleitung ist von einem optimalen Kontakt zwischen der Hautoberfläche und dem Aufnehmer abhängig. Es ist deshalb erforderlich, diesen durch Applikation einer ausreichenden Menge eines Kontaktmediums zu gewährleisten. Es wird zweckmäßigerweise ein auf wäßriger Basis hergestelltes Kontaktmittel gebraucht (Aquasonic). Dieses empfiehlt sich, da durch die Transpiration der Haut ständig etwas Feuchtigkeit nachgeliefert wird. Bei Verwendung von Öl können sich zwischen Aufnehmer und Haut Grenzflächen bilden, die zu akustischen Störungen führen.

Sobald eine optimale Position für den Aufnehmer gefunden ist, gut hörbare Herzaktionen, wird letzterer mit Hilfe eines dehnbaren Gürtels fixiert. Wir verwenden dazu einen 25–30 cm breiten Gürtel aus elastischem Material mit einem Umfang von 60–80 cm. Je nach Leibesumfang wird die Gürtelweite in ungedehnten Zustand 25 cm kleiner gewählt als der Leibesumfang der Patientin. Der Aufnehmer kann durch diesen Gürtel hindurch in seiner Lage noch nachkorrigiert werden, ohne daß dieser abgenommen werden muß (Abb. 12–19).

Es ist nicht notwendig, im Verlauf der Dauerüberwachung die Kontaktsubstanz zu erneuern oder zu ergänzen. Sind die Bauchdecken sehr schlaff oder führt die Patientin starke Bewegungen aus, dann empfiehlt sich das Anbringen eines strafferen schmalen Gürtels, der unter einem größeren Aufdruck den Aufnehmer in seiner Lage fixiert. Das akustische Signal ist bei ordnungsgemäßer Lage des Aufnehmers über den Lautsprecher oder ein Stethoskop zu hören. Der Kontrollknopf für die Anzeigeempfindlichkeit muß langsam nach rechts gedreht werden bis die Kontrollampe unter dem Frequenzanzeiger simultan mit der Herzfrequenz blinkt und die Frequenz auf der Skala angezeigt wird. Der Kontrollknopf Amplitude FHR sollte dann etwa 15° weiter nach rechts gedreht werden, so daß eine höhere Triggersicherheit resultiert. In der Regel ist eine Nachjustierung der Empfindlichkeit während der Überwachung nicht erforderliche, sofern der Herztonaufnehmer nicht in eine andere Position gebracht werden muß.

Der Wehenaufnehmer wird im Bereich des Fundus uteri plaziert, möglichst über einem Teil des Uterus, dem keine Kindsteile direkt anliegen, da sonst Kindsbewegungen als Störimpulse in Erscheinung treten können. Das Anlegen erfolgt auf die gleiche Weise wie das des Ultraschallaufnehmers, unterhalb des Gürtels. Die Nullposition des Wehenschreibers wird mit dem Kontrollknopf unterhalb des Hauptschreibers eingestellt, so daß die Basislinie etwa 5–10 mm oberhalb der Null-Linie verläuft. Eingestellt wird während der Wehenpause. Die Empfindlichkeit des Wehenaufnehmers kann mit einem Kontrollknopf an der Rückseite des Gerätes beliebig nachreguliert werden. Die Empfindlichkeit wird bei Drehung im Uhrzeigersinn verstärkt. Der Wehenaufnehmer darf nicht mit dem für den Herzfrequenzaufnehmer erforderlichen Kontaktmedium bestrichen werden, da die Mechanik des Wehenaufnehmers durch diese Substanz empfindlich gestört werden kann. Es empfiehlt sich, den Wehenaufnehmer in einen gewöhnlichen Untersuchungshandschuh aus Plastik zu bringen, damit eine Verschmutzung dieses Teils verhindert werden kann.

Wird unter der Geburt wahlweise das EKG-System benutzt, muß zunächst die Elektrode an dem vorangehenden kindlichen Teil mittels der dafür vorhandenen sterilisierten Zange angebracht werden. Danach wird die Beinelektrode mit dem dafür vorgesehenen Gummiband befestigt und die Verbindung mit dem Elektrodenkabel an der Rückplatte des Gerätes hergestellt. Bei Anwendung des EKG-Systems arbeitet der Frequenzmesser von der R-Zacke als Triggerimpuls gesteuert. Eine Nachjustierung der Empfindlichkeit ist nicht erforderlich (Abb. 20).

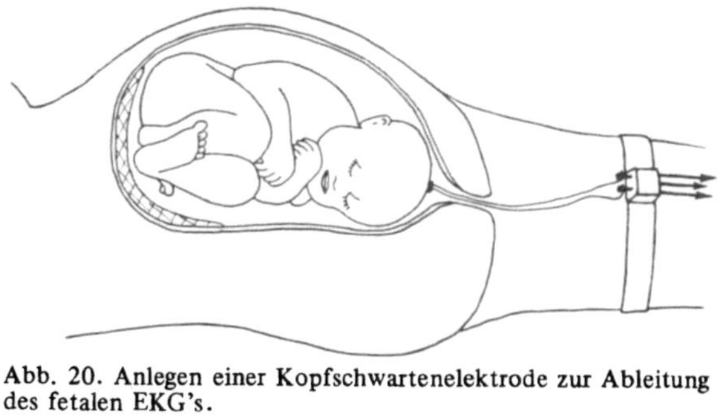

Abb. 20. Anlegen einer Kopfschwartenelektrode zur Ableitung des fetalen EKG's.

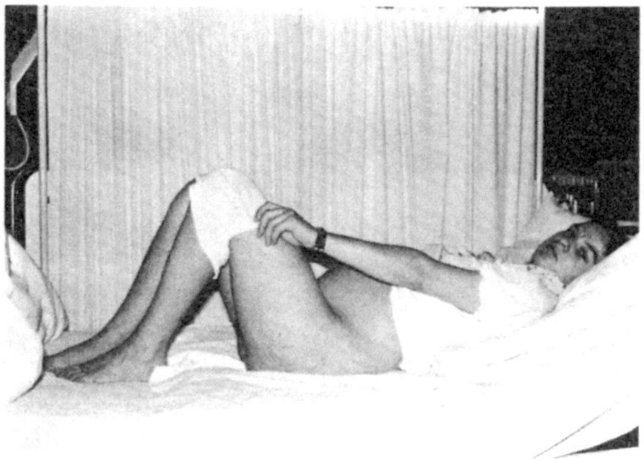

Abb. 12

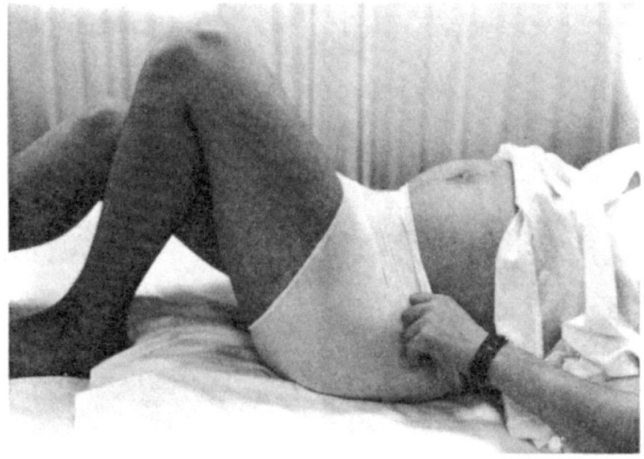

Abb. 13

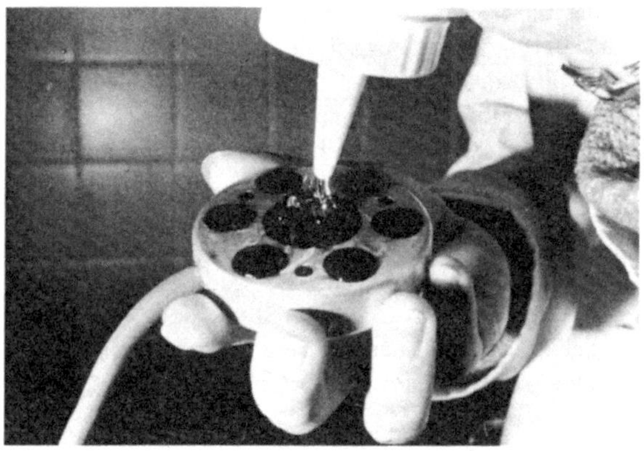

Abb. 14

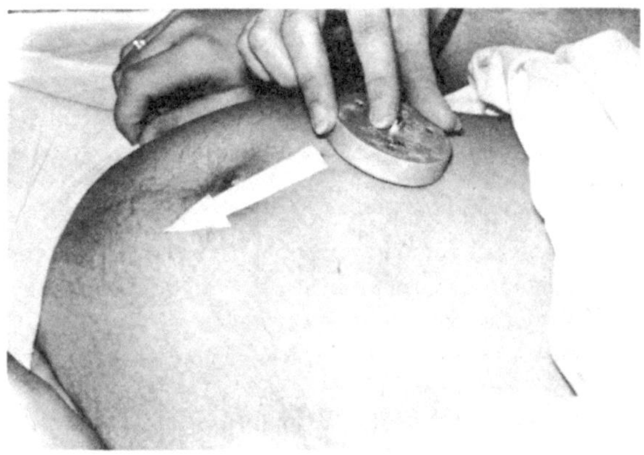

Abb. 15

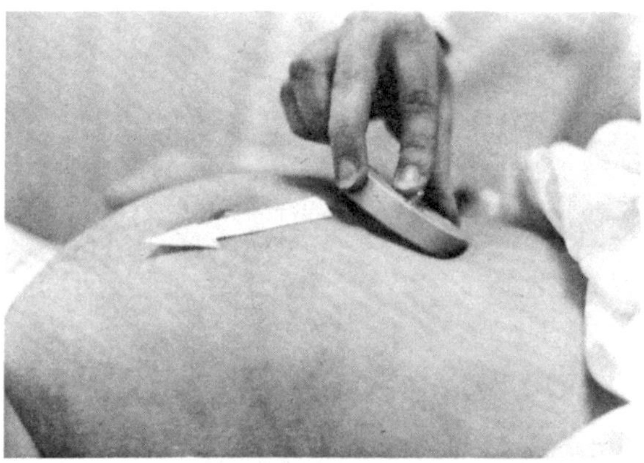

Abb. 16

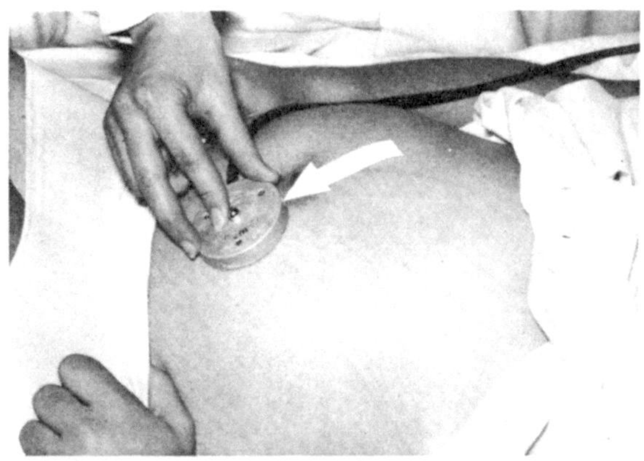

Abb. 17

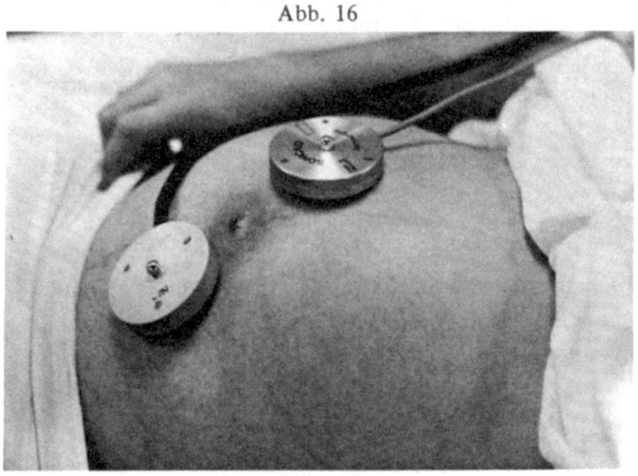

Abb. 18

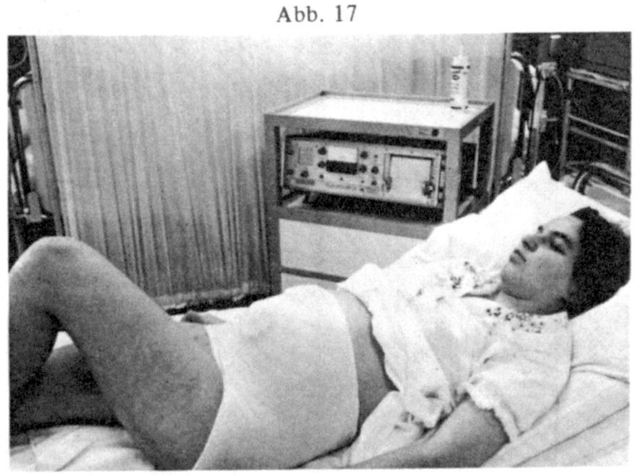

Abb. 19

Abb. 12–19. Anlegen der Meßwertaufnehmer.
12 und 13: Anlegen des elastischen Gürtels. 14 und 15, 16 und 17: Aufgeben von Kontaktmedium und Aufsuchen des „punctum maximum“ der „Doppler-Signale“ durch vorsichtiges Schieben und Kippen des Aufnehmers. 18 und 19: Bei „richtiger Auflage“ wird der Gürtel über den Aufnehmer gestreift. Die Registrierung kann beginnen.

3.1 Die fetale Dauerüberwachung mit Ultraschall

Die Dauerüberwachung der kindlichen Herzfrequenz mit dem Ultrasonokardiographen hat im Laufe der letzten Jahre zunehmend an Bedeufung gewonnen. Gewisse Schwierigkeiten in der Geburtshilfe macht die Interpretation der erhaltenen Meßdaten und die Erkennung eines fetalen Risikos. Die Diagnostik besteht vorläufig in einer rein visuellen Analyse der aufgezeichneten Kurven. Die Schwankung der kindlichen Herzfrequenz außerhalb und während der Wehentätigkeit und ihre Verlaufskontrolle kann Hinweise auf Gefahrenzustände des Fetus in der Schwangerschaft und unter der Geburt geben. Es besteht z. B. eine Relation zwischen der Zahl der in einer Stunde vor der Geburt aufgetretenen stärkeren Abfälle der kindlichen Herzfrequenz und dem Apgar score des Kindes. Nach *Caldeyro-Barcia* findet sich zwischen 5 und 9 Dezelerationen/Stunde durchschnittlich ein Apgar score bis 6; bei 1–3 Dezelerationen in der letzten Stunde vor der Geburt ein Apgar score zwischen 7 und 10 (Abb. 21).

Die Aufgabe einer deskriptiven Darstellung ist die Interpretation der gewonnen Kurven und die Nomenklatur zu vereinheitlichen. *Hon*, *Caldeyro-Barcia* und

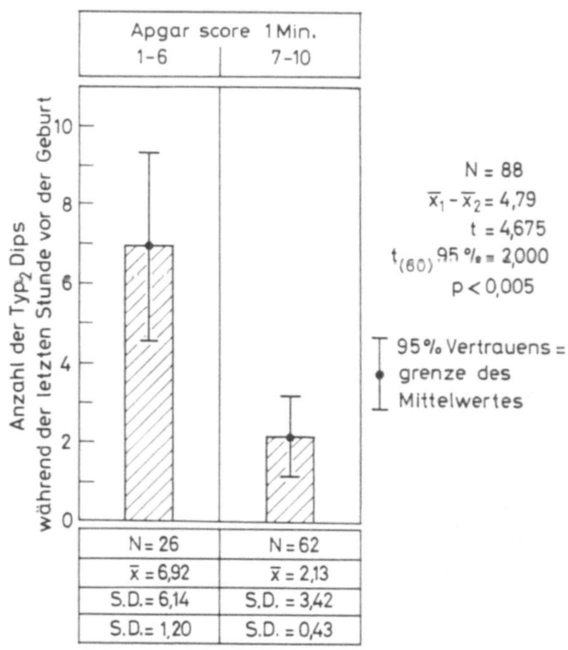

Abb. 21. Beziehung zwischen Apgarwert und Anzahl der Dezelerationen vor der Geburt nach *Caldeyro-Barcia* (s. Text).

Hammacher haben die Erscheinungen auf dem Gebiet der Dauerüberwachung kindlicher Herztöne sorgfältig untersucht. Die Autoren differieren z. T. in der Nomenklatur, z. T. in der Interpretation. Wir haben daher betont darauf verzichtet, für die von uns augurierte Ultrasonokardiographie eine neue Nomenklatur einzuführen und übernehmen diejenige von *Hon*. Sie genügt u. E. völlig der Beschreibung aller Phänomene und hat sich außer in den USA vor allem in Europa weitgehend durchgesetzt. Die Nomenklatur *Caldeyro-Barcias*, dem die Priorität auf diesem Gebiete zugestanden werden muß, wird gleichfalls erwähnt.

Bei der kontinuierlichen Überwachung der fetalen Herzfrequenz unterscheidet man 3 Grundarten der Erscheinung:

3.1.1 Die Basalfrequenz

Diese zeigt eine gewisse Schwankung im Bereich um 140 Schläge/Min. Dabei sind Frequenzanstiege und -abfälle um etwa 10–15 Schläge/Min die Norm. Diese Schwankungen ergeben ein Frequenzband mit einer gewissen Breite (Abb. 22).

3.1.2 Die Wehenreaktionstypen

Im Gefolge einer Kontraktion der Gebärmutter kommt es zu Änderungen der fetalen Herzfrequenz. Dieses Phänomen kommt nicht immer vor. Frequenzänderungen in Abhängigkeit von der Wehe sind aber die hauptsächlichsten Erscheinungen unter der normal verlaufenden Geburt. Erst außergewöhnliche Veränderungen weisen auf Gefahrenmomente für das Kind hin (Abb. 23).

Unter Wehenreaktionstypen versteht man charakteristische Veränderungen der fetalen Herzfrequenz durch die Einwirkung der Wehe. Bei der Kontraktion kommt es möglicherweise zu einer Minderdurchblutung der Gebärmutterwand. Es kann eintreten ein Frühtief, nach *Caldeyro-Barcia* als „Dip$_1$" bezeichnet, nach *Hon* "early deceleration". Gleichzeitig mit Beginn der Wehe kommt es zu einem Herzfrequenzabfall, wobei Wehenakme und Bradykardie zusammenfallen. Diesen Wehen-

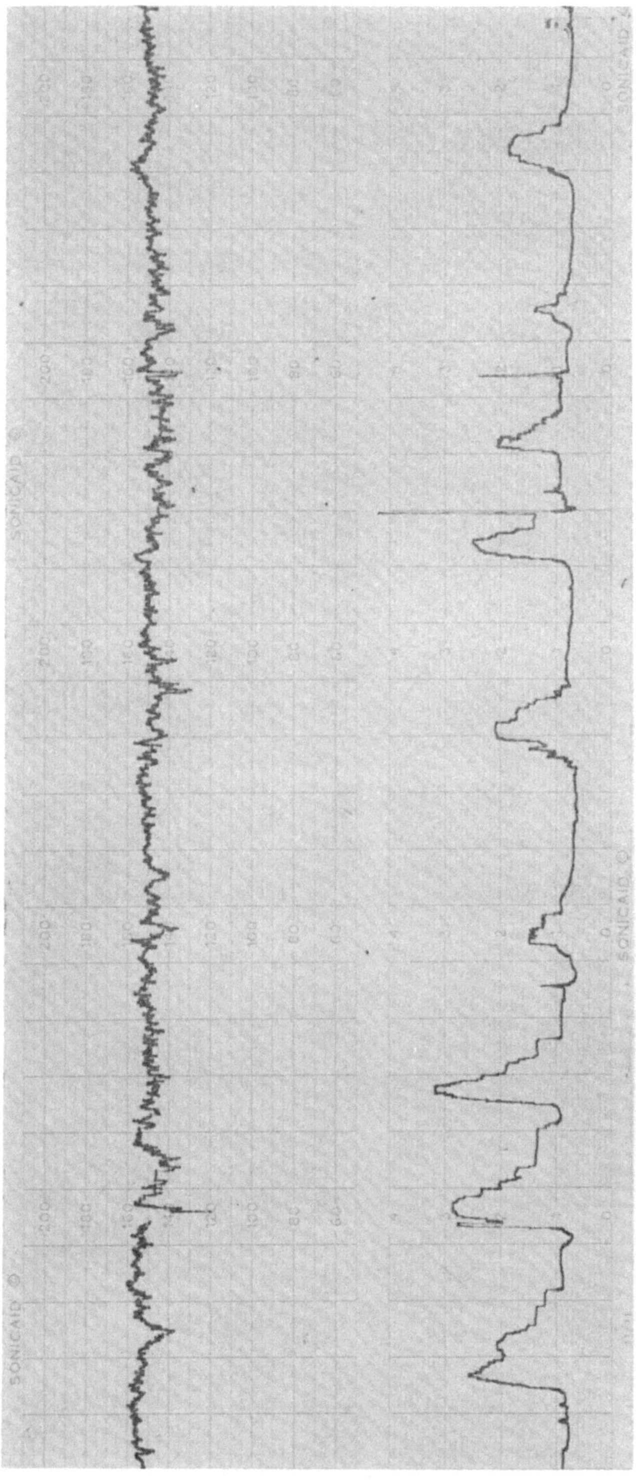

Abb. 22. Basalfrequenz 150 Schläge/Min. Bandbreite 20 (140–160). Unregelmäßige Uterusaktivität zu Geburtsbeginn.

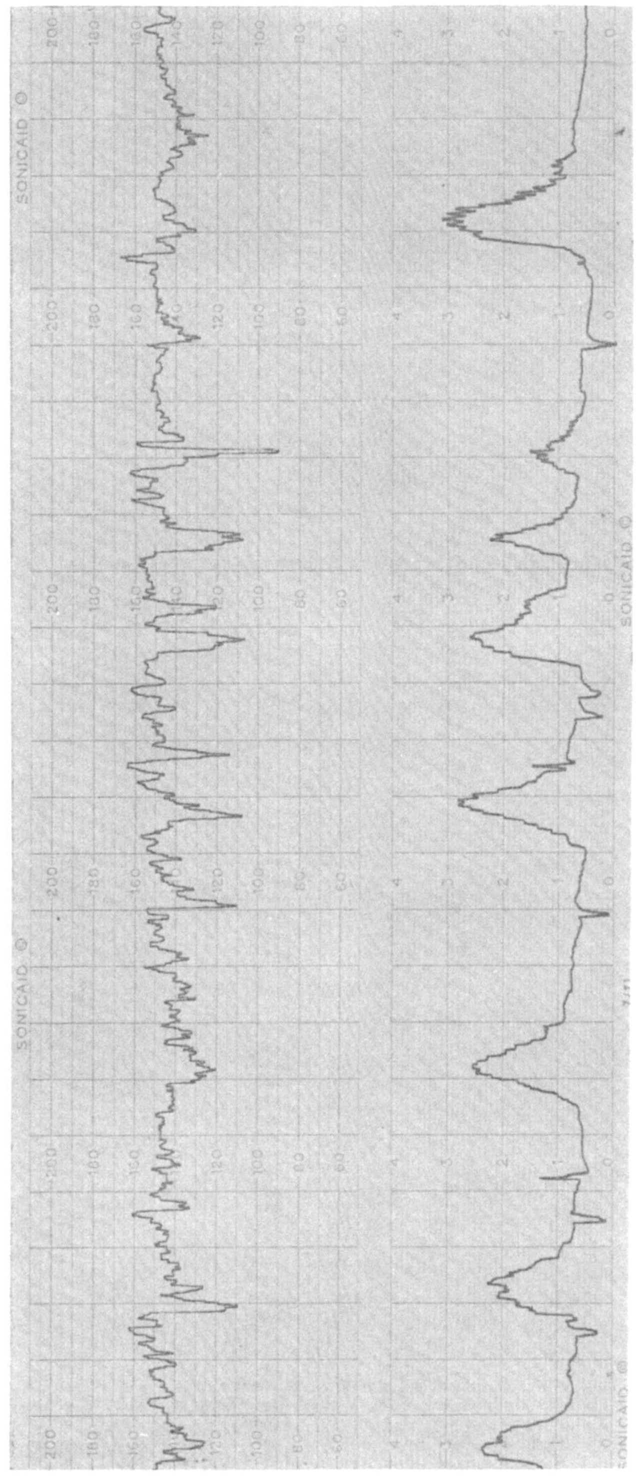

Abb. 23. „Early deceleration" Basisfrequenz von 150 Schlägen/Min. Wehensynchrone Abfälle der Herzfrequenz bis auf 110 Schläge/Min. Unregelmäßige Wehentätigkeit zu Geburtsbeginn.

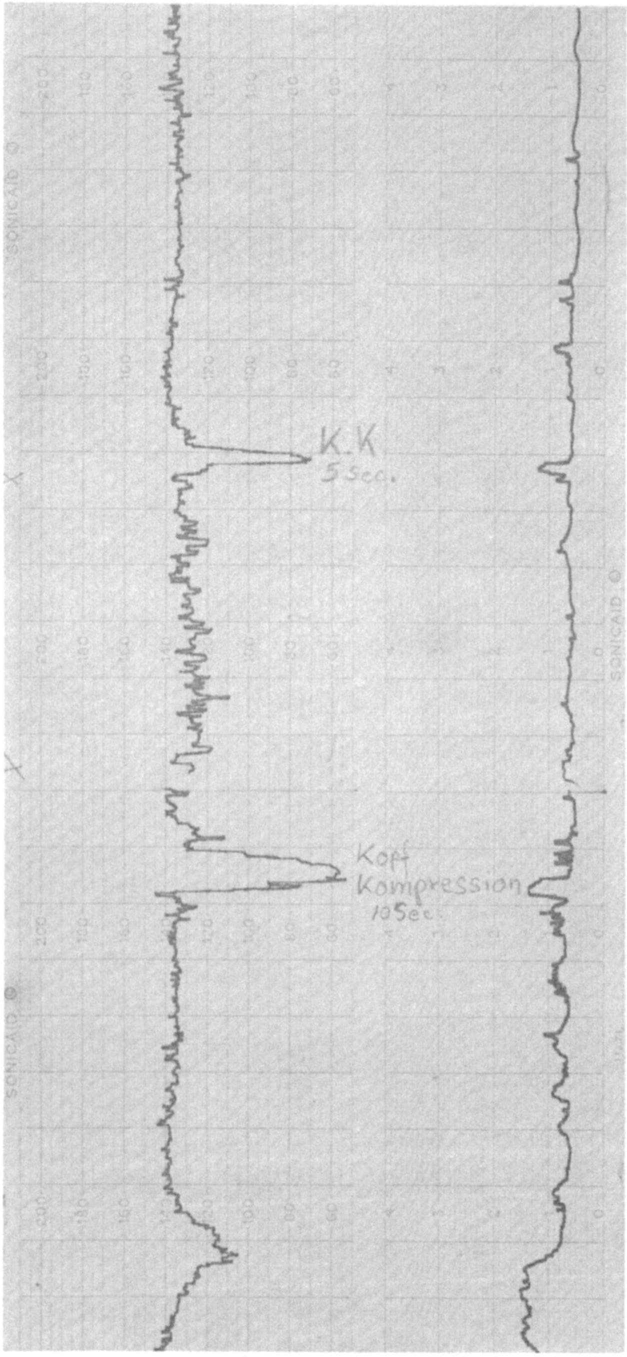

Abb. 24. „Dezelerationen" – verursacht durch Kompressionen des kindlichen Kopfes. Mittlere Herzfrequenz 120–140 Schläge/Min. Geringe Basalaktivität des Uterus.
Links: leichter Tonusanstieg des Uterus wird begleitet von einem Abfall der Herzfrequenz auf 100 Schläge/Min.
Kopfkompression von 10 Sek. Dauer verursacht einen Abfall der Herzfrequenz auf 60 Schläge/Min. Druck von 5 Sek. Dauer Abfall auf 70 Schläge/Min.

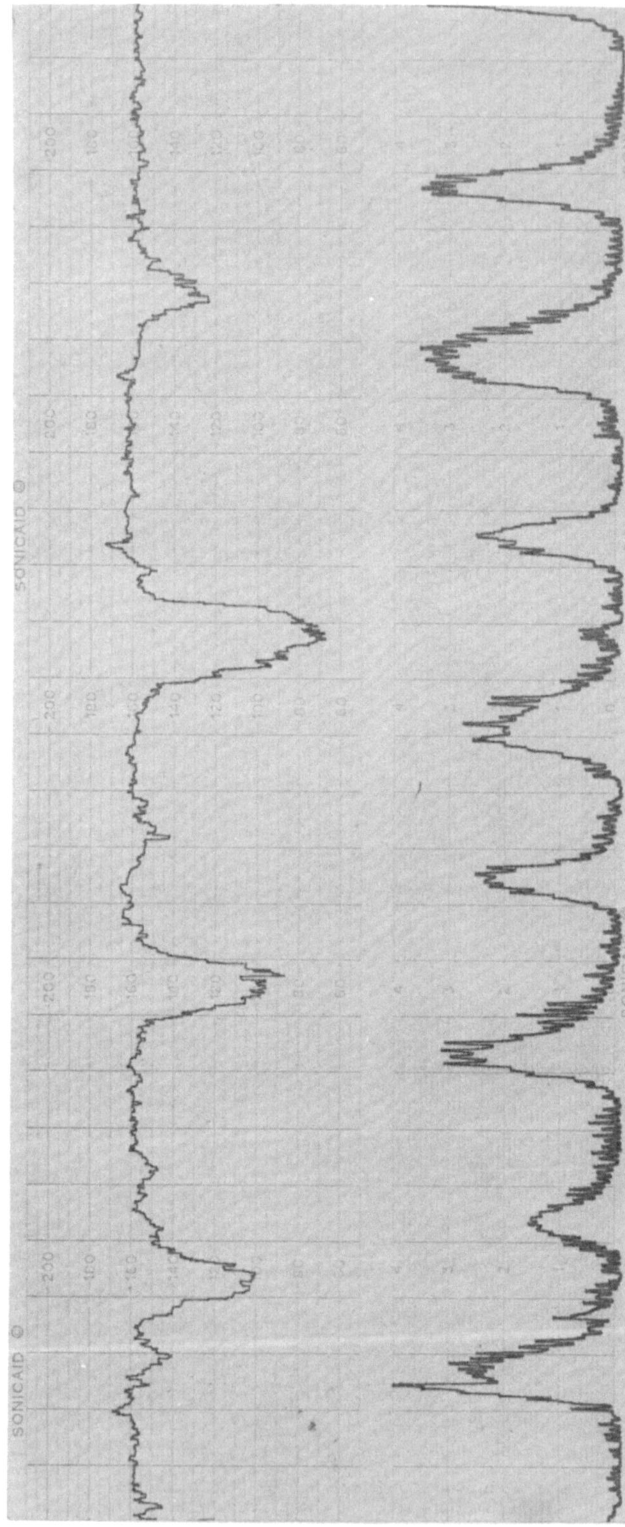

Abb. 25. „Late deceleration".
Basalfrequenz fällt nach jeder 2. Wehe bis auf 100, auf 70, auf 65 und auf 120 Schläge/Min.
Gute Uterusaktivität in der Eröffnungsperiode.

reaktionstyp kann man auch als Schädelkompressionssymptom auffassen. Diese relativ harmlose Erscheinung läßt sich auch durch einen kurzen Druck auf den kindlichen Kopf provozieren. Dieses als *Gauss*'scher Eintrittseffekt bekannte Phänomen wird durch die Kompression des kindlichen Kopfes durch den Beckenring erklärt (Abb. 24).

Das Spättief, „Dip_2" oder "late deceleration", ist gekennzeichnet durch ein zeitlich späteres Einsetzen des Herzfrequenzabfalls, nachdem die Wehe bereits in Gang ist oder ihre Akme erreicht hat. Der Abfall persistiert über längere Zeit. Der tiefste Punkt des Spättiefs erscheint allgemein etwa 30 Sekunden nach der Wehenakme. Als Ursache wird die akute Plazentainsuffizienz in Betracht gezogen. Wir finden dieses Zeichen gehäuft bei Übertragungen und Gestose (Abb. 25).

Die variablen Tiefs können sowohl Dip_1- als auch Dip_2-Formen als Kombination enthalten und vielgestaltig in ihrer Form auftreten. Häufig finden wir bei diesem Wehenreaktionstyp Nabelschnurkomplikationen, d. h. Umschlingung der Nabelschnur um den kindlichen Hals oder ein Vorliegen derselben (Abb. 26).

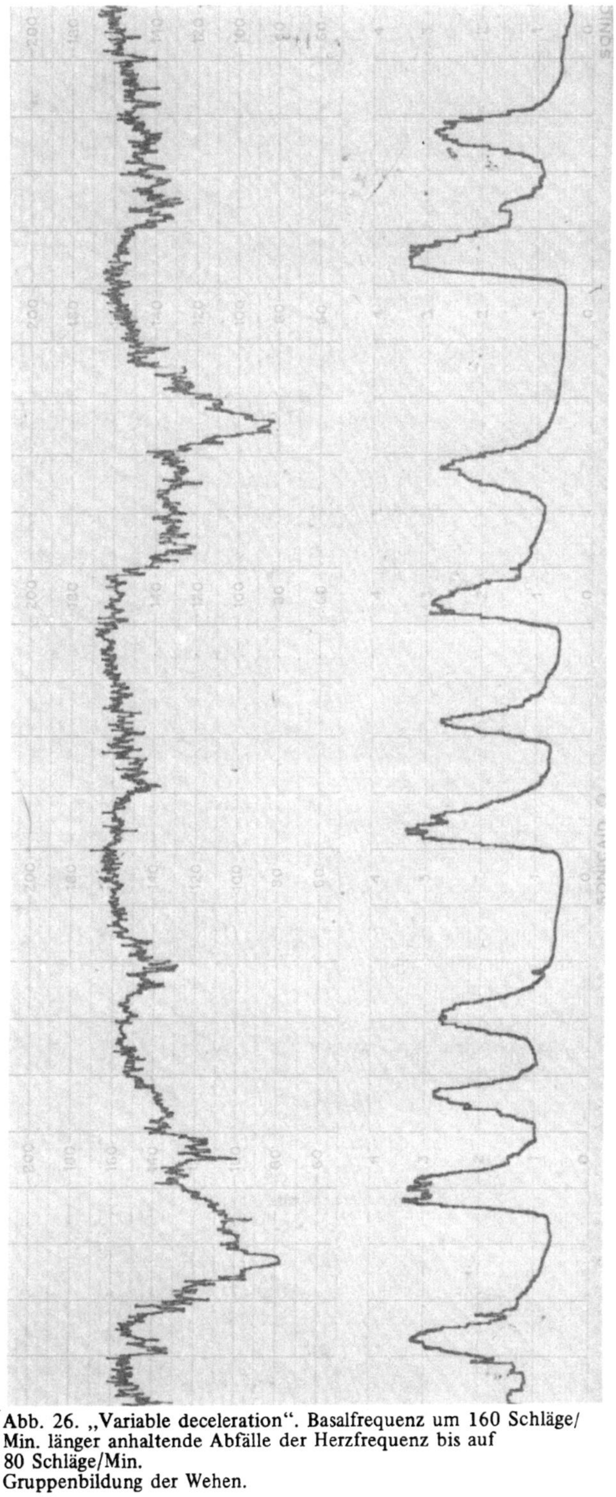

Abb. 26. „Variable deceleration". Basalfrequenz um 160 Schläge/Min. länger anhaltende Abfälle der Herzfrequenz bis auf 80 Schläge/Min.
Gruppenbildung der Wehen.

3.1.3 Die Oszillationstypen

Schließlich werden noch die sog. Oszillationstypen beschrieben (*Hammacher*). Die Registrierung dieser **kurzzeitigen Schwankungen innerhalb der Bandbreite** erfordert eine beat-to-beat-Verarbeitung des Signals. *Hammacher* hat die Oszillationen in 4 Gruppen eingeteilt. Man findet

a) den silent Typ	Frequenzband 5 Schl./Min. und weniger
b) den eingeengt undulatorischen Typ	Frequenzband 15 Schl./Min.
c) den undulatorischen Typ	Frequenzband 10–25 Schl./Min.
d) den saltatorischen Typ	Frequenzband 25 Schl./Min. und mehr

(Abb. 27).

Pathologische Bedeutung haben lediglich die Extremwerte. Der „silent" Verlauf kann im Ruhezustand des Feten, also beim Schlafen physiologisch sein. Er kann aber auch auf länger dauernde Sauerstoffmangelsituation, z. B. chronischen O_2-Mangel bei Plazentainsuffizienz hinweisen. Erklärt wird dieser Oszillationstyp durch eine Leistungs- und Kompensationsunfähigkeit des kindlichen Herzens. Er weist immer auf eine relative Insuffizienz der Plazenta hin und wird später meistens von stärkeren Dezelerationen begleitet und überlagert. Auch die Anwendung stark wirkender Medikamente vor und unter der Geburt, wie Analgetika, Tranquilizer und Antihypertonika, können einen solchen „silent" Verlauf des Herzfrequenzmusters bewirken (Abb. 28).

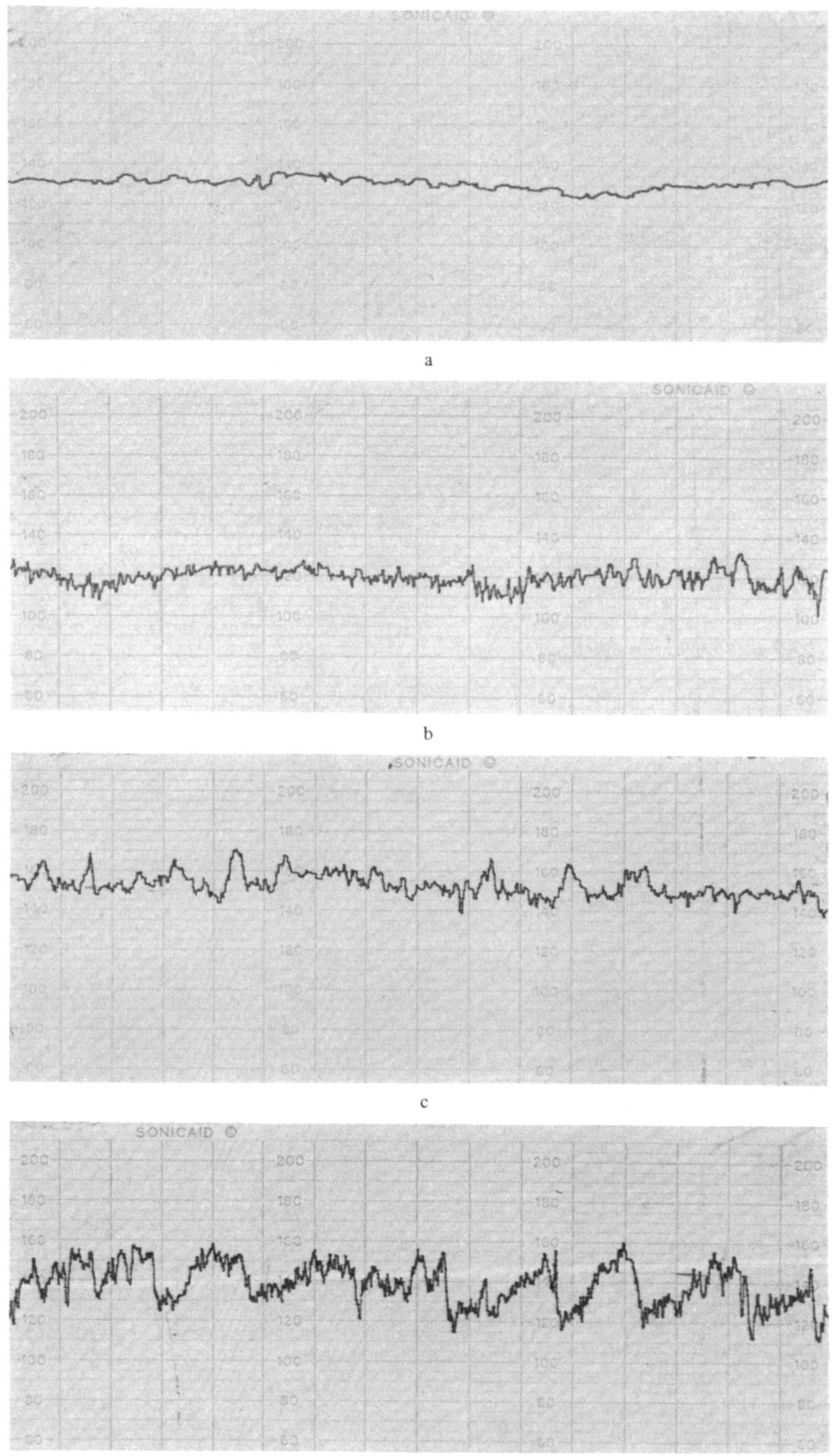

Abb. 27. a) Typ$_0$; „silent“. Basale Herzfrequenz ohne Oszillationen (Bandbreite 130 Schläge/Min.).
b) Typ$_1$; „eingeengt undulatorisch“. Basale Herzfrequenz mit kleinen Osziallationen (Bandbreite 115–125 Schläge/Min.).
c) Typ$_2$; „undulatorisch“. Basale Herzfrequenz mit starken Osziallationen (Bandbreite 140–160 Schläge/Min.).
d) Typ$_3$; „saltatorisch“. Basale Herzfrequenz stark alterierend (Bandbreite 120–160 Schläge/Min.).
(Einteilung nach *Hammacher*).

Das saltatorische Herzfrequenzmuster finden wir bei einer Hyperaktivität des Feten oder nach stärkerer körperlicher Belastung der Mutter. Unseren Erfahrungen nach spricht dieses Herzfrequenzmuster für eine Unreife des Feten. Die Ursachen dieses Phänomens sind bis heute noch nicht völlig geklärt.
Das undulatorische und eingeengt undulatorische Herzfrequenzmuster kommt am häufigsten vor und gilt als physiologisch.

Die Basalfrequenz

Definition: Die basale fetale Herzfrequenz (Basislinie) wird in demjenigen Teil einer Überwachungskurve geschrieben, der zwischen vorübergehenden Frequenzbeschleunigungen und Abfällen mit oder ohne Einfluß durch Wehen auftritt.
Die basale Herzfrequenz ist im Prinzip identisch mit dem Herzschlagdurchschnittswert, den man durch mehrmaliges Abhören mit dem Stethoskop erhalten kann. Die nichtperiodischen Schwankungen der Basislinie zeichnen ein Frequenzband mit einer bestimmten Bandbreite. Die Basisfrequenz vor und unter der Geburt bei Kindern, die ohne ernsthafte Gefährdung geboren wurden, hat eine mittlere Frequenzschwankung von 10–25 Schlägen/Min. Lange Zeit hielt man Irregularitäten, die man mit dem Stethoskop erkennen konnte, für verdächtig. Durch die bisherigen Erfahrungen mit der kontinuierlichen Überwachung läßt sich aber zeigen, daß eine zu geringe Schwankungsbreite auf Schädigungen des Regulationsmechanismus des Herzens hindeutet. Eine geringe Basisbreite ist somit ein schlechtes Zeichen. Man bezeichnet sie als "smooth" oder "fixed" (*Hon*) bzw. als „silent" (*Hammacher*). Liegt die Bandbreite um ± 5 Schläge/Min., so ist die Frequenzschwankung zu klein und damit verdächtig. Da man die Bandbreite nicht relativ sondern absolut ausdrückt, also nicht 30 Schläge sondern 110–140, erhält man gleichzeitig Auskunft, ob sich die fetale Herzfrequenz im Bereich der Norm hält. Nach unseren Ergebnissen ist das der Fall im Bereich zwischen 110 und 170 Schlägen/Min. Der Mittelwert beträgt nach *Caldeyro-Barcia* für ungeschädigte Neugeborene mit normalem Durchschnittsgewicht und einem Apgar-Index über 7 = 143 Schläge/Min. Bei unterentwickelten oder geschädigten Neugeborenen mit einem Apgar-Index unter 6 zeigten sich Werte um 175 Schläge/Min.
Hammacher beschreibt noch einen „Dip_0", mit dem er einen besonders kurzen spitzen Abfall der Basislinie bezeichnet. Die mittlere Dauer beträgt 8 Sekunden. Der Abfall kann 20–90 Schläge/Min. betragen. Der "dip–0–spike" tritt recht selten auf und bietet keinen Hinweis auf eine fetale Notsituation (Abb. 29).

Steigt oder fällt die Kurve der Basislinie, so bezeichnet man das als "rise" oder „fall". Diese Begriffe sind ausschließlich bei länger anhaltenden gleichgerichteten Veränderungen der Basislinie zu verwenden. Die kindliche Herzfrequenz stellt sich nach dem "rise" oder „fall" meist für längere Zeit auf dem neuen Niveau ein, bevor sich die Basislinie wieder dem Ausgangswert nähert. Behält die Basislinie nach einer Frequenzänderung länger als 10 Minuten lang den neuen Wert bei, so spricht man nicht mehr von "rise" oder „fall", sondern man definiert diese jetzt als die neue Basalfrequenz (*Hon*) (Abb. 30, 31).

In keinem Punkt sind sich die Untersucher, die ihre Herzfrequenzmuster mit der Mikrophon- oder EKG-Technik gewannen, weniger einig als in der Beurteilung der verschiedenen Phänomene der basalen Herzfrequenz. Aus eigenen Beobachtungen mit der Ultrasonokardiographie kann der geltende Frequenzbereich von 120–160 Schlägen/Min. ohne weiteres um jeweils 10 Schläge/Min. nach oben oder unten erweitert werden, wenn die Überwachung sonst keine Besonderheiten zeigt.

Leichte Tachykardien, die häufiger auftreten, sind günstiger zu beurteilen als leichte Bradykardien. Ausgeprägte Tachykardien sind dagegen beinahe so ungünstig wie ausgeprägte Bradykardien zu bewerten. Eine besondere Bedeutung können auch wir den Frequenzschwankungen (Oszillationen) innerhalb der Bandbreite beimessen. Wird der Normbereich verlassen, ist eine Zunahme der Bandbreite als prognostisch günstiger als eine Abnahme zu beurteilen. Die stillen Verläufe sind auf alle Fälle ein äußerst ernstes Gefahrenzeichen. Beobachtet wurde dieser Typ mehrmals bei Gestosen, Terminüberschreitungen (Übertragungen), alten Erstgebärenden, Frühgeburten oder Feten, die mit niedrigem Apgarwert geboren wurden. Der klinische Verlauf war bis dahin unauffällig. Da dieses Phänomen gegen Ende der Tragzeit eine Beendigung der Schwangerschaft erfordern kann, muß es differentialdiagnostisch abgegrenzt werden. Ein physiologischer Ruhezustand des Feten über kürzere Verläufe kann ein ähnliches Kurvenbild ergeben. Beim „Wecken" durch Bewegen des kindlichen Kopfes von außen kann das Kurvenbild schlagartig in den Normbereich zurückkehren. Auszuschließen ist die Gabe sedierender Arzneimittel an die Mutter, denn auch diese bewirken oft eine Verkleinerung der Bandbreite. (Abb. 32)

Hon fordert für die Basalfrequenz ständige Schwankungen im physiologischen Regelbereich. Bei Überschreiten und Unterschreiten der Grenzwerte spricht man von leichter oder ausgeprägter Tachykardie bzw. Bradykardie. Den Änderungen der Frequenz innerhalb der Bandbreite mißt er nur dann größere Bedeutung bei, wenn sie von periodischen Herzfrequenzänderungen begleitet werden. Die Schwankungsbreite der Frequenz bezeichnet er als Irregularität und teilt sie in 5 Gruppen ein. Selbst ausgeprägte Irregularitäten (Bandbreite über 25) werden noch als positive Einstellung nervöser Kontrollmechanismen bewertet. Auch länger andauernde Tachykardien und Bradykardien werden in seinen Arbeiten nicht als ausgesprochen pathognomisch be-

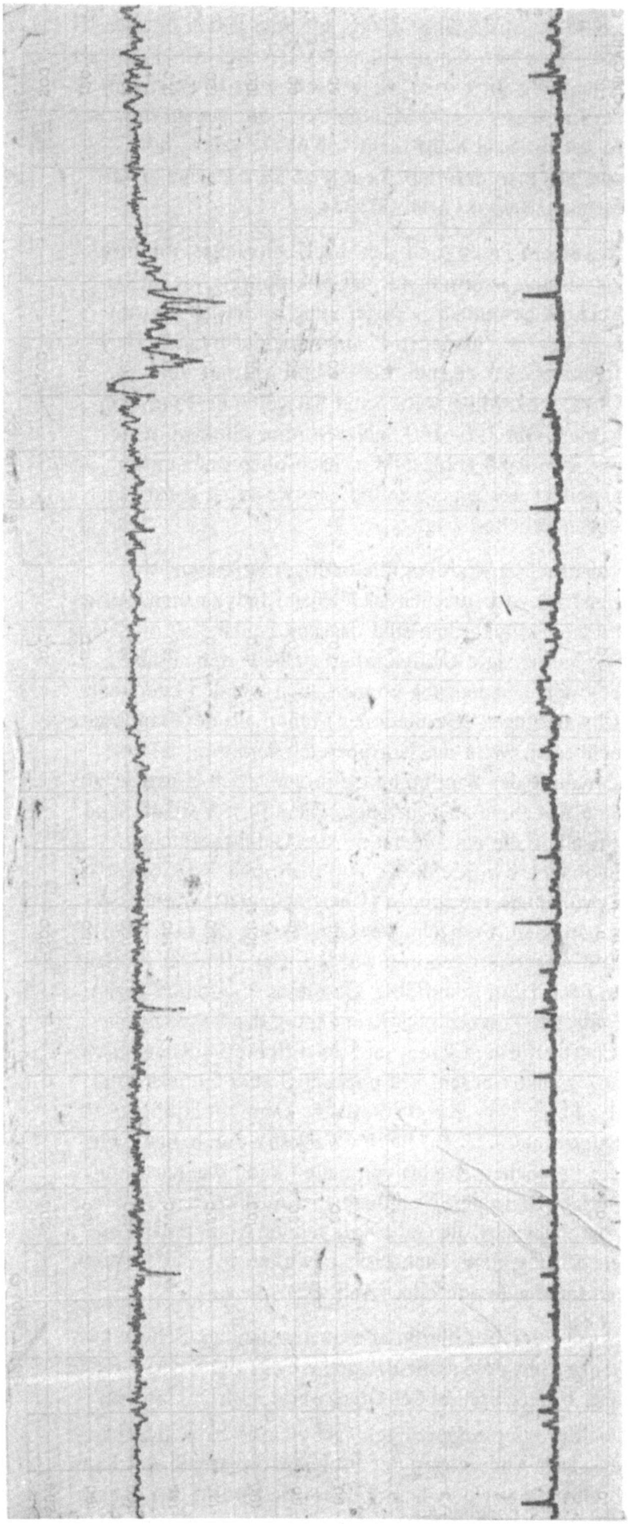

Abb. 28. Basalfrequenz „silent“ oder „fixed“. Keine Kurzzeitschwankungen der Basislinie, keine Weheneinflüsse. Später Übergang zu „late“ und „variable deceleration“

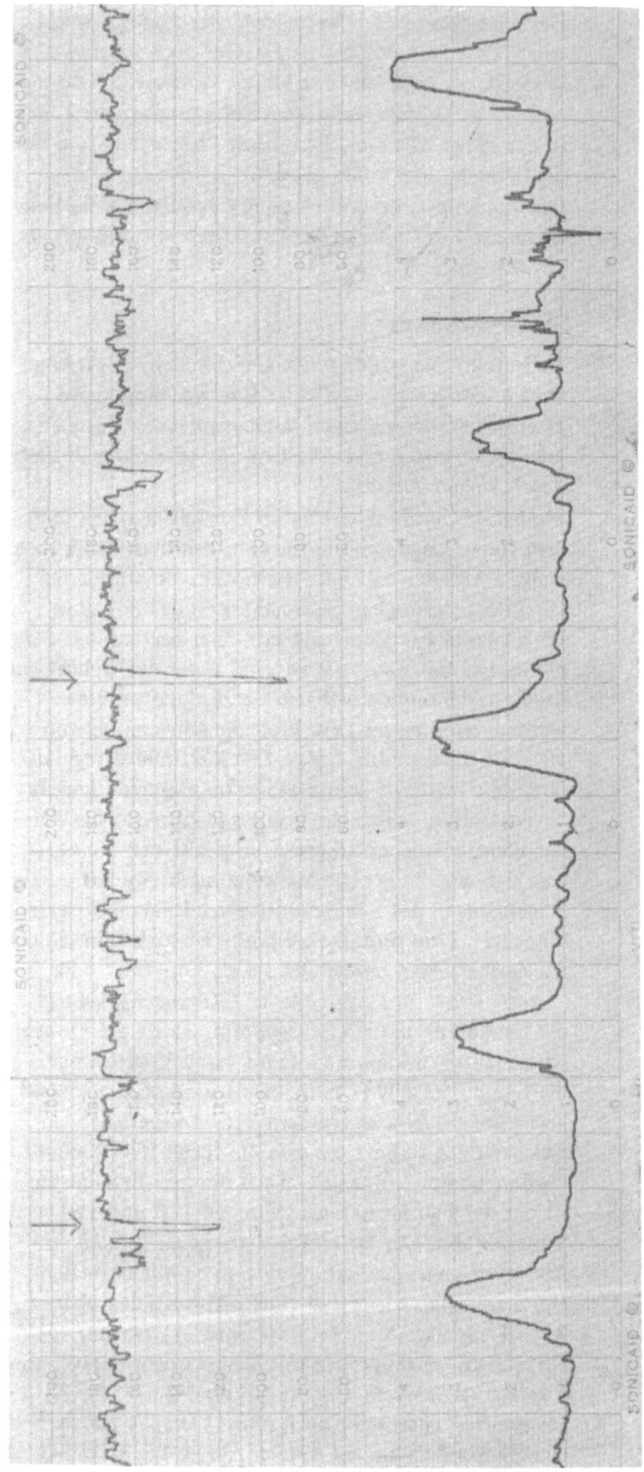

Abb. 29. Erhöhte Basalfrequenz. „Tachykardie“. Bei Bandbreite 150–170; 160–180 sind deutlich schnelle Abfälle der Herzfrequenz bis unter 120 Schlägen/Min. sog. „Dip_0“ zu erkennen.

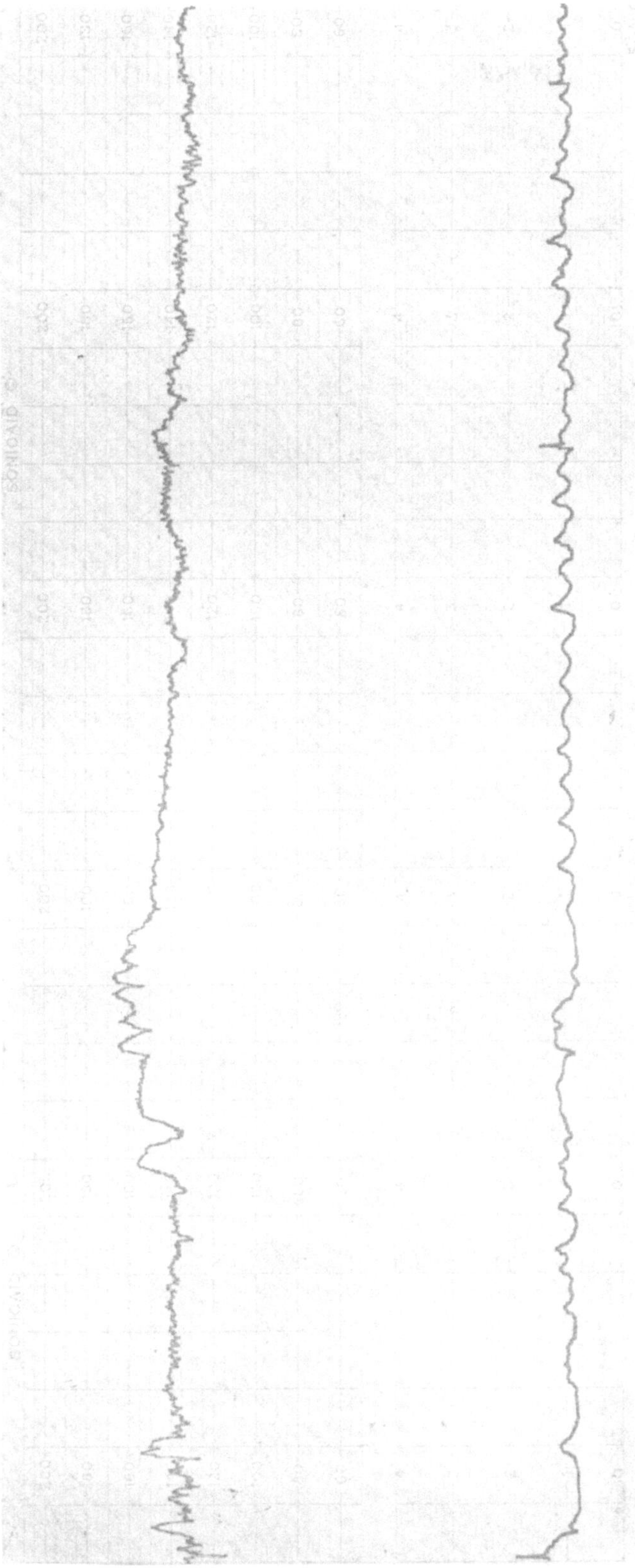

Abb. 30. „rise“ Anstieg der Basalfrequenz über größere Zeiträume

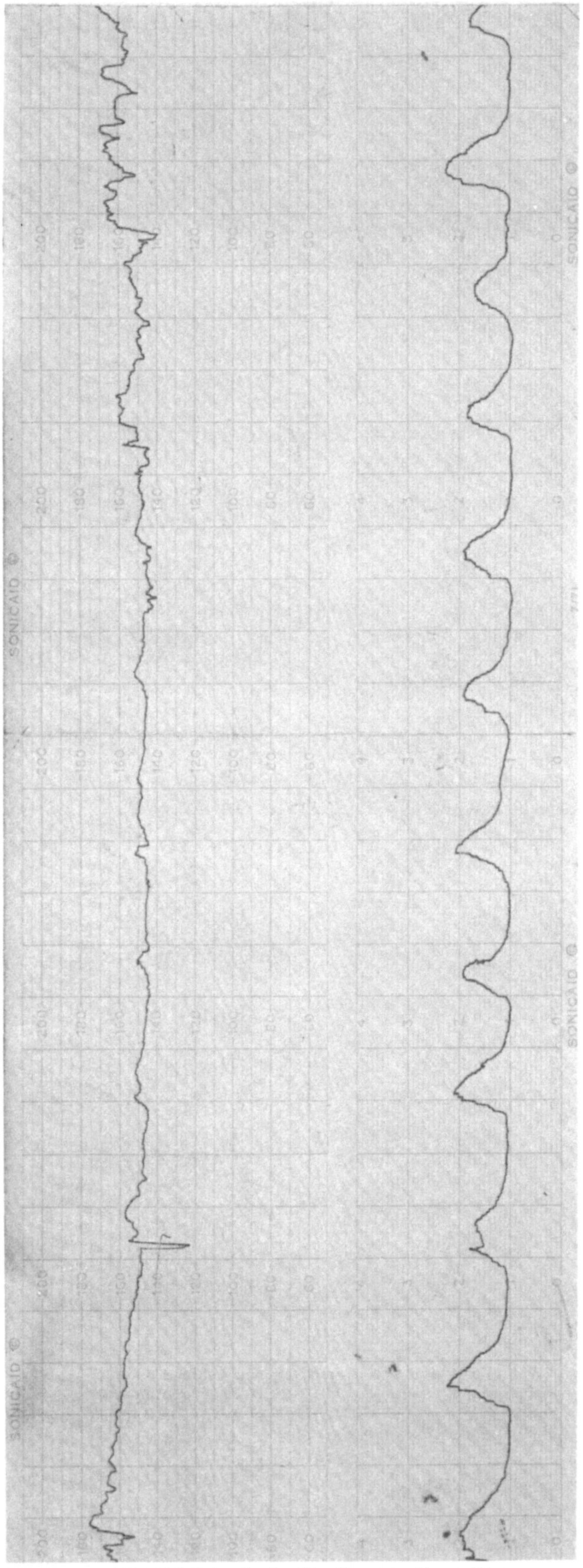

Abb. 31. „fall“ Abfall der fetalen Herzfrequenz über größere Zeiträume.

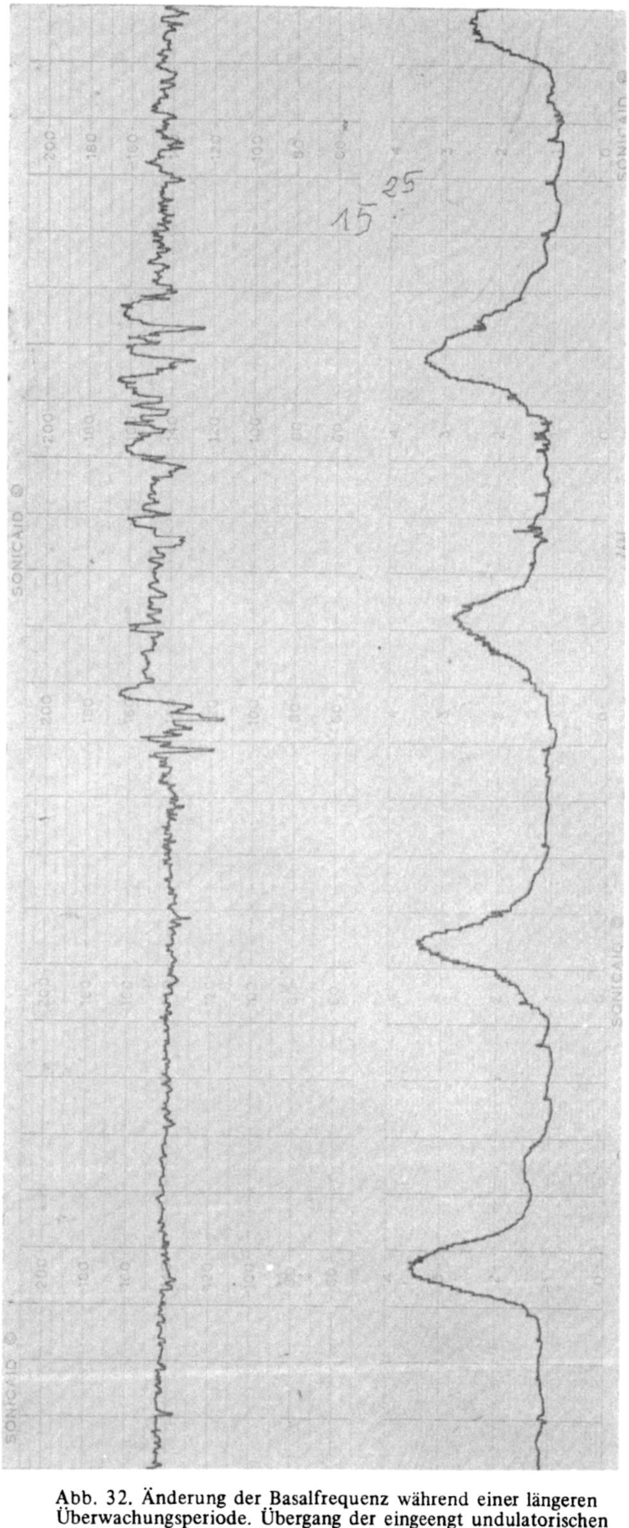

Abb. 32. Änderung der Basalfrequenz während einer längeren Überwachungsperiode. Übergang der eingeengt undulatorischen Basalfrequenz in undulatorische und saltatorische Schwankungen der fetalen Herzfrequenz.

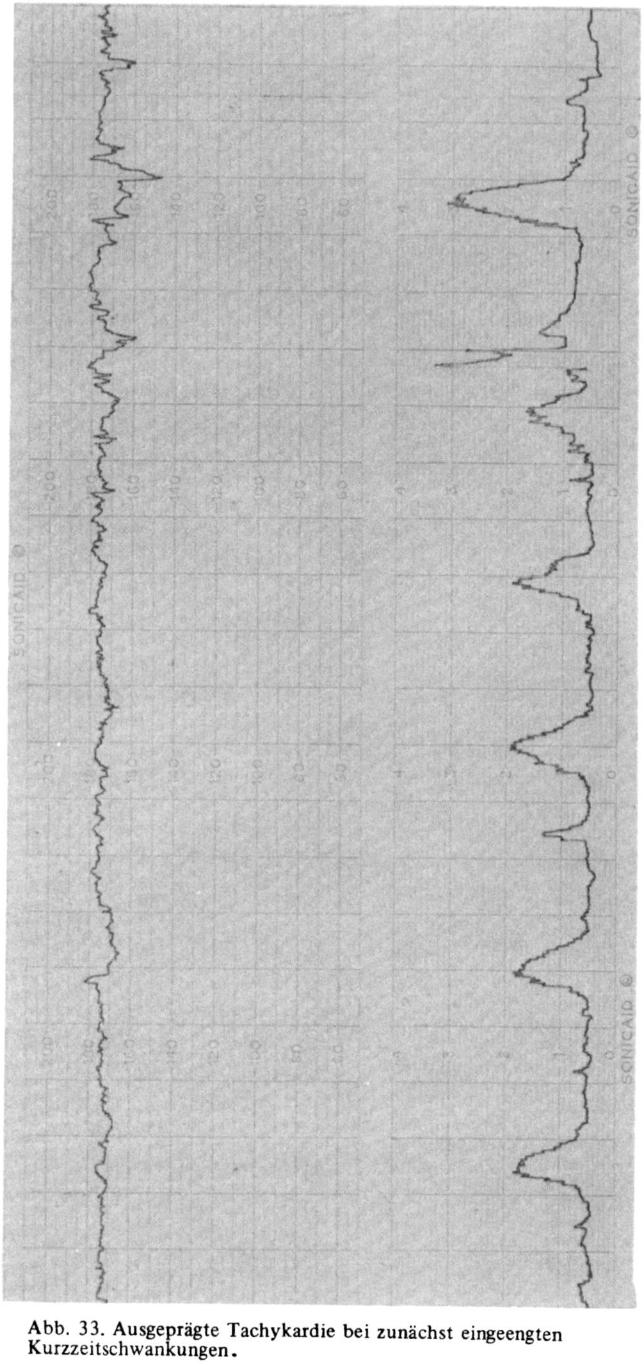

Abb. 33. Ausgeprägte Tachykardie bei zunächst eingeengten Kurzzeitschwankungen.

trachtet, wie es sonst allgemein üblich ist. Das gilt vor allem für die Tachykardie, die durch Fieber der Mutter oder fetale Unreife hervorgerufen wird. Andererseits glaubt er im Auftreten von Tachykardien eine minimale fetale Hypoxie zu erkennen. Das gilt auch für die Tachykardie, die als Folge einer "late deceleration" auftritt. Die Alterationen innerhalb der Basislinie werden auch von *Hon* als notwendiger Ausdruck einer nervalen Steuerung gesehen. Als ungünstig hat man also nach *Hon* die Kombination von ungewöhnlicher Basalfrequenz und variable oder late decelerations zu betrachten. Die Beurteilung der Basalfrequenz mit ihren nichtperiodischen Veränderungen (rise und fall) tritt bei *Hon* hinter den periodisch auftretenden kindlichen Herzfrequenzänderungen zurück.

Auch *Hammacher* sieht die Basislinie im bekannten physiologischen Bereich zwischen 120 und 160 Schlägen/ Min. Von einer Tachykardie spricht er, wenn die Frequenz der Basislinie mindestens 10 Minuten über 160, von einer Bradykardie, wenn die Frequenz mindestens 3 Minuten unter 120 Schlägen/Min. liegt (Abb. 33, 34). Der Tachykardie bzw. Bradykardie wird nach *Hammacher* keine so große pathologische Aussagekraft zugeordnet. Von Bedeutung ist jedoch, die Änderungsgeschwindigkeit der Herzfrequenz, die sich aus der Amplitude und Frequenz der Schwankungen ergibt. Die Schwankungsfrequenz gilt noch als normal, wenn sie bei mindestens 2 Perioden/Min. liegt. Seine Oszillationstypen entsprechen den Irregularitäten *Hons* (no, minimal, average, moderate, marked) und werden von uns der Einfachheit halber als Bandbreite ausgedrückt (Abb. 35, 36, 37, 38). Den Begriff Bandbreite halten wir für günstig, weil damit die Schwankungsbreite der Basalfrequenz mit einem genauen numerischen Wert belegt und nicht als Typ ausgedrückt wird. Jeder, der eine andere Nomenklatur verwendet, bei der ja letztlich auch nur die numerischen Werte in feste Bezeichnungen gefaßt sind (z. B. undulatorischer Verlauf = Typ 2 = average irregularity = 10–25 Schläge/ Min.), kann die Angabe „Bandbreite 20" direkt in sein ihm genehmes Schema überführen, ohne erst die „Übersetzung" erlernen zu müssen.

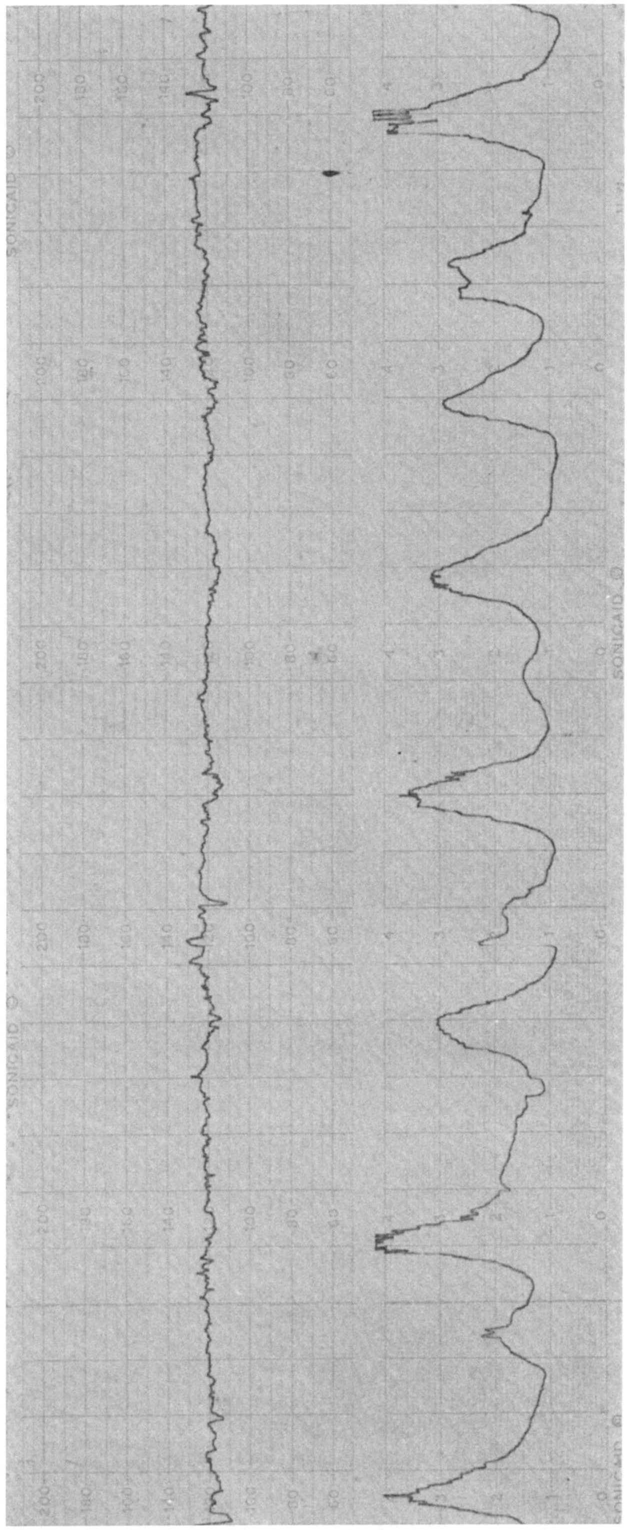

Abb. 34. Leichte „Bradykardie" bei eingeengten Kurzzeitschwankungen.

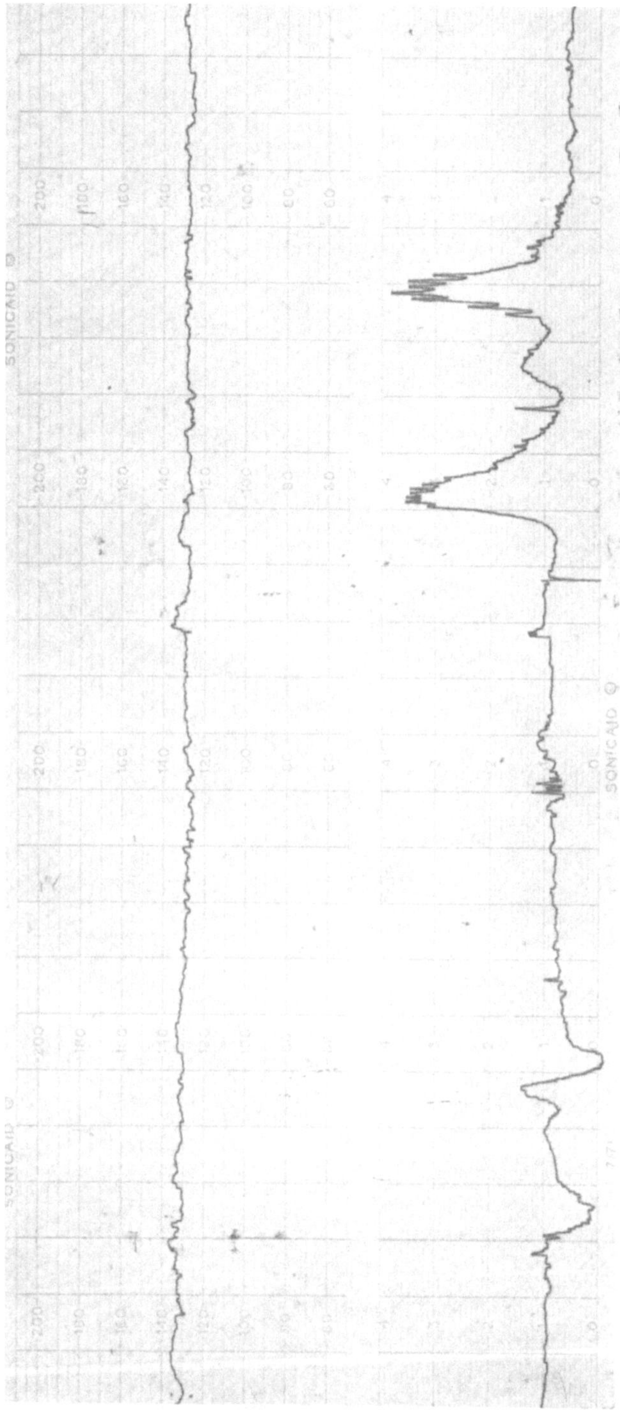

Abb. 35. „silent" Verlauf der Herzfrequenz. Bandbreite 5 (125–130 Schläge/Min.). Unregelmäßige Wehentätigkeit.

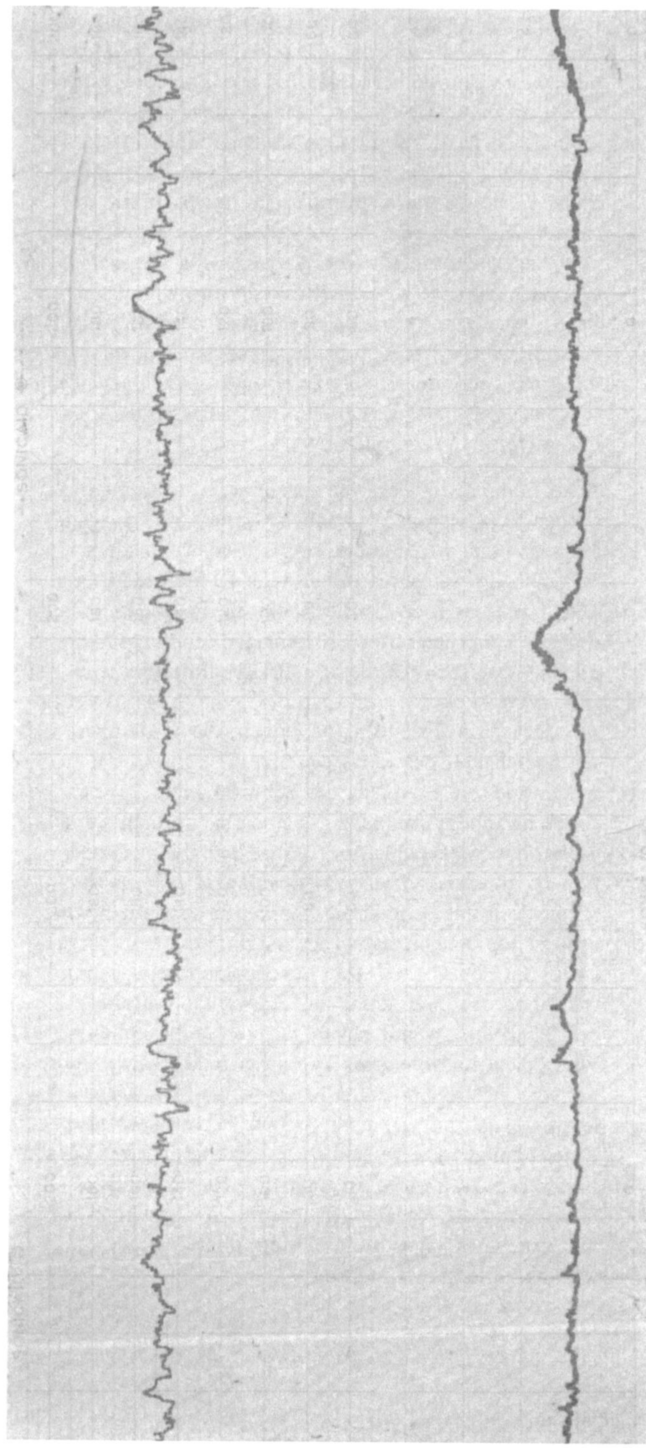

Abb. 36. Eingeengt undulatorischer Verlauf. Bandbreite 10 (145–155) Schläge/Min. Basisaktivität (Vorwehen).

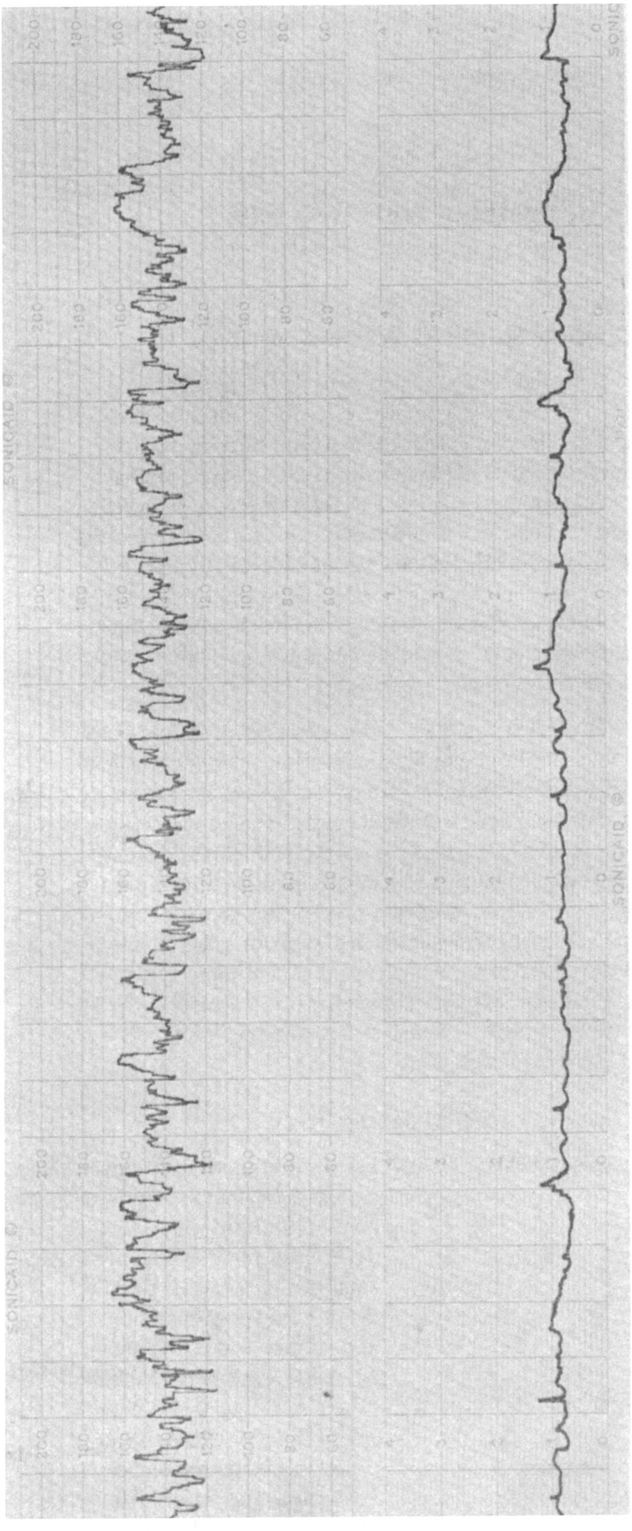

Abb. 37. Undulatorischer Verlauf der fetalen Herzfrequenzkurve. Bandbreite 10–25 (125–150) Schläge/Min.

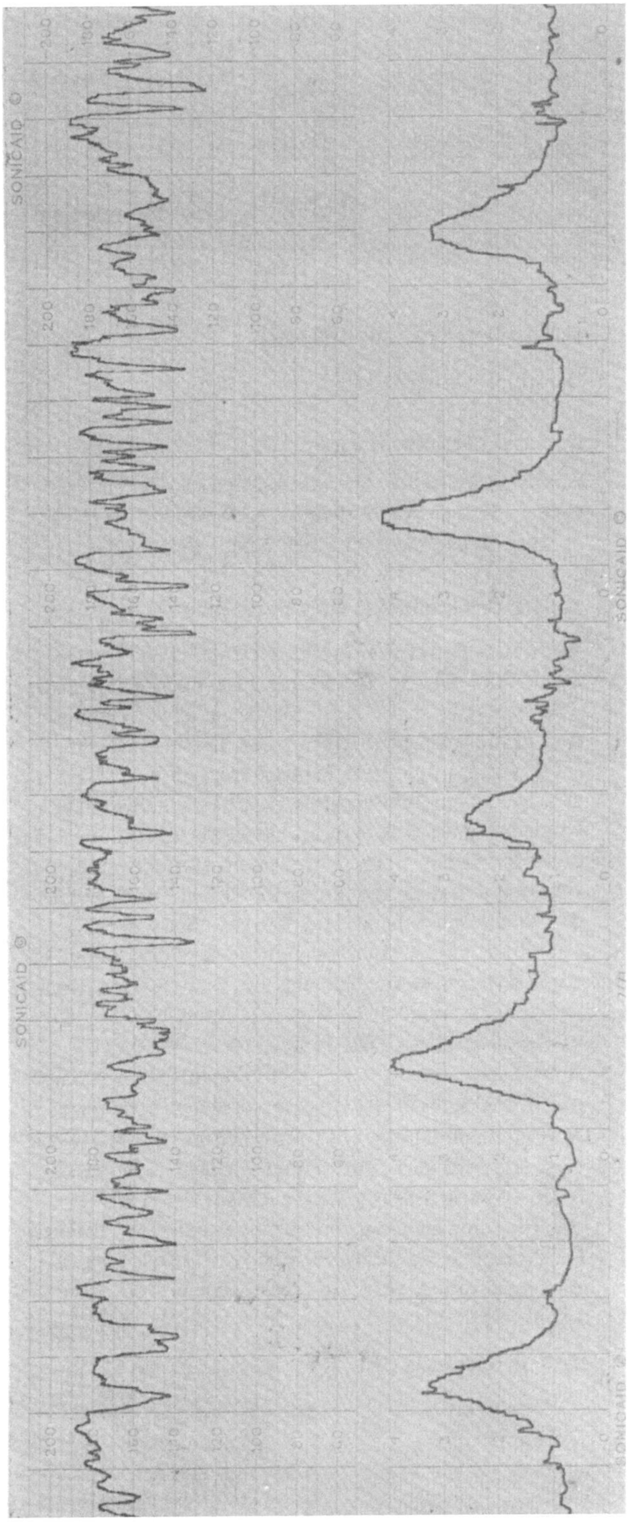

Abb. 38. Saltatorischer Verlauf der fetalen Herzfrequenzkurve. Bandbreite 30 und mehr (140–185) Schläge/Min.

3.2 Periodische Veränderungen der fetalen Herzfrequenz

3.2.1 Dezelerationen (Dips)

Definition: Unter Dezeleration versteht man einen zeitlich umschriebenen Abfall der kindlichen Herzfrequenz in Zusammenhang mit der Wehentätigkeit.

Da die periodischen Alterationen der kindlichen Herztöne zeitlich auf die Wehen bezogen werden, können 3 Gruppen der Dezelerationen beschrieben werden:

3.2.1.1 Das Frühtief – early deceleration (Dip_1)

Der tiefste Punkt des Abfalls der kindlichen Herzfrequenz fällt mit der Wehenakme zusammen. Die meisten Untersucher führen dieses Ereignis auf eine Kompression des kindlichen Kopfes zurück. Diese Auffassung scheint sich an unserem Beobachtungsgut zu bestätigen. Bei einem Mißverhältnis zwischen kindlichem Kopf und Becken ist eine Kompression des Kopfes besonders leicht möglich. Außerdem läßt sich eine Herzfrequenzänderung fast immer durch Druck auf den kindlichen Schädel provozieren. "Early deceleration" treten gewöhnlich innerhalb der physiologischen Bandbreite im Zusammenhang mit Uteruskontraktionen auf. Ein Zusammenhang zwischen ihrem Vorkommen und einer fetalen Gefährdung wurde bisher nicht gefunden. Der Anfang der Dezelerationen fällt meistens mit dem Beginn der Uteruskontraktionen zusammen. *Hon* und auch *Caldeyro-Barcia* sehen im Auftreten von early decelerations ($Dips_1$) kein ernstes Gefahrenzeichen. Diese Auffassung wird auch aus der Analyse unseres Untersuchungsmaterials nochmals unterstrichen. Die Annahme, daß dieser Typ durch zentrale Vagusreizung ausgelöst wird, hat sich allgemein durchgesetzt (Abb. 39).

early deceleration (Dip_1)

Wirkungsmechanismus:	Schädeldruck – Vagusreiz
Vorkommen:	Bei verengtem Becken, häufig bei Erstgebärenden, besonders bei protrahierter Geburt, nach Oxytocineinleitung
Auftreten:	In leichter Form am Ende jeder Geburt beim Austritt des kindlichen Kopfes
Klinische Bedeutung:	Wenn die Basislinie sich in kurzer Zeit wieder auf den Ausgangswert einstellt; keine pathognomische Bedeutung.

3.2.1.2 Das Spättief–late deceleration (Dip_2)

Auch bei diesem Phänomen steht der Abfall der kindlichen Herzfrequenz eindeutig in zeitlichem Zusammenhang mit der Wehe. Den tiefsten Punkt der kindlichen Herzfrequenz findet man jedoch 30–60 Sekunden nach der völligen Erschlaffung. Der Schweregrad der „Insuffizienz" scheint der Frequenzminderung direkt proportional zu sein, doch spielt auch sicherlich die Dauer der Erholungsphase bis zur Normfrequenz eine große Rolle. Solche Dezelerationen treten besonders häufig bei der Spätgestose auf. Die Abfälle der kindlichen Herzfrequenz sind dann sehr stark ausgeprägt.

Das Auftreten von "late deceleration" (Dip_2) ist in jeder Frequenzhöhe und in Kombination mit den verschiedensten Bandbreiten auch „silent" zu finden. Late deceleration bzw. $Dips_2$ werden übereinstimmend als Zeichen einer fetalen Gefährdung gewertet. Man nimmt an, daß eine gestörte materno-fetale Blutzirkulation der Grund für diesen Typ ist. *Caldeyro-Barcia* postuliert für $Dips_2$ eine kurzfristige Steigerung des Vagustonus bei gleichzeitig erhöhtem Sympathikustonus. Wir finden $Dips_2$ bei praktisch jeder Basalfrequenz. Ein gehäuftes Auftreten bei Frequenzwerten über 150 Schlägen/Min. beobachtet *Caldeyro-Barcia* (Abb. 40).

Spättief, late deceleration (Dip_2)

Wirkungsmechanismus:	Erschwerter mütterlich-kindlicher Gasaustausch bei uteroplazentarer Insuffizienz. Bei der Wehe kommt es zu einer Kompression uteriner Gefäße, damit wird die Aufnahme und Abgabe von Blutgasen zusätzlich erschwert. Die kindliche Herzfrequenz sinkt verzögert in bezug zur Wehe ab.
Vorkommen:	Gehäuftes Vorkommen bei Schwangerschaftserkrankungen, die zu einer plazentaren Insuffizienz führen können, z.B. Gestose, Diabetes. Zu beobachten bei Wehensturm oder durch tokergische Substanzen hervorgerufene Hyperaktivität des Uterus oder auch nach parazervikalem Block.

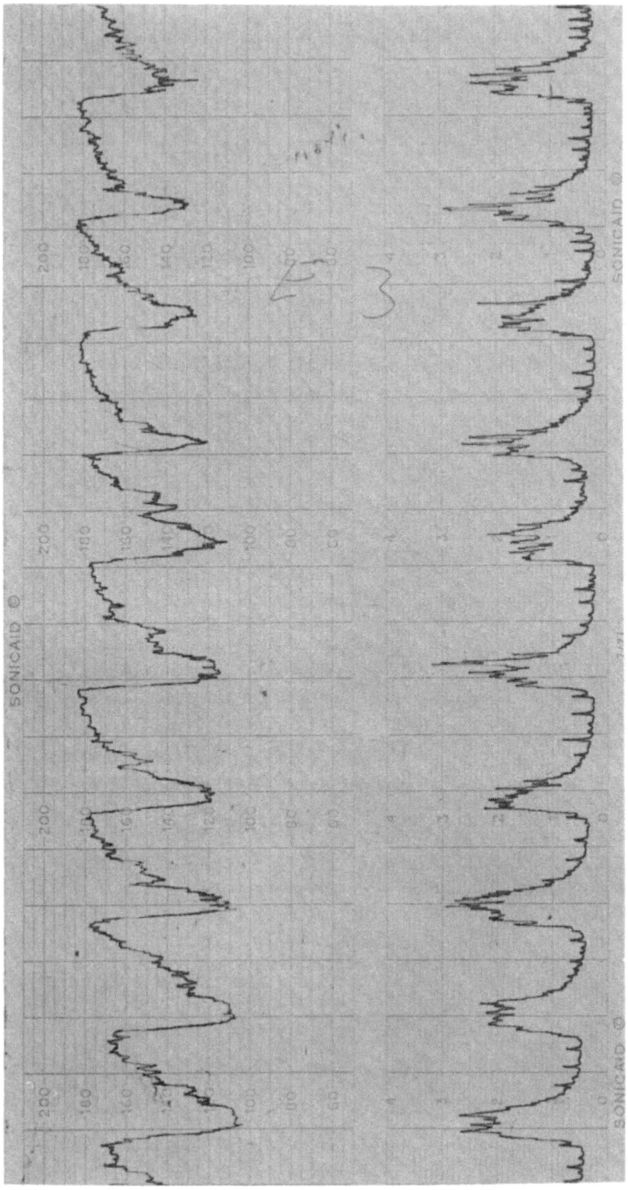

Abb. 39. „early deceleration". Erhöhte Basalfrequenz bei 180 Schlägen/Min.
Abfall wehensynchron bis unter 120 Schläge/Min.
Frequente Wehentätigkeit nach Oxytocindauertropf.
Zusatzbefund: enorm kurze Nabelschnur.

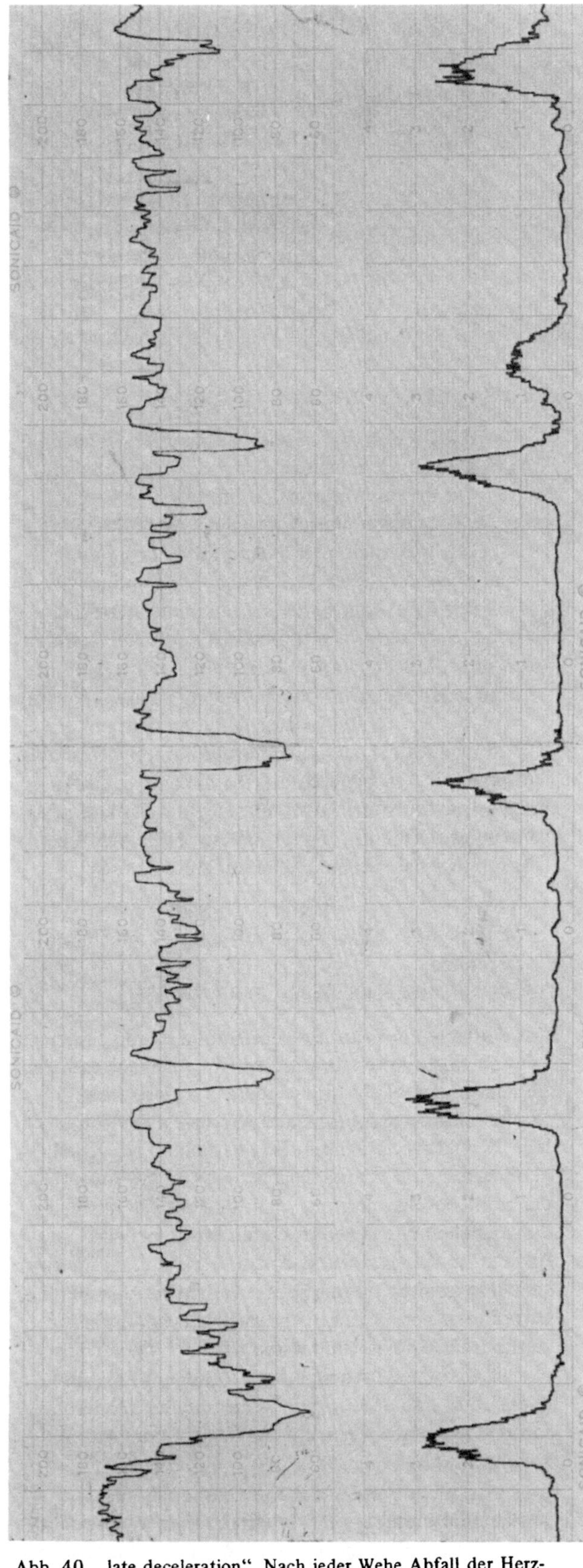

Abb. 40. „late deceleration". Nach jeder Wehe Abfall der Herzfrequenz von 145 bis auf 80 Schläge/Min.

Klinische Bedeutung: Ernstes Gefahrenzeichen. Im Verlauf der Geburt verstärken sich die Dezelerationen. Progredienter Verlauf bei Gestose. Fetale Hypoxie und Azidose. Die Sauerstoffbeatmung der Mutter ist fast immer ohne Effekt. ß-Stimulatoren können vorübergehend den Zustand bessern. Möglichst rasche Entbindung.

3.2.1.3 variable deceleration

Als variable deceleration bezeichnet man Herzfrequenzabfälle, die zeitlich keine Beziehung zu den Wehen aufweisen. Die meisten Untersucher ordnen diese Erscheinung der Nabelschnurumschlingung zu. Wir finden sie zwar bei Nabelschnurumschlingung gehäuft und dann als sehr ernst zu nehmendes Zeichen, doch finden wir die variable deceleration auch im Zusammenhang mit anderen Krankheitsbildern (Gestosen, Mißbildungen). Auch dieses Erscheinungsbild der variable deceleration kann in jeder Frequenzhöhe auftreten. Bei der Gestose gehen late deceleration in variable deceleration über. Häufig ist auch ein Zusammentreffen mit einer schmalen Bandbreite zu beobachten. Die ohnehin schlechte Prognose wird dadurch noch ungünstiger. Bei late oder variable deceleration gilt nach unserer bisherigen Erfahrung für eine erhöhte Gefährdung des Kindes:

1. mehr als 2 Dezelerationen in 30 Minuten
2. die Dauer der einzelnen Dezelerationen über 10 Sekunden
3. die Abfallstiefe größer als 30 Schläge/Min.

Das Auftreten der variable deceleration wurde bisher nur von *Hon* typisch klassifiziert. Wir glauben, daß das Einführen dieses Typs notwendig ist, da sich diese Erscheinungsform sonst nicht befriedigend einordnen läßt. Das gilt vor allem für die Beurteilung des Krankheitswertes. *Hon* fordert für diesen Typ, daß sowohl der zeitliche Zusammenhang mit den Wehen als auch das Aussehen der Dezelerationen selbst „variable" ist. Er fand im Zusammenhang mit diesem Typ am häufigsten eine klinisch diagnostizierte Gefahr für den Feten. Obwohl wir von der Ernsthaftigkeit dieses Gefahrenzeichens überzeugt sind, müssen wir noch darauf hinweisen, daß die Kombination einer „silent" Basalfrequenz mit "late deceleration" einen hohen Anteil an sofort oder später feststellbaren Gefahrenmomenten aufweist (Abb. 41).

Daß man diese Formen der Dezelerationen nur der Nabelschnurumschlingung zuschreibt, halten wir nicht für vertretbar. Bei einem unerwartet hohen Prozentsatz von Feten mit Nabelschnurumschlingung treten überhaupt keine Alterationen der kindlichen Herzfrequenz auf.

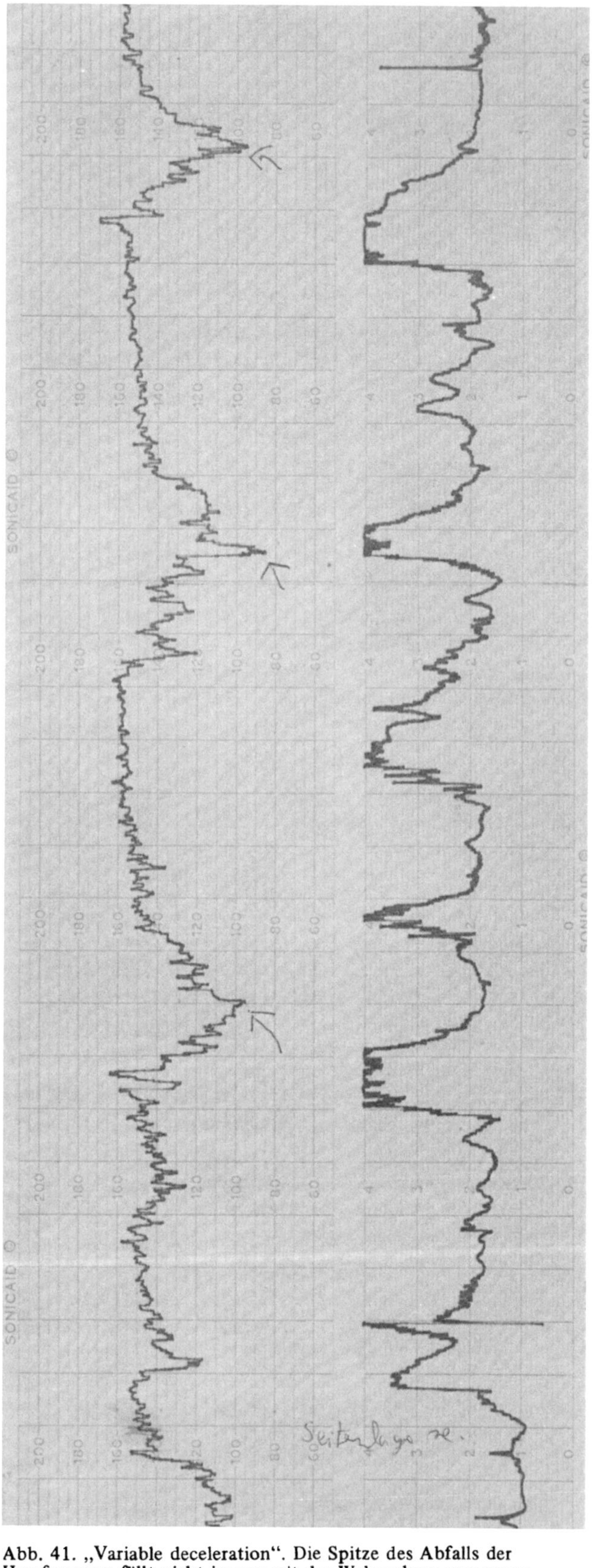

Abb. 41. „Variable deceleration". Die Spitze des Abfalls der Herzfrequenz fällt nicht immer mit der Wehenakme zusammen.

variable deceleration

Wirkungsmechanismus:	In einigen Fällen mechanische Kompression der Nabelschnur.
Vorkommen:	Nach *Hon* besonders häufig bei Nabelschnurumschlingung, fetalem Stress, ausgeprägt vor intrauterinem Absterben der Frucht, z. B. bei Gestose
Klinische Bedeutung:	Größte Gefährdung des Feten. Therapie: sofortige Entbindung.

3.2.2 Akzelerationen

Definition: Unter Akzeleration versteht man ein zeitlich begrenztes, sich wiederholendes Ansteigen der kindlichen Herzfrequenz außerhalb und/oder während der Wehentätigkeit.

Im Gegensatz zu den Dezelerationen sind diese kindlichen Herzfrequenzänderungen in ihrer Ursache, ihrem diagnostischen und prognostischen Wert noch unaufgeklärt, da sie nur selten von eindeutigen klinischen Situationen gefolgt werden. Auch *Hon* sieht in der näheren Erklärung dieser Erscheinungsform die größte Schwierigkeit. Es fehlt ein genau definierter Wehenbezug und damit die entsprechende Einordnungsmöglichkeit. Es gibt Theorien und Experimente, die eine sympathische und für gewisse Formen eine parasympathische Stimulation vermuten lassen. Untersuchungen, die diese Mechanismen mit Sicherheit beweisen oder ausschließen, fehlen jedoch.

Zwei Formen der Akzelerationen lassen sich prinzipiell voneinander abgrenzen; die Akzeleration in Begleitung einer Dezeleration und die eigenständige Akzeleration.

3.2.2.1 Die Akzeleration in Begleitung einer Dezeleration

Die fetale Herzfrequenz steigt direkt oder nach einer Dezeleration an. Häufig erfolgt der Anstieg nach der Dezeleration. Diese Akzelerationen sind meist von kurzer Dauer und innerhalb der Normfrequenz. Behalten im Verlauf einer Überwachung die Akzelerationen diese geringe Veränderung bei, so findet man in größeren Kollektiven keine statistisch verwertbare Verschlechterung im Zustand des Feten. Es wird der Schluß nahegelegt, daß hier ein einfacher Kompensationsvorgang vorliegt: Der fetale Organismus sorgt bereits beim ersten Ansprechen nervöser Regulatoren auf Sauerstoffmangel dafür, daß er durch kurzfristige Erhöhung der Schlagfrequenz diesen kompensiert. Die eng an die Dezeleration gebundene Akzeleration tritt meist beim Typ "early" auf, der allerdings keine pathognomische Signifikanz aufweist. Treten die Akzelerationen zusammen mit Dezelerationen auf, zu denen sie keine enge zeitliche Beziehung aufweisen, so handelt es sich meistens um „variable" Dezelerationen. Im Vordergrund der klinischen Überwachung stehen dann natürlich immer die Dezelerationen.

3.2.2.2 Die eigenständige Akzeleration

Hierzu gehören Akzelerationen, die bei sonst völlig unauffälliger Basisfrequenz während einer Wehe auftreten. Überwiegend findet man dann einen sehr steilen Anstieg, die Alteration ist nur sehr kurz. Auffällig ist, daß gerade diese Akzelerationen zur Gruppenbildung neigen. *Hon* fand nach diesen Gruppen oft ein "rise" der Basislinie oder bei länger dauerndem Anstieg eine neue, aber erhöhte Basalfrequenz.

Zur klinischen Bedeutung läßt sich nach den bisherigen Beobachtungen folgendes aussagen:
Akzelerationen, auch stark ausgeprägte und solche mit einem "rise" der Basislinie, lassen keine Verschlechterung des fetalen Zustandes erkennen. Andererseits kann eine Gefährdung des Feten bereits bestehen, denn stärkere Akzelerationen können später in Dezelerationen übergehen. Akzelerationen sind kein eindeutiges Symptom; sie sind aber als Vorboten einer möglichen Gefährdung des Feten zu betrachten. Eine Vorhersage über die Art des zu erwartenden pathognomischen Geschehens läßt sich nicht treffen, eine länger anhaltende fortlaufende Überwachung der fetalen Herzfrequenz ist indiziert (Abb. 42).

Nach einer von uns inaugurierten Hypothese läßt sich der überwiegende Teil der Akzelerationen durch die fetale Wärmeregulierung erklären. Somit wäre dieses Geschehen als physiologisch einzuordnen und auch verständlich, warum Akzelerationen nur selten eine Verschlechterung des fetalen Zustandes bedeuten. Da die Frucht in einem Wärmebad mit konstanter Temperatur schwimmt und der Uterus zu den homoiothermen Bezirken des Körpers gehört, ist für die Frucht keine direkte Abgabemöglichkeit der Wärme in nennenswertem Umfang möglich. Andererseits leistet der Fet bei Bewegung Muskelarbeit, die zumindest zu $^2/_3$ der aufgewendeten Energie in Wärme übergeführt wird. Diese Wärme muß also letztlich an die Körperoberfläche der Mutter abgeführt werden. Das bedeutet aber für den Feten ein gesteigertes Blutzeitvolumen mit einer erhöhten Plazentapassage. Diese ist vom Fet zunächst nur über eine Steigerung seiner Herzfrequenz zu erreichen. Akzelerationen sind besonders häufig nach Kindsbewegungen zu beobachten.

Akzelerationen, die *Hon* ohne gleichzeitige Dezelerationen in engster Wehenbeziehung festgestellt hat, ordnet er einer Stimulation des Sympathikus zu, da sie „die Charakteristika zeigen, die nach sympathischer Stimulation im Tierexperiment beobachtet wurden". Akzelerationen, die mit Dezelerationen vergesellschaftet sind, fand *Hon* am häufigsten am Typ „variabel". Auch hier könnte eine Stimulation des Sympathikus angenommen werden, da diese Akzelerationen bei maternaler oder fetaler Atropinzufuhr häufiger auftreten.

Caldeyro-Barcia beschreibt vorübergehende Beschleunigungen der Herzfrequenz, denen er keinen besonderen Aussagewert beimißt.

Die verschiedene Beurteilung der Akzelerationen liegt wohl hauptsächlich an der unsicheren Abgrenzung dieses Phänomens, sie sind oft leicht mit den kurzzeitigen Schwankungen der Basislinie zu verwechseln und entgehen dadurch einer eigenständigen Analyse. Wo diese durchgeführt wurde (*Hon, Caldeyro-Barcia*), wurde keine eindeutige klinische Zuordnung festgestellt. Treten eigenständige Akzelerationen gehäuft auf, so finden wir zu einem späteren Zeitpunkt auch "late" oder "variable" deceleration.

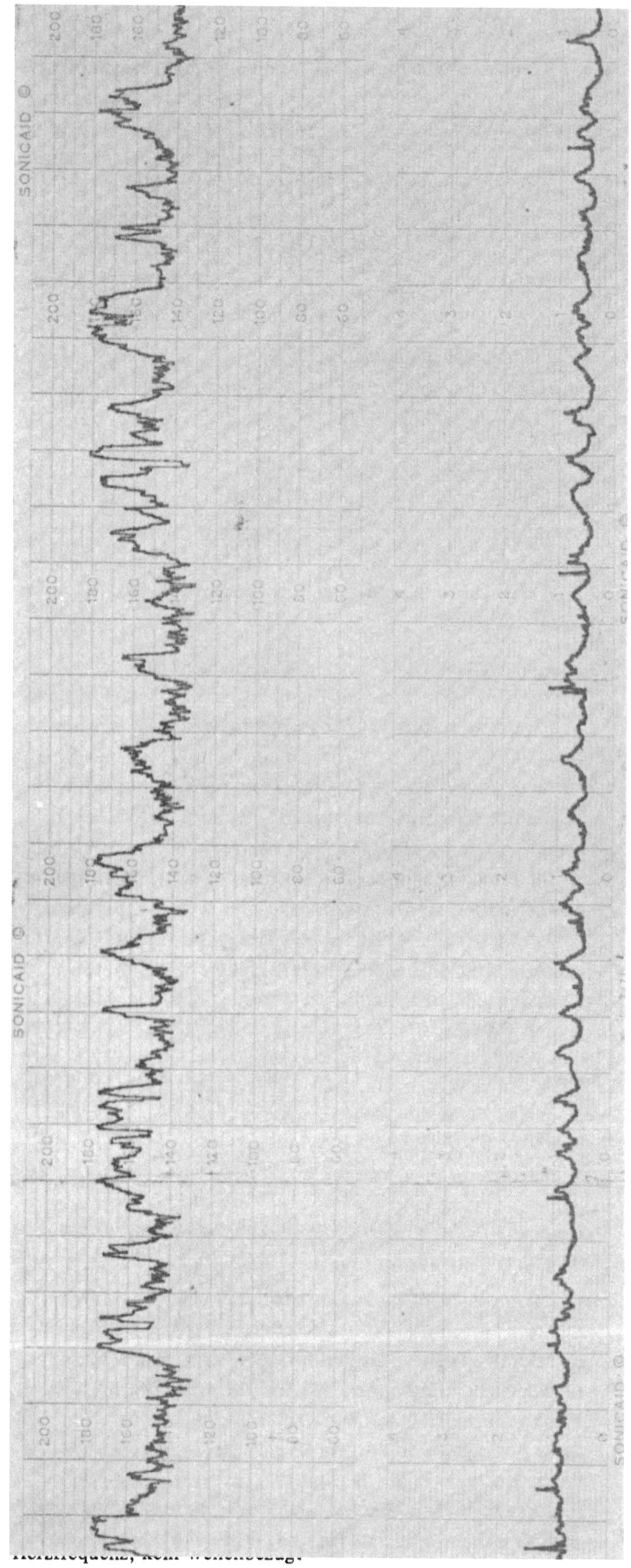

1. Akzelerationen in Begleitung einer Dezeleration

Wirkungsmechanismus:	Stimulation des Sympathikus?
Vorkommen:	Gehäuft nach "early" deceleration. Keine Zuordnung zur Pathologie des Feten möglich.
Klinische Bedeutung:	Wenn nur dieser Typ vorkommt und er nicht stark ausgeprägt ist, ist keine Störung zu erwarten.

2. Eigenständige Akzeleration

Wirkungsmechanismus:	Stimulation des Sympathikus? Verursacht durch starke kindliche Bewegungen, die ein Ansteigen der Herzfrequenz zur Folge haben.
Vorkommen:	Meist zu Beginn der regelmäßigen Wehentätigkeit bei bisher unauffälliger Basalfrequenz. Ausgeprägtere Form bei starken Frequenzschwankungen und großer Bandbreite bei noch unreifem Feten in der 34.–36. Schwangerschaftswoche. Kein Anhalt für die Gefährdung der Frucht.
Klinische Bedeutung:	Unter der Geburt können stärkere Akzelerationen auftreten, die schließlich in Dezelerationen übergehen können. Hier Hinweis auf mögliche Gefährdung des Feten. Intensive Beobachtung notwendig.

Caldeyro-Barcia hat sich um das Verständnis der verschiedenen Erscheinungen der kindlichen Herzfrequenzmuster besonders verdient gemacht. Er postuliert erstmals genaue Aussagen über das sympathisch-parasympathische Wechselspiel bei der Entstehung der verschiedenen Kurvenbilder. Demnach ist für die Einstellung der normalen Basislinie, für die er einen Durchschnittswert von 143 Schlägen/Min. gefunden hat, ein dauernder Vagustonus verantwortlich. Wird dieser durch Atropin ausgeschaltet, steigt die Frequenz um ca. 25 Schläge/Min. an. Das Einstellen einer Tachykardie soll nicht wie bisher allgemein angenommen, einem verringerten Vagustonus oder vermehrten Sympathikustonus allein entsprechen, sondern ist ausschließlich auf einen vermehrten Sympathikustonus bei unverändertem basalem Vagustonus zurückzuführen.

Auch bei eingestellter Tachykardie läßt sich durch einen Atropinblock des Vagus noch eine weitere Frequenzsteigerung um ca. 25 Schläge/Min. erzielen. Das entspricht genau dem Anteil, der dem Vagustonus bei normaler Frequenzlage zugeschrieben wird. Eine Bradykardie resultiert dagegen aus einer langdauernden Tonussteigerung des Vagus bei gleichzeitiger starker Steigerung des Sympathikustonus. Die Bradykardie läßt sich durch Atropinblock direkt in eine Tachykardie überführen. Von der Bradykardie muß man lt. *Caldeyro-Barcia* die „maskierten $Dips_2$" diagnostisch abgrenzen. Sie entsprechen vorübergehenden Steigerungen des Vagustonus. Die einzelnen $Dips_2$ können sich dann bei schneller Folge der vagalen Tonussteigerung addieren, so daß scheinbar das Bild einer eingestellten Bradykardie resultiert. Nach Beobachtungen von *Caldeyro-Barcia* ist eine Tachykardie über 155 Schlägen/Min. bereits als Anzeichen für fetale Störungen aufzufassen. Tritt die Tachykardie zusammen mit $Dips_2$ auf, ist nach seiner Meinung dieses Zeichen als äußerst ernste Störung des fetalen Zustandes aufzufassen.

Caldeyro-Barcia leitet die Diagnose des fetal distress anteilig aus dem Auftreten einer Tachykardie und $Dips_2$ her. Die Tachykardie resultiert klinisch aus der fetalen Hypoxie, der Hyperkapnie und Azidose. Die Auswertung der basalen Schwankungen tritt in den Hintergrund. Hier läßt sich bereits erkennen, daß alle bisherigen Untersucher sich darum bemühten, die Beurteilung der kindlichen Herzfrequenz auf möglichst wenige Parameter zurückzuführen. Wir meinen, daß durch die Einengung der Betrachtungsweise zwar die schnelle Auswertung der Kurven erheblich erleichtert, andererseits aber der „Ertrag" klinischer Erkenntnisse verringert wird. Die in utero gewonnenen fetalen Herzfrequenzen sind nicht mit EKG-Kurven zu vergleichen, die ganz bestimmte Abweichungen der Parameter erkennen lassen. Aus den klinischen Herzfrequenzkurven auf die klinischen Krankheitsbilder zu schließen, erfordert die Auswertung einer großen Anzahl charakteristischer Informationen. Diese müssen noch mit anamnestischen mütterlichen Informationen in Beziehung gesetzt werden. Um auf diese Weise über die Diagnose "fetal distress" hinauszugelangen, bedarf es sicherlich eines breit angelegten Computerprogramms. Leider sind die Schwierigkeiten mit der Auswahl der Parameter und der Einstufung ihrer Wichtigkeit noch nicht erschöpft, denn manche Untersuchungsergebnisse, gleichgültig wie sie gewonnen wurden, widersprechen sich.

Sowohl nach den Untersuchungen von *Hon* als auch von *Hammacher* ist einer leichten Bradykardie oder Tachykardie ohne sonstige Gefahrenzeichen keine ernste Bedeutung beizumessen. Diese Aussage deckt sich auch mit unseren Beobachtungen. Wir sind deshalb bereit, für die apparative Überwachung die Grenzen entsprechend abzustecken. Damit erhalten die Begriffe „Tachykardie" und „Bradykardie" ihre bisher bekannte und anerkannte pathologische Bedeutung zurück. Wir halten das für günstiger als mit der „relativen Ungefährlichkeit einer leichten Tachykardie in den üblichen Grenzen" zu operieren.

Im Gegensatz dazu steht die Auffassung *Caldeyro-Barcias,* der schon die Grenze bei 155 Schlägen/Min. setzt und eine höhere Herzfrequenz als Gefahrensignal deutet. So bestechend seine Erklärungen der Wirkungsmechanismen sind, wir konnten bislang keine Beziehung zwischen einer verminderten Apgarzahl und Frequenzwerten über 155 Schlägen/Min. finden. Im übrigen verschwinden nach seiner Aussage unter Atropin auch die kleinen schnellen Oszillationen. Er hält sie demnach für den Ausdruck einer normalen Regelung des Vagustonus. Wir sind mit *Hon* und *Hammacher* der Meinung, daß es sich beim Verschwinden der Oszillationen um ein äußerst ernstes Gefahrenzeichen handelt, das oft ohne andere Hinweise auftreten kann.

3.3 Die Tokographie

Die kontinuierliche Registrierung der kindlichen Herzfrequenz während der Geburt ohne die simultane Schreibung der Wehen gibt ungenügende Informationen. Zwar lassen sich absolute Veränderungen erkennen, zu verstehen und zu interpretieren sind sie jedoch nur, wenn man sie in Beziehung zum Wehenablauf setzen kann. Im Prinzip ist die Wehe ein fetaler Stress, der je nach Voraussetzung eine mehr oder minder starke Reaktion der fetalen Herzfrequenz bewirkt. Die verschiedenen Reaktionsmöglichkeiten des kindlichen Herzens auf diesen Stress erscheinen als bestimmte Kurvenmuster der Herzfrequenz, die sich diagnostisch einordnen lassen. Für den Geburtsverlauf und die Geburtsleitung liefert die Wehenkurve zusätzlich wichtige Hinweise.

Wir unterscheiden verschiedene tokographische Methoden

a) die Messung innerhalb der Muskelwand
b) die intrauterine Druckmessung, die extraamnial oder intraamnial durchgeführt werden kann
c) schließlich die äußere Wehenmessung

a) die Messung innerhalb der Muskelwand hat nur akademisches Interesse. Sie liefert Spezialergebnisse über das kontraktile Verhalten einzelner Abschnitte des Uterusmuskels sowie über die Ausbreitung der Kontraktionen. Dazu müssen mehrere Sonden durch die Bauchdecken der Patientin in die Uteruswand eingebracht werden.

b) Die intrauterine Messung des Fruchtwasserdruckes kann mit Hilfe eines open-end-Katheters oder mit einem Ballon geschehen und wird nur an einigen Kliniken durchgeführt. Diese Methode gibt sehr genaue Meßergebnisse. Es werden Druckwerte erhalten, die für Vergleichsuntersuchungen sehr wichtig sind. Der absolute Druck ist aber nicht der tatsächlichen Leistung des Uterus gleichzusetzen. Diese läßt sich aus dem erzeugten Druck allein nicht bestimmen, da das entsprechende Volumen in direkter Beziehung zur Arbeit steht.

Arbeit = Druck x Volumen

Bei der Geburt eröffnet und entleert die Gebärmutter ihren Inhalt durch Kontraktionskräfte. Das Auswurfvolumen ΔV ist abhängig von Druck, Volumen und Widerstand. Da der Uterus während der Schwangerschaft und der Geburt sein Volumen ständig ändert, ist aus dem Druck und der Frequenz die Berechnung der Leistung der Gebärmutter nicht möglich, wie es häufig durch die Montevideo-Einheit geschieht. Errechnet man nämlich, mit welchen physikalischen Benennungen die Montevideo-Einheit (*Caldeyro-Barcia*) oder andere Leistungsindices (*Bayer*) charakterisiert sind, kann man sehen, daß diese Definitionen nichts mit dem Begriff der physikalischen Arbeit oder Leistung zu tun haben. Die Montevideo-Einheit berechnet sich aus der Druckamplitude und der Anzahl der Kontraktionen pro 10 Minuten. Sie würde bei Auflösung der Formel

$\frac{P}{10 \text{ Min.}}$ die Definition $\frac{g}{cm^2 \times \text{Min.}}$ erhalten.

Der Leistungsindex nach *Bayer*

$\frac{\text{n/Std. x Sek.}}{\text{mm/Std.}}$ die Definition $\frac{\text{Min.}}{\text{cm}}$.

Die physikalische Leistung des Uterus

$\text{Leistung} = \frac{\text{Arbeit}}{\text{Zeit}}$ erhält die Definition $\frac{\text{g x cm}}{\text{Min.}}$

c) Die äußere Wehenmessung. Den Anforderungen an ein praktikables Überwachungssystem genügt völlig die äußere Wehenmessung. Diese Methode gestattet nicht die Messung absoluter Werte des Ruhe- und aktiven Druckes und der Wehenkraft. Es können exakt die Wehendauer, die Wehenzahl in der Zeiteinheit und die relativen Veränderungen des Ruhetonus bestimmt werden. Diese Parameter genügen in der Praxis zur Beschreibung der Uterusaktivität. Der Vorteil dieser Methode ist, daß sie ebenso wie die Herzfrequenzmessung von außen angewendet werden kann. Die Nachteile sind, die ungenügende Vergleichbarkeit, da eine exakte Bestimmung der Null-Lage und der Amplitudengröße von Fall zu Fall nicht gegeben ist. Verwendet werden Sklerometer, die die Uteruswandhärte bestimmen,und Dehnungsmeßstreifen oder ein pneumatisches Ballonsystem, das bei geringster Belästigung sehr wenig störanfällig ist. Die Messung beruht darauf, daß bei der Uteruskontraktion eine Formveränderung der Gebärmutter und die Aufrichtung eine Zunahme des Leibesumfanges bewirkt. Der Aufnehmer wird zwischen einem Grütel und dem Leib der Mutter komprimiert. Eine simultane Verlaufskontrolle der Wehen mit der fetalen Herzfrequenz ist aus folgenden Gründen notwendig:

1. um die Aktion des kindlichen Herzens zeitlich zu ordnen und interpretieren zu können
2. die Aktivität des Uterus während der Schwangerschaft und unter der Geburt ständig zu überwachen

3. pathologische Wehenformen rechtzeitig zu erfassen und entsprechende therapeutische Maßnahmen zu überprüfen.

Eine Kurve der Wehentätigkeit wird gefordert, die die Kontraktilität der Gebärmutter exakt widerspiegelt. Während der Schwangerschaft und auch während der Wehenpausen unter der Geburt befindet sich der Uterus niemals im Zustand völliger Ruhe. Die Wehenkurve, die dann den Ruhetonus angibt, zeigt ständig kleine Basiskontraktionen. Diese deuten auf die Grundaktivität des Uterus hin (Abb. 43).

Im Partogramm nach *Schwalm* werden die Wehen nach ihrer Dauer durch die Palpation unterschieden (grün 1–19 Sek., blau 20–39 Sek., rot ab 40 Sek.) und eingetragen. Ein weiteres Unterscheidungsmerkmal, die Frequenz wird indirekt durch die Eintragung in 30 Minuten-Einheiten dokumentiert (Abb. 44). In bestimmten Bereichen wird eine direkt proportionale Beziehung zwischen der Dauer und der Amplitude der Wehe angenommen. Die Wehen werden jedoch apparativ viel früher als durch Palpation erfaßt. Da auch die externe Tokographie keine absolute Intensität anzeigt, werden von uns die Wehen im Prinzip wie im Partogramm klassifiziert. Preßwehen werden an ihrer typischen Anstiegssteilheit und der zusätzlichen Zacke erkannt, die durch die Bauchpresse hervorgerufen wird (Abb. 45).

Eine Theorie zur Dynamik des Uterus beinhaltet letztlich, daß das progressive Wachstum des Fruchtvolumens in der Schwangerschaft eine aktive Anpassung der Gebärmutter bewirkt. Ein entscheidender hormoneller Einfluß auf die Gebärmutterwand ist nach dieser Theorie überwiegend in der ersten Phase der Schwangerschaft anzunehmen (Hypertrophie und Auflockerung der Uteruswand durch Follikelhormon). Etwa ab der 8. Schwangerschaftswoche wird die Größe des Uteruskavums aktiv an die wachsende Frucht angepaßt. Jede Volumenzunahme im Kavum wird mit Kontraktion beantwortet, die zur Weiterstellung der Uteruswand führt. Diese Schwangerschaftswehen entfalten aktiv die aufgelockerte Uteruswand und passen sie dem gegebenen Fruchtvolumen an. Nimmt das Fruchtvolumen weiter progressiv zu, so entsteht wieder ein Mißverhältnis zwischen der Größe des Kavums und dem Volumen. Es erfolgen erneut Kontraktionen, die Verformungsarbeit leisten, ohne daß dabei die Verschlußkraft überwunden wird (Gleichgewicht der Kräfte). Die nächste Phase der aktiven Uterusanpassung dient nicht mehr dem Volumenangleich, sondern dem Erreichen einer optimalen Vordehnung der Muskelfasern. Ist dieser Punkt erreicht, entstehen koordinierte Kontraktionen, die die gesamte Gebärmutterwand erfassen und schließlich in Geburtswehen übergehen (*Mosler*).

Im Experiment ließ sich zeigen:

1. Jede fraktionierte Auffüllung des schwangeren Uterus wird mit Kontraktionen beantwortet.
2. Nach den Kontraktionen erreicht der Ruhedruck wieder die Ausgangswerte vor der Auffüllung.

Mit steigender Füllung steigt auch der Ruhetonus kontinuierlich an. Gleichzeitig werden Wehen ausgelöst oder die Frequenz wird erhöht. Die absolute Amplitude der Wehen, die entsprechend der Höhe der isometrischen Maxima zuerst ansteigt, nimmt bei stetig steigen-

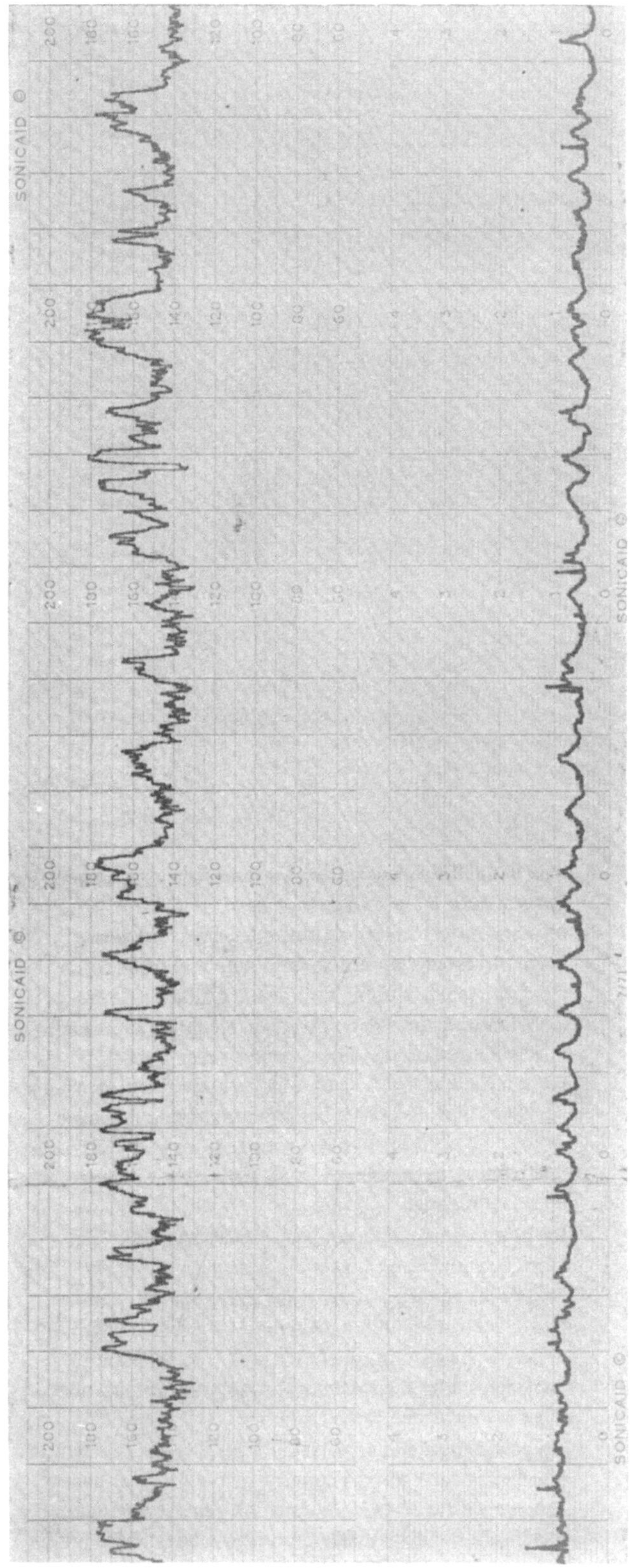

Abb. 43. „Akzelerationen". Basisfrequenz 140, Anstieg der Herzfrequenz bis 180 Schläge/Min.
Geringe Basisaktivität des Uterus.

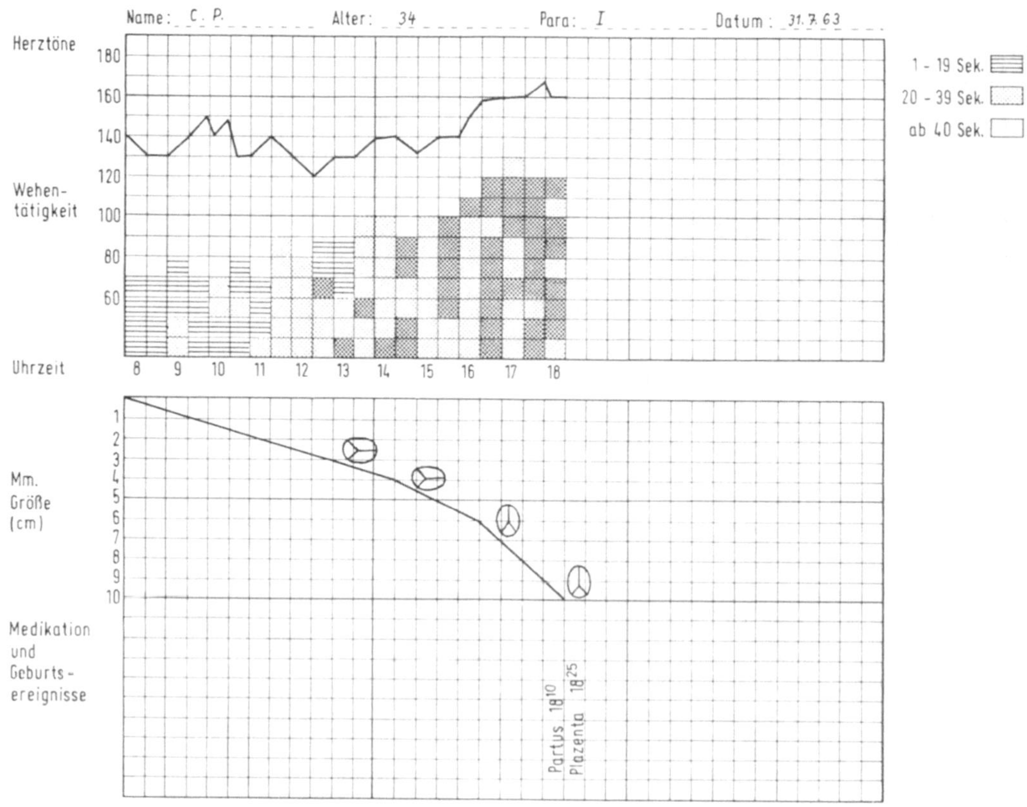

Abb. 44. Partogramm nach *Schwalm*.

dem Ruhedruck wieder ab. Es resultiert eine Dauerkontraktion. Klinisch lassen sich diese Erkenntnisse nutzen. Bei Hydramnion besteht wegen des vermehrten Uterusvolumens ein erhöhter Tonus mit frequenten Kontraktionen. Durch Volumenentnahme ist eine Koordination der Wehentätigkeit möglich, aber auch durch Pharmaka, die eine Spasmo- oder Tokolyse bewirken. Andererseits kann eine Volumenverminderung des überdehnten Uterus bei Hydramnion oder nach Oxytocinüberdosierung, koordinierte Wehen durch die Entdehnung herbeiführen, z. B. Geburtseinleitung nach Blasensprengung.

Bei Fetus mortuus lassen sich durch Auffüllen des Uteruskavums Spontanwehen erzeugen (Abb. 46). Das Druckvolumendiagramm zeigt, daß einem bestimmten Punkt der Ruhedehnungskurve ein optimales Verhältnis der Druckamplitudenhöhe und Wehenfrequenz entspricht. Die Austreibungsleistung ist hier am größten. Diesem Punkt der Ruhedehnungskurve entspricht aber ein bestimmter Füllungszustand des Uterus und damit eine bestimmte Wandspannung (*Laplace*). Nun müßte sich jedem Punkt des Volumendiagramms eine ganz spezifische Wehensituation zuordnen lassen, die ihr Pendant in den Überwachungskurven findet. Das ist auch prinzipiell richtig, allerdings wird vor jeder Messung ein imaginärer Null-Punkt eingestellt, so daß die absolute Änderung des Ruhedruckes nicht zu erkennen ist. Die Frequenzsteigerung der Kontraktionen läßt sich jedoch gut mit Fortschreiten der Geburt veranschaulichen. Die relativ geringe Zunahme der Wehenamplitude gegen Ende der Schwangerschaft wird dadurch verständlich. Wir messen nämlich die Amplitude relativ von dem bereits stark erhöhten Ruhetonus aus, zudem ist die Uterusleistung wegen des größeren Volumens bei vergleichbarer Druckamplitude größer (Abb. 47).

Eröffnungswehen

Dauerhafte rhytmische Kontraktilität, mindestens 5 Wehen/Stunde. Wehendauer 65–70 Sekunden (apparative Wehenmessung).

Preßwehen

Starke Wehen höchster Intensität, Bauchpresse voll ausgebildet, Dauer bis 77 Sekunden.

Pathologische Wehenformen, wie Wehensturm, Krampfwehen sind natürlich auch mit der externen Wehenmessung zu verifizieren. Die hypertone Dystokie sollte jedoch bei regelmäßiger Überwachung bereits in ihrem Entstehen erkannt und behandelt werden. Einfach gestaltet sich mit der externen Tokographie die regelmäßige Überwachung von Patientinnen mit „primärer Wehenschwäche“, der hypotonen Dystokie. Ein positiver oder negativer Ausgang eines Oxytocinempfindlichkeitstests ist sicher zu erkennen. In gleicher Weise kann der Erfolg einer medikamentösen Wehenhemmung überwacht werden (Abb. 48, 49).

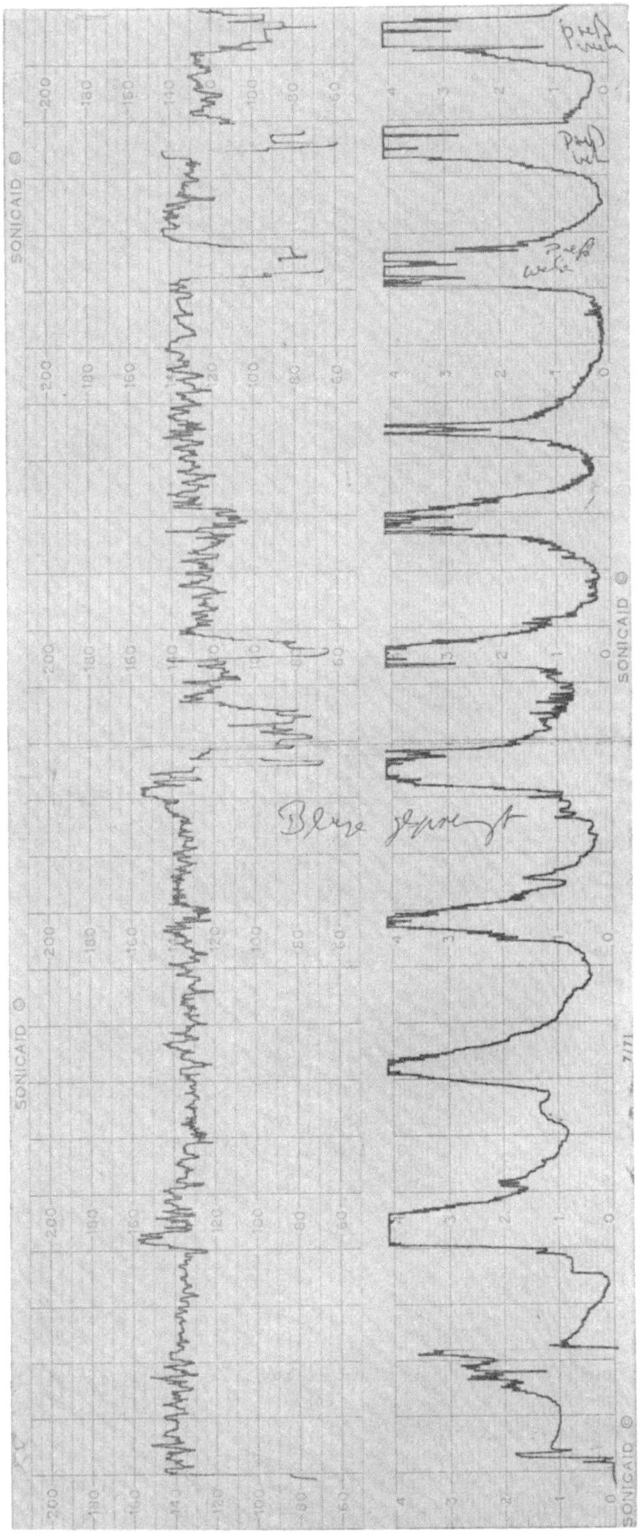

Abb. 45. Preßwehen in der Austreibungsperiode, Blasensprung. Registrierung der fetalen Herzfrequenz mit Ultraschall bis zur Geburt des Kopfes.

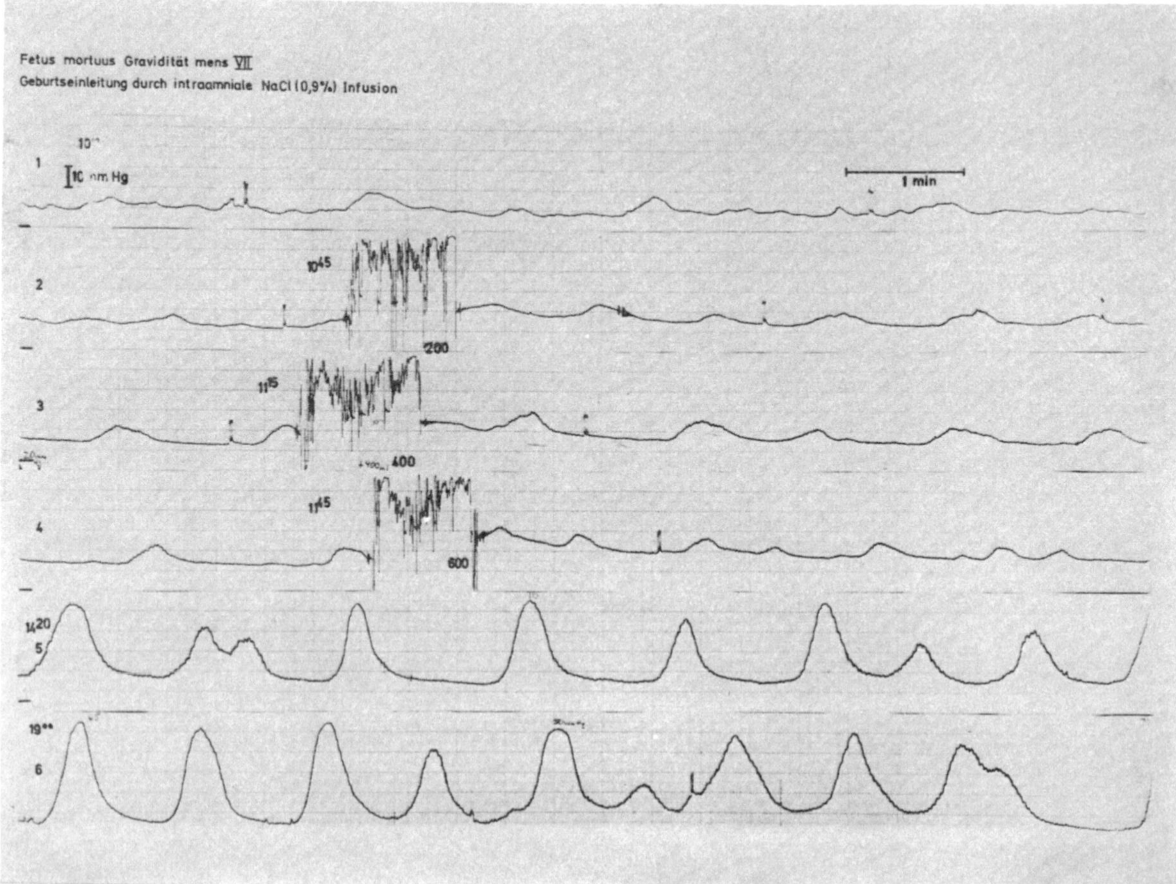

Abb. 46. Fetus mortuus mens VII. Geburtseinleitung mit NaCl (0,9%) 3 x 200 ml in das Uteruskavum. Oxytocininfusionen waren ohne Erfolg. Es bilden sich gleichmäßige Wehen aus, die zur Ausstoßung der Frucht führen.

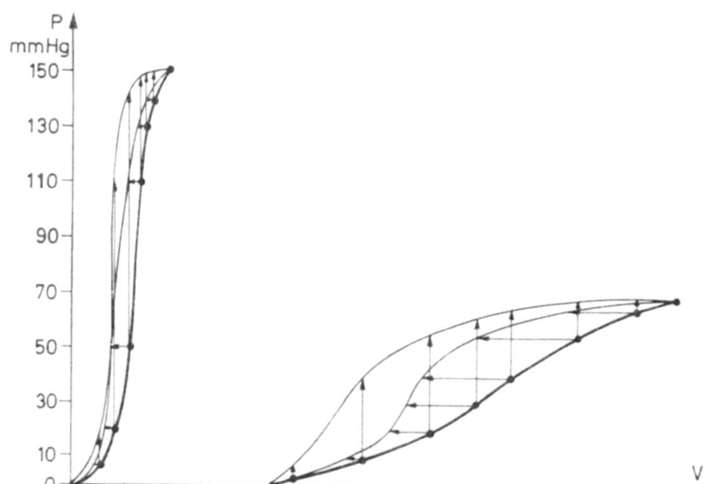

Abb. 47. Arbeitsdiagramme eines nichtschwangeren Uterus. 2. Zyklushälfte links, und eines Uterus in der 8. Woche der Schwangerschaft rechts.
Das Volumen des Schwangerschaftsproduktes betrug 30 ml. Der nichtschwangere Uterus leistet schon bei der Füllung des Kavums mit dem Restvolumen mechanische Arbeit, während der schwangere Uterus erst nach einer zusätzlichen Füllung über das Doppelte des Fruchtvolumens optimale Arbeitsbedingungen erreicht. Dieser Befund der Frühschwangerschaft bestätigt offenbar die Hypothese eines natürlichen, mechanischen Schutzes der Schwangerschaft vor vorzeitiger Expulsion des Gebärmutterinhaltes (*Mosler* 1967).

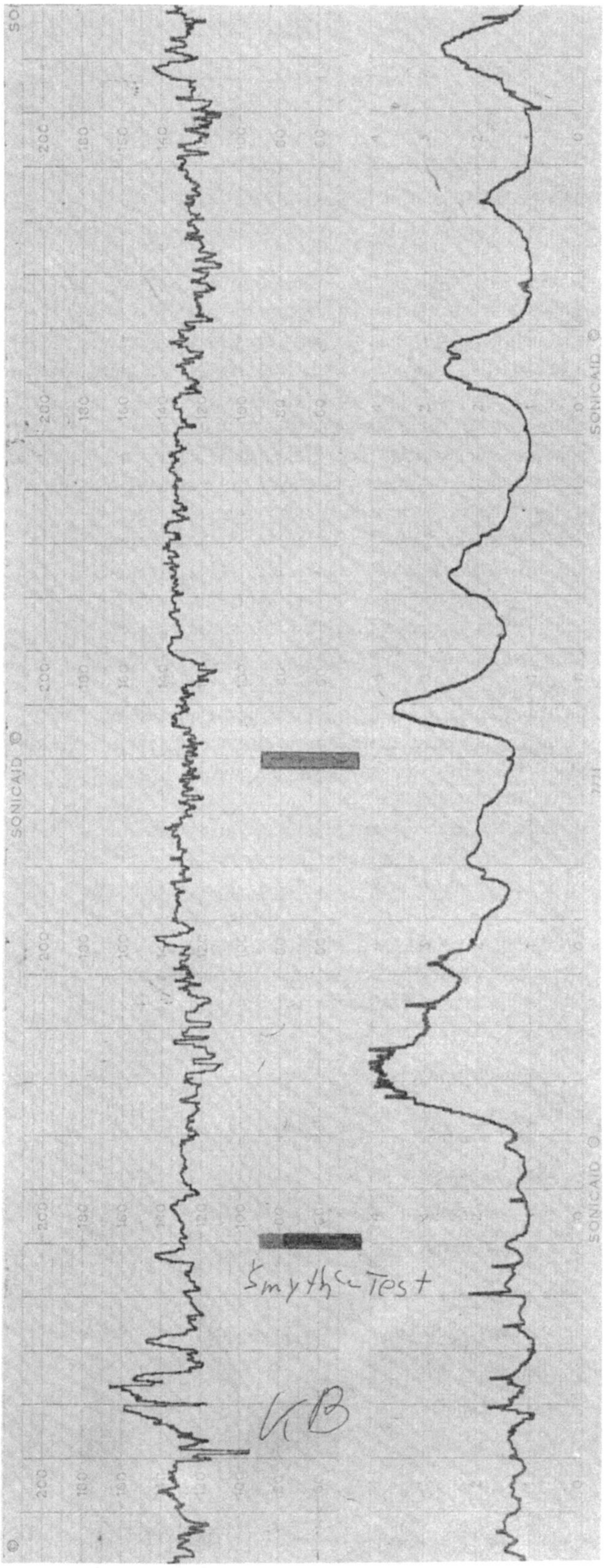

Abb. 48. Oxytocinsensivity-test (Smyth). Nach 3 Minuten Uteruskontraktionen SMYTH-Test +.

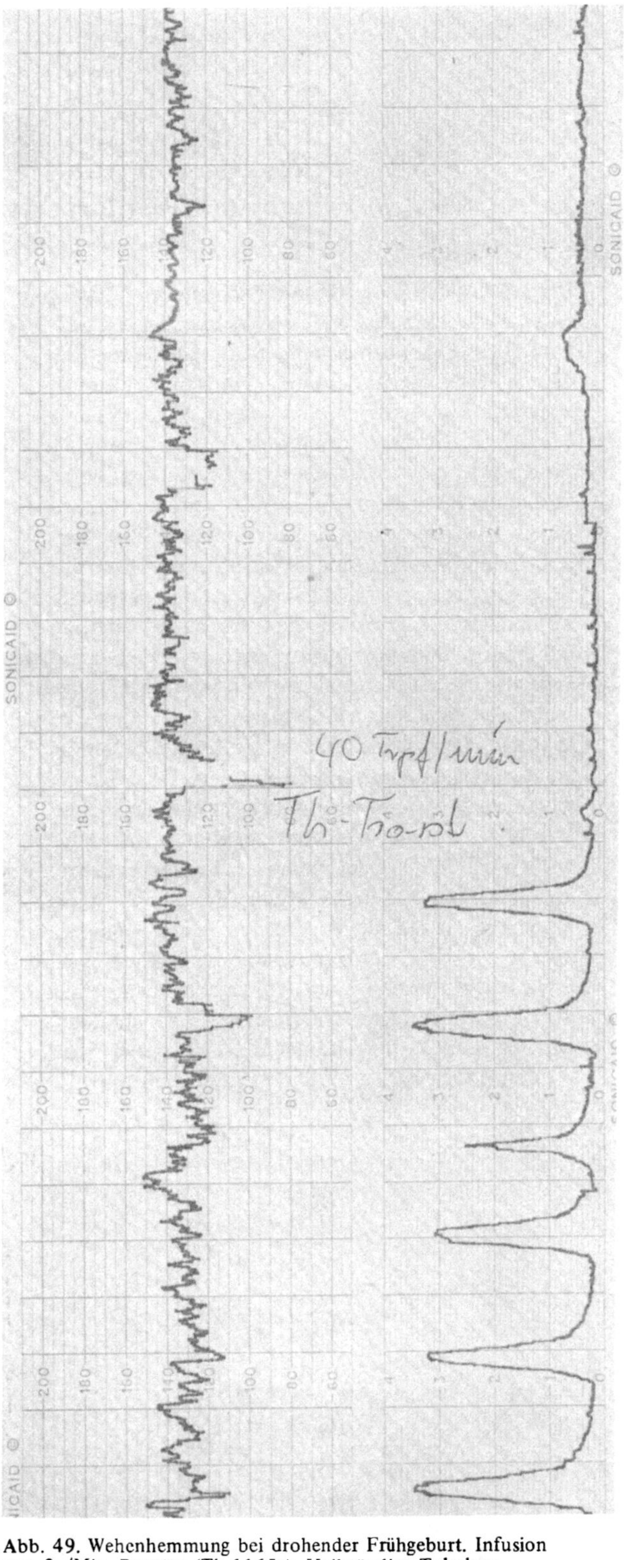

Abb. 49. Wehenhemmung bei drohender Frühgeburt. Infusion von 2γ/Min. Berotec (Th 1165a). Vollständige Tokolyse.

3.4 Voraussage von Nabelschnurumschlingungen mit dem Doppler-Ultraschall-Gerät

Der prozentuale Anteil der Nabelschnurumschlingungen unter der Geburt wird mit Werten zwischen 12 und 30% angegeben. Es handelt sich am häufigsten um die Umschlingung des Halses des Feten, nur vereinzelt der Schultern, Extremitäten oder anderer Körperteile. Als Ursache einer Umschlingung wird ihre abnorme Länge, ein regelwidriger Ansatz, ein enges Becken oder ein Hydramnion angenommen.

Einige Autoren meinen, daß die Gefährlichkeit der Nabelschnurumschlingung allgemein überschätzt werde, sie geben aber zu, daß es auch zu schwerwiegenden Komplikationen kommen kann. Ein Drittel aller Kinder mit Nabelschnurumschlingung seien von einer Asphyxie bedroht und die perinatale Sterblichkeit liegt in dieser Fallgruppe höher als bei normalen Geburten.

Man kann bei Schwangeren in den letzten 2 Schwangerschaftsmonaten routinemäßig mit dem 3. *Leopold'*schen Handgriff die Halsfurche des Feten aufsuchen. Man fühlt entweder den Kopf des Kindes über dem Becken ballotieren oder schon fest im Beckeneingang und kann wenige Zentimeter über der Symphyse eine Einsenkung tasten, die der Halsfurche des Kindes entspricht. Mit Hilfe des Ultraschall-Doppler-Gerätes wird in dieser Region nach Nabelschnurgeräuschen gefahndet. Durch mehrfaches Aufsetzen des Aufnehmers fährt man die Region ab, indem man ihn etwa 5 mal versetzt. Dies geschieht unter leichtem, langsamem Routieren. Bleibt das typische Geräusch der Nabelschnur aus, so kann man den Befund als negativ ansehen. Bei Nabelschnurumschlingung hört man an mehreren Punkten das typische Nabelschnurgeräusch in der gesamten Breite der Halsfurche. Häufig ist es aber nur in einem kurzen Streckenabschnitt oberhalb der Symphyse in der rechten oder linken Inguinalgegend wahrnehmbar. Der Aufnehmer wird dann tangiential zur Halsfurche aufgesetzt. Man hört ein ganz typisches Geräusch beim schrägen Anschneiden der Nabelschnurgefäße mit Ultraschall. Ist das Geräusch über die ganze Breite der Halsfurche zu hören, so kann man mit Sicherheit eine Umschlingung annehmen. Durch Kompression der Halsfurche kommt es zu einem Abfall der kindlichen Herztöne, die man nun mit dem Ultrasonokardiographen oder dem Pulsdedector über dem punctum maximum des Herzens aufnimmt. In jedem Verdachtsfall wird eine kardiotokographische Überwachung unter der Geburt durchgeführt.

Diese einfache Methode mit Hilfe des Ultraschall-Doppler-Gerätes läßt mit hoher Wahrscheinlichkeit eine Nabelschnurumschlingung voraussagen. Eine exakte Überwachung der Geburt läßt die Folgen dieses Zustandes erkennen. Kommt es zu variablen Dezelerationen bei vorausgesagter Nabelschnurumschlingung, so ist häufig ein operatives Eingreifen zur Rettung des Kindes notwendig (Abb. 50–53, 54, Tab. 3).

Tabelle 3. **Voraussage der Nabelschnurumschlingung**

400 Fälle

Diagnose vor der Geburt	**Bestätigung unter der Geburt**
Positiv	75% Nabelschnurumschlingung
	25% keine Umschlingung
Negativ	95% keine Umschlingung
	5% Nabelschnurumschlingung

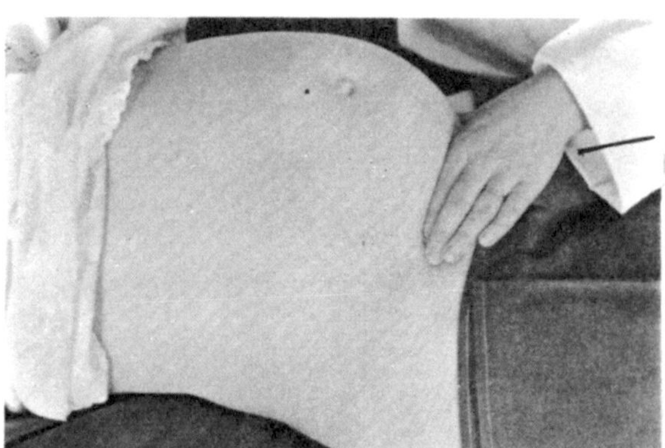

Abb. 50

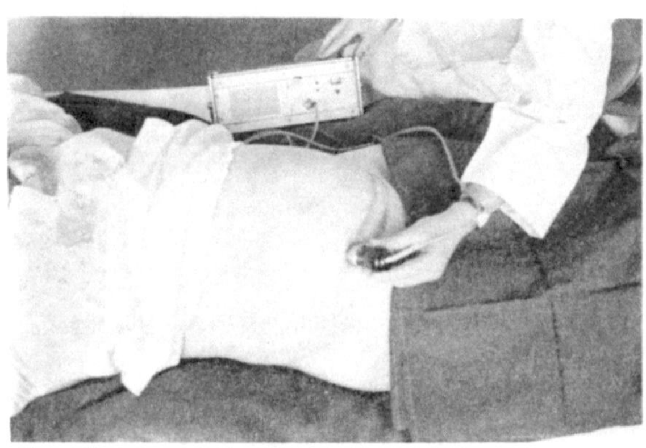

Abb. 51

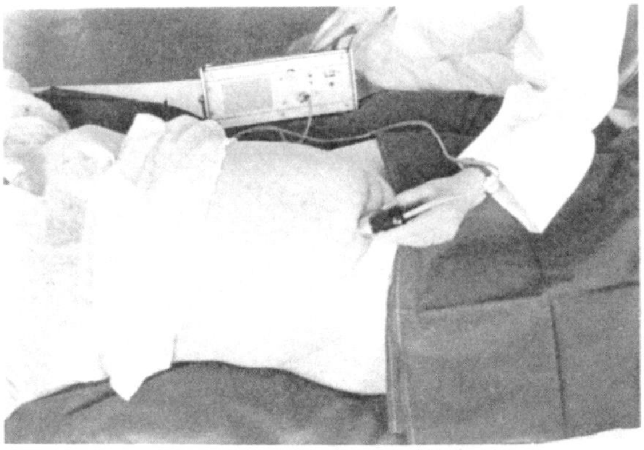

Abb. 52

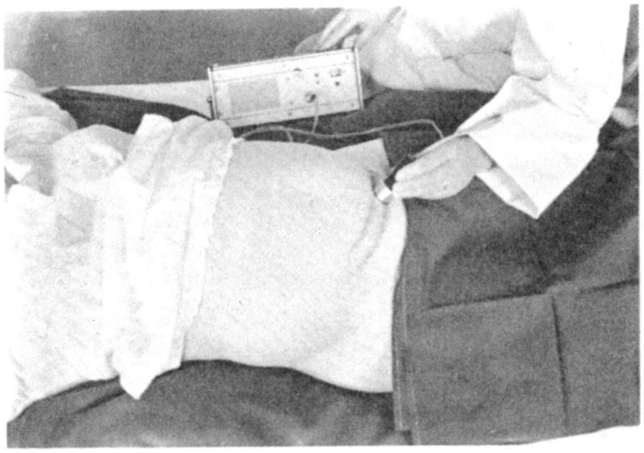

Abb. 53

Abb. 50–53. Voraussage der Nabelschnurumschlingung mit dem Ultraschall-Doppler-Gerät.
50: Aufsuchen der kindlichen Halsfurche,
51, 52, 53: Suchen nach Nabelschnurgeräuschen und tangentiale Kontrolle.

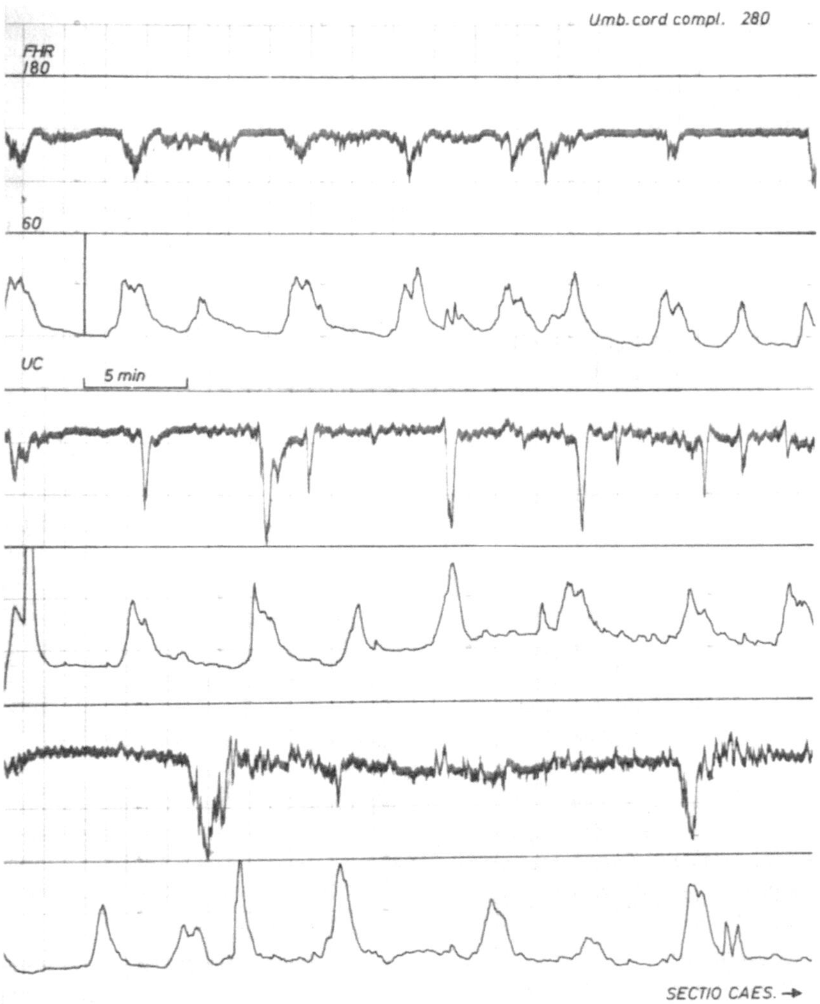

Abb. 54. Vorausgesagte Nabelschnurumschlingung. Während der Geburt zunächst „early" später „variable deceleration". Bei der Sectio caesarea 2 x Nabelschnur fest um den kindlichen Hals. „Nanocardüberwachung".

3.5 Zusammenfassung

Die Ultrasonokardio- und Tokographie bringt wesentliche Vorteile gegenüber anderen Überwachungsmethoden der fetalen Herzfrequenz. Das System läßt sich universal anwenden.

1. In der Schwangerenberatung zur einstündigen Überwachung der Mütter bei Verdacht auf eine Risikoschwangerschaft.
2. Auf den Stationen für präpartal hospitalisierte Mütter mit erhöhtem Geburtsrisiko, die nach einem Risikokatalog ausgewählt wurden.
3. Zur Überwachung unter der Geburt bei Risikofällen.
4. Zur klinischen Prüfung von Pharmaka vor und unter der Geburt.

Die Klassifizierung der fetalen Herzfrequenzmuster basiert auf Untersuchungen der Arbeitsgruppen um *Caldeyro-Barcia*, *Hon* und *Hammacher*. Danach unterscheidet man im wesentlichen folgende Beurteilungskriterien:

1. Die Basalfrequenz.
2. Die periodischen Frequenzschwankungen.
3. Die Kurzzeitschwankungen.

Die basale Herzfrequenz wird im Bereich zwischen 120 und 160 Schlägen/Minute als normokard, über 160 Schlägen/Minute als tachykard und unter 120 Schlägen/Minute als bradykard bezeichnet. Der Parameter Herzfrequenz allein läßt keine Aussage hinsichtlich einer eventuell vorliegenden pathologischen Situation des Feten zu. Für den Geburtshelfer ist es wichtig, Patientinnen, bei denen die kindliche Herzfrequenz außerhalb des normokarden Bereichs liegt, eingehend zu überwachen, um andere pathologische Veränderungen der übrigen Beurteilungsparameter rechtzeitig zu erfassen. Die Basalfrequenz wird von uns als Bandbreite angegeben, die die maximalen und minimalen Schwankungswerte um die mittlere Frequenz ausdrückt.

Bei den periodisch auftretenden Herzfrequenzänderungen unterscheidet man vorübergehende Anstiege oder Akzelerationen und vorübergehende Frequenzabfälle, die als Dezelerationen oder Dip bezeichnet werden. Verbleibt die basale Herzfrequenz nach einem Anstieg oder Abfall länger als 10 Minuten in dem neuen Bereich, wird die neue Frequenz als Basisfrequenz definiert.

Nach heute gültiger allgemeiner Ansicht haben vorübergehende Akzelerationen keine pathologische Bedeutung; sie kommen gehäuft bei Belastung der Mutter vor und werden vor allen Dingen vor Tragzeitende häufiger gesehen als direkt am Termin (A).

Die Dezelerationen werden in bezug zur Wehe in 3 Gruppen eingeteilt. Man unterscheidet den Dip_1, der auch als frühe Dezeleration bezeichnet wird, den Dip_2 oder die späte Dezeleration und den variablen Dip, bzw. die variable Dezeleration.

Der Dip_1 tritt wehensynchron auf und hält in der Regel nicht länger als 90 Sekunden an. Der Beginn der Dezeleration fällt zeitlich mit dem Wehenbeginn zusammen, während das Amplitudenmaximum fast synchron mit der Wehenakme erreicht wird. Die Amplitude kann von unterschiedlicher Größe sein. Anstiegs- und Abstiegsflanke des Dip_1 sind in der Regel relativ steil. Der Dip_1 wird von den meisten Untersuchern als Folge einer wehensynchron auftretenden Kompression des kindlichen Kopfes gedeutet und ist demzufolge nicht von pathologischer Bedeutung. Im fetalen Kardiogramm findet man ihn am häufigsten nach dem Blasensprung in der zweiten Hälfte der Eröffnungsperiode bzw. in der Austreibungsperiode (B).

Der Dip_2 tritt ebenfalls in zeitlicher Relation zur Wehe auf. Es besteht jedoch sowohl zwischen Wehenbeginn und Beginn der Dezeleration als auch zwischen Amplitudenmaximum und Wehenakme eine zeitliche Verschiebung von etwa 30–50 Sekunden. Die Abstiegs- und insbesondere die Anstiegsflanke des Dip_2 sind meistens weniger stark als bei Dip_1.

Dem typischen Dip_2 wird von allen Untersuchern eine pathologische Bedeutung beigemessen. Nach *Caldeyro-Barcia* ist in Fällen, bei denen das fetale Kardiogramm einer ganzen Geburt mehr als 20 Dip_2 aufweist und die Summe der Abfälle 600 beats überschreitet, mit der Geburt eines deprimierten Neugeborenen zu rechnen. Treten typische Dip_2 im Verlauf einer schon vorhandenen Tachykardie auf, muß mit einer pathologischen Situation gerechnet werden. Die Ursache des Dip_2 wird in einer Hypoxie des Feten als Folge einer Mangeldurchblutung, die unterschiedlicher Genese sein kann, gesehen (C).

Variable Dip stehen im Gegensatz zu den Dip_1 und Dip_2 nicht in einer zeitlichen Relation zu den Wehen. Ebenso können Amplitude und Dauer des variablen Dip völlig unterschiedlich sein. Als Ursache des variablen Dip wird eine Nabelschnurkomplikation vermutet.

Bei einer Nabelschnurumschlingung um den Hals kann die Diagnose durch Aufsuchen der Nabelschnur mit einem Ultraschallmonitor im Halsbereich verifiziert werden. Es ist auch möglich durch manuellen Druck in der Halsfurche ausgeprägte Dip zu provozieren, wenn die Nabelschnur vorliegt. Variable Dip geben Anlaß zu besonderer Aufmerksamkeit. Tritt eine Veränderung des Kardiogramms im Sinne deutlicher Dip_2 auf, muß eine Geburtsbeendigung angestrebt werden. Die Beurteilung variabler Dip ist für den Geburtshelfer besonders schwierig. Kann eine eindeutige Interpretation nicht erfolgen, muß der Status des Feten durch eine Mikroblutanalyse verifiziert werden, wenn die Blase gesprungen ist (D).

Das 3. Beurteilungskriterium, die sog. Kurzzeitschwankungen oder Oszillationen sind z. Zt. noch Gegenstand wissenschaftlicher Diskussionen. Von *Caldeyro-Barcia* wird angegeben, daß kurzzeitige Frequenzänderungen in einem Bereich zwischen 3–5 Schl./Min., die in Perioden von 2–8/Min. auftreten, die Norm darstellen. Die pathologische Bedeutung bei Änderungen der Kurzzeitschwankungen wird von *Caldeyro-Barcia* ebenso wie von *Hon* nicht näher erläutert. *Hammacher* hingegen mißt den Änderungen der Kurzzeitschwankungen eine wesentliche Bedeutung zu. Er unterscheidet 4 Typen:

1. Der saltatorische Verlauf – Kurzzeitschwankungen über 25 Schl./Min.
2. Der undulatorische Verlauf – Kurzzeitschwankungen zwischen 10 und 25 Schl./Min.
3. Der eingeengt undulatorische Verlauf – Kurzzeitschwankungen zwischen 5 und 10 Schl./Min.
4. Der silent Verlauf – Kurzzeitschwankungen unter 5 Schl./Min.

Physiologisch ist nach *Hammacher* die undulatorische Herzfrequenz. Die saltatorische Herzfrequenz gilt als Zeichen erhöhter Anforderung an das autonome Nervensystem des Feten. Eingeengt undulatorische und silente Herzfrequenz ist nach *Hammacher* pathologisch zu werten. Ausgeschlossen werden muß, daß der Fet ruht oder die Einwirkung von Tranquilizern und anderen Pharmaka auf das zentrale Nervensystem vorliegt.

Während die klinische Signifikanz der periodisch auftretenden Herzfrequenzabfälle durch den Nachweis entsprechender Änderungen des Säurebasenstatus statisch belegt werden konnte, liegen entsprechende Befunde hinsichtlich der Bedeutung der Kurzzeitschwankungen bisher noch nicht vor. Es steht fest, daß bei Spätgestosen die eingeengt undulatorische und silente Herzfrequenz häufig beobachtet werden kann. Eine diagnostische Abklärung sollte in entsprechenden Fällen durch eine Mikroblutanalyse erfolgen.

Die Beobachtung eines stabilen und gleichbleibenden Herzrhytmus bestätigt einen guten Zustand des Feten. Bei Überwachung ante partum werden häufig auch Braxton-Hicks-Kontraktionen registriert und der Einfluß dieser auf die fetale Herzfrequenz beobachtet. Zeigt sich während der Kontraktion eine Änderung des Herzrhythmus, ist es bisher noch sehr schwierig, aus dieser Beobachtung eine klare Diagnose zu stellen. Die Herzrhythmusänderung ist nur als ein Zeichen aufzufassen, das wertvoll ist, da es andere Untersuchungen veranlassen kann. Es werden funktionelle Tests, wie die Oxytocin-Belastung, oder eine mechanische Belastung der Mutter durch Arbeit mit dem Fahrradergometer oder dem Treppentest, durchgeführt. Sie können weitere Hinweise auf den Zustand des Feten geben, lassen aber nur in Zusammenhang mit anderen Befunden eine Diagnose zu. Unter der Geburt können die Blutgasanalysen zusätzlich wertvolle Informationen liefern. Die Indikationen zu diesen Untersuchungen gibt der Verlauf der Herzfrequenzkurve.

Informationen, die aus der Aufzeichnung des Herzrhythmus gewonen werden, sind relativ subjektiv und das Resultat einer visuellen Analyse. Sie sind in erster Linie qualitativ, da sie aus einer Analogrepräsentation der Rhythmuskurve entstanden sind. Man bemüht sich heute um objektivere quantitative Informationen. Die Bemühungen konzentrieren sich auf eine automatische Errechnung dieser Informationen. Von *Sureau* werden zwei Parametern dabei besondere Bedeutung beigemessen:

1. Der chronologischen Beziehung des Abfalls der fetalen Herzfrequenz zur Wehe
2. Der Stabilität bzw. Instabilität des Herzrhythmus von Schlag zu Schlag

Nach der klassischen ätiologischen Einteilung von *Caldeyro-Barcia* und *Hon*, über die z. Zt. noch diskutiert wird, sind frühe Abfälle (early deceleration) durch Schädelkompressionen entstanden und sollen physiologisch sein gegenüber späten Dezelerationen, die vermutlich durch eine Plazentainsuffizienz entstanden sind. Die variablen Dezelerationen sollen durch eine Nabelschnurkompression entstanden sein. *Sureau* zweifelt die Interpretation an, weil sie in Wirklichkeit rein theoretischer Natur sei: Wenn der Dip_1-Typ (early deceleration) direkt und ausschließlich durch die Schädelkompression entstünde, ist ihre Seltenheit schwer verständlich. Die variablen Verlangsamungen sind nicht als charakteristisch für eine Nabelschnurkompression anzusehen, weil sie nur in höchstens der Hälfte der Fälle bei Nabelschnurumschlingung gefunden werden. Nach seinen Befunden geht bei einem Drittel der Fälle die frühe Verlangsamung häufig mit einer Azidose einher, während späte Verlangsamungen bei etwa einem Drittel der Fälle nicht von einer Azidose begleitet werden. *Sureau* schlägt daher vor, das Flächenintegral aller Dezelerationen in Beziehung zur Uterusaktivität zu setzen und dieses rechnerisch schon während der Überwachung zu erfassen.

Der Kurzzeitschwankung, ein instabiler Verlauf der Herzrhythmuskurve von unterschiedlicher Dauer der aufeinanderfolgenden Herzaktionsperioden, wird von einigen Autoren eine große Bedeutung begemessen. Man fordert daher von der Kardiographie eine instantane oder beat-to-beat-Registrierung der Signale. *Sureau* bestimmt Herzschlag für Herzschlag die Differenz zwischen der Zeitdauer eines Intervalles und dem vorhergehenden und konstruiert auf diese Weise eine Kurve, die die Summe dieser Differenzen beinhaltet und als Zahl in der Zeiteinheit ausdrückt.

Eine instantane oder beat-to-beat-Registrierung ist entgegen anders lautender Meinungen auch beim Ultraschall technisch möglich. Die Triggerunsicherheit beträgt ca. 2%. Eine Dämpfung mit einer Zeitkonstanten von 0,3 sec im *Sonicaid*-Gerät FM_2 ist bei Papiervorschüben bis zu 4 cm/Min. ohne Bedeutung für das Meßergebnis. Bis heute konnte mit anderen Methoden noch nicht nachgewiesen werden, daß feine Oszillationen eine pathologische Bedeutung haben, während grobe Veränderungen der Herzfrequenz diese besitzen. Für die Auflösung der feinen Oszillationen für die visuelle Diagnostik wird eine Papiergeschwindigkeit von mindestens 5 cm/Min. benötigt. Es müssen zudem sehr empfindliche Schreiber eingesetzt werden. Diese sind in Zentren, die sich speziell mit derartigen Untersuchungen beschäftigen, sicherlich vorhanden. In der Praxis läßt sich bei einem Papiervorschub von 1 cm/Min. auch jederzeit ein silenter Verlaufstyp von anderen Oszillationstypen gut unterscheiden.

Der Doppler-Ultraschall in der geburtshilflichen Diagnostik hat eine neue Etappe der präpartalen und der partalen Überwachung des Feten eingeleitet. Es werden viele Informationen gewonnen, die bei der visuellen Auswertung gar nicht alle zu erfassen sind. Die moderne Auswertung erfordert die Nutzbarmachung elektronischer Mittel zur automatischen Berechnung. Inzwischen ist vielerorts mit der Entwicklung derartiger Rechner begonnen worden. Es werden verschiedene Wege beschritten, um dem Geburtshelfer alle Informationen, die aus der Ultraschalldauerüberwachung des fetalen Herzens zu gewinnen sind, nutzbar zu machen.

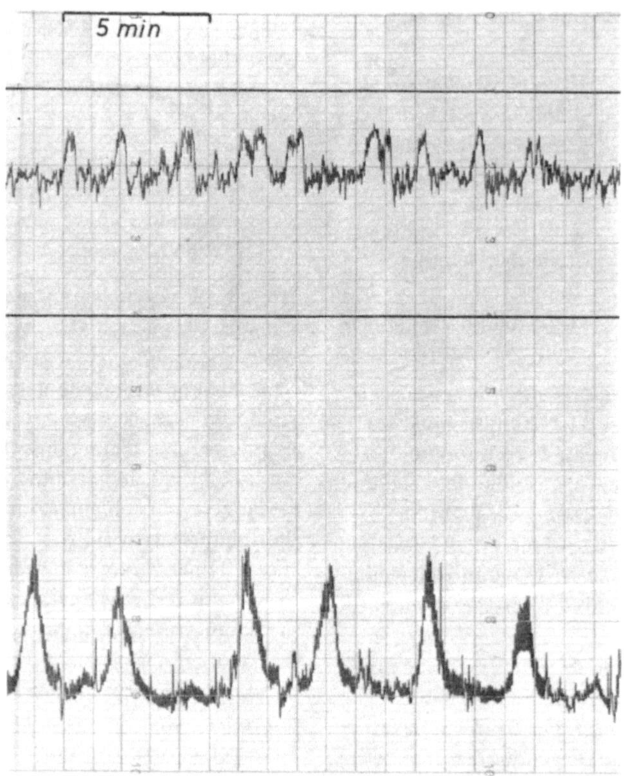

A

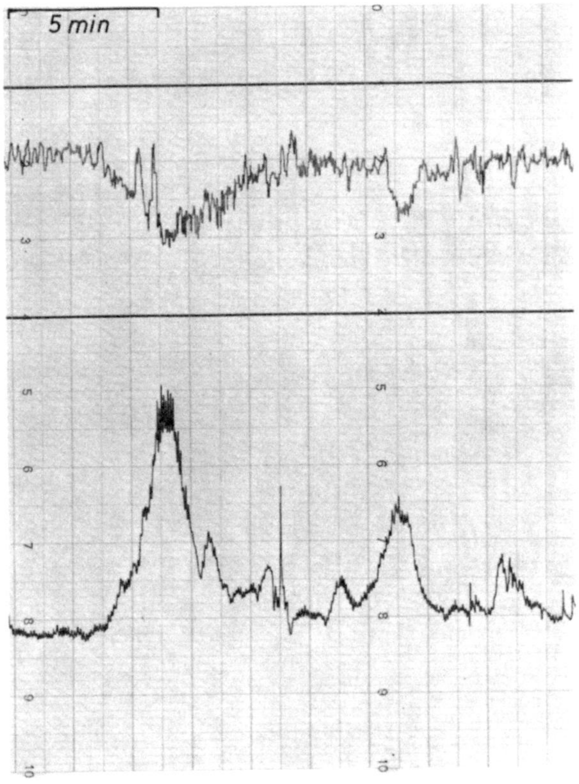

B

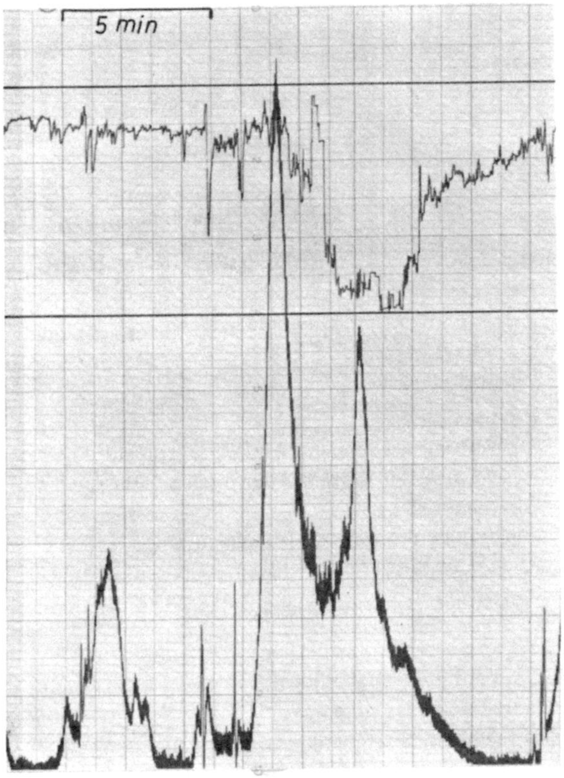

C

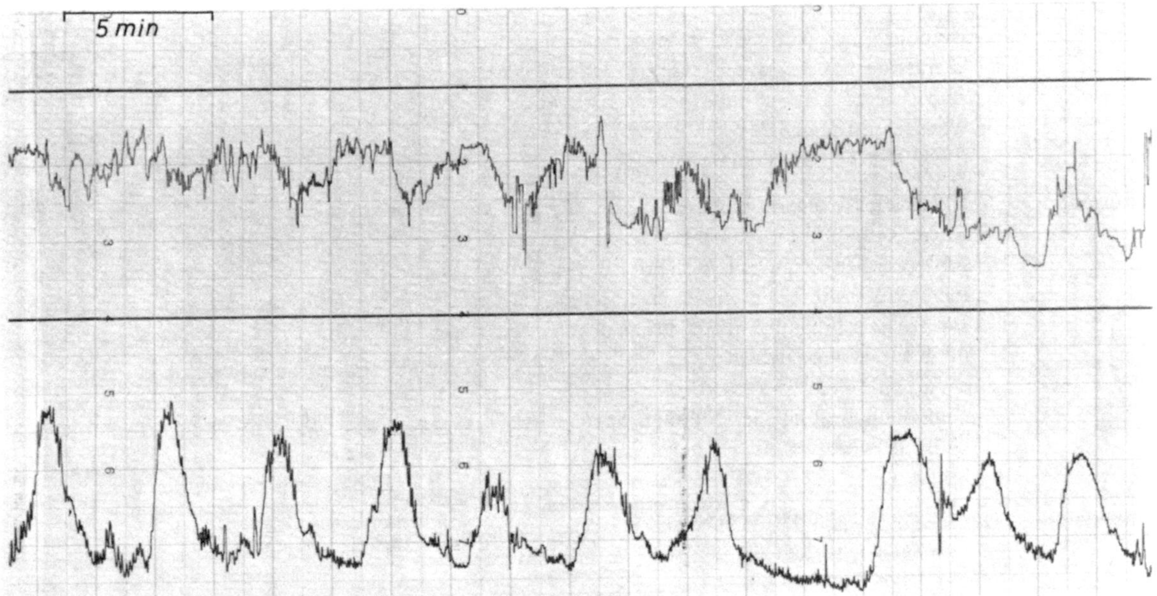

D

4.1 Klinik der Ultrasonokardiographie und Tokographie (Physiologie, Pathologie und klinische Pharmakologie)

Anleitung zum Kurvenlesen

1. Technische Probleme
2. Uterusaktivität
3. Auswertung der fetalen Herzfrequenzmuster
4. Auswertung der Basislinie der fetalen Herzfrequenz
5. Oxytocin-Effekt
6. Pharmakawirkungen – Wehenhemmung
7. Parazervikalblockade
8. Risikofälle

4.1.1 Technische Probleme

Die Anamesen dieser Patientinnen sind nicht angegeben, da diese Kurven vielmehr der Demonstration technischer Probleme dienen.

Fragen:

1. Wodurch unterscheidet sich die FHF-Schreibung am Anfang und Ende in Kurve A?
2. Worauf ist der Tonusanstieg der Uterusaktivität in Kurve B zurückzuführen?
3. Wodurch unterscheidet sich Kurve C von den beiden anderen Kurven?

Antworten:

1. Die Artefakte am Anfang von Kurve A sind durch schlechtes Auflegen des Ultraschall-Aufnehmers verursacht.
2. Die Wehenschreibung wurde auf die Nullinie abgeglichen.
3. Störungsfreier FHF-Verlauf – Ruhetonus liegt auf der Nullinie. – Gutes Anlegen der Aufnehmerköpfe.

Bermerkung: Optimales Anlegen der Aufnehmer ist von großer Wichtigkeit für den Aussagewert der Kurven.

(Abb. 55 a, b, c).

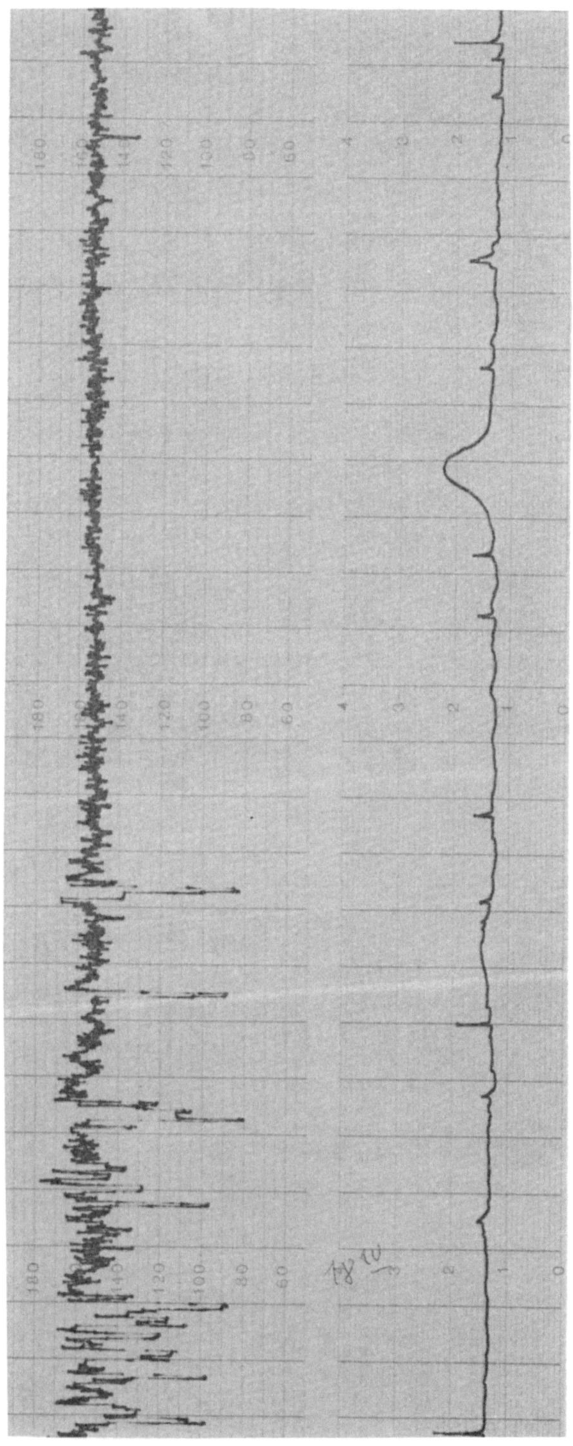

Abb. 55 a

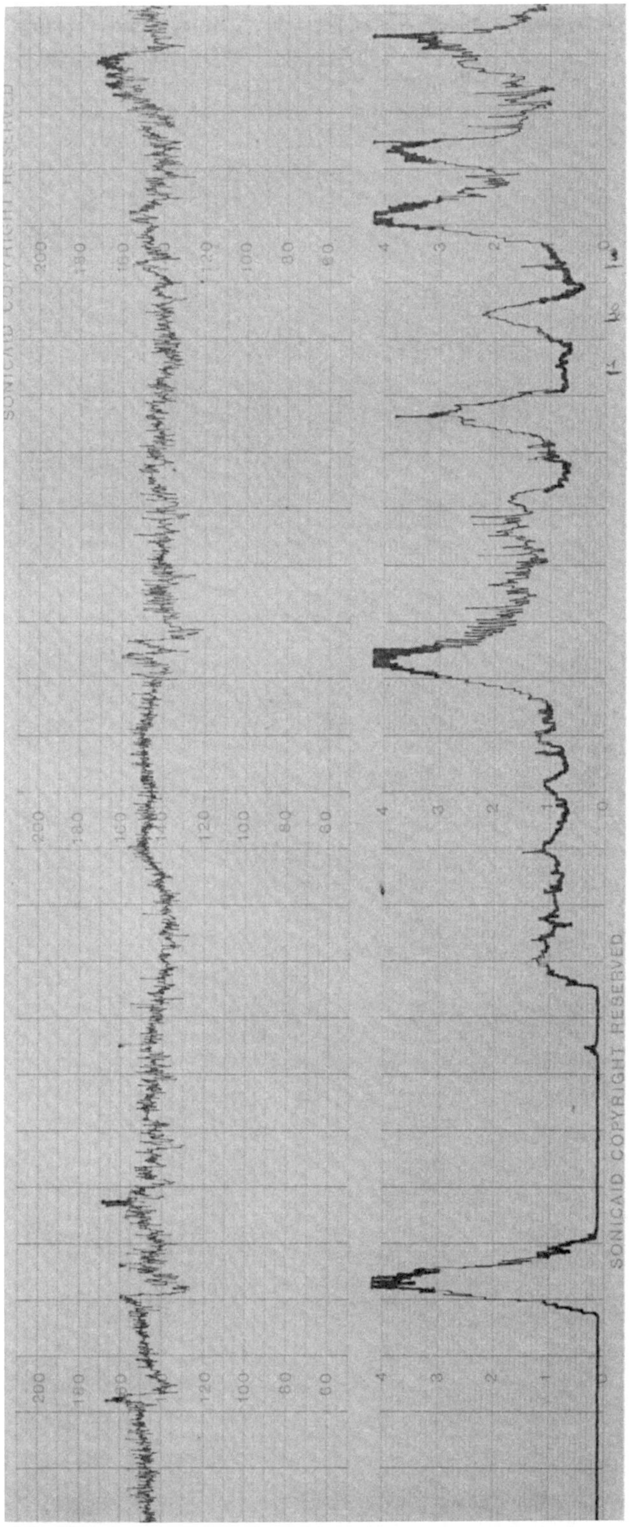

Abb. 55 b

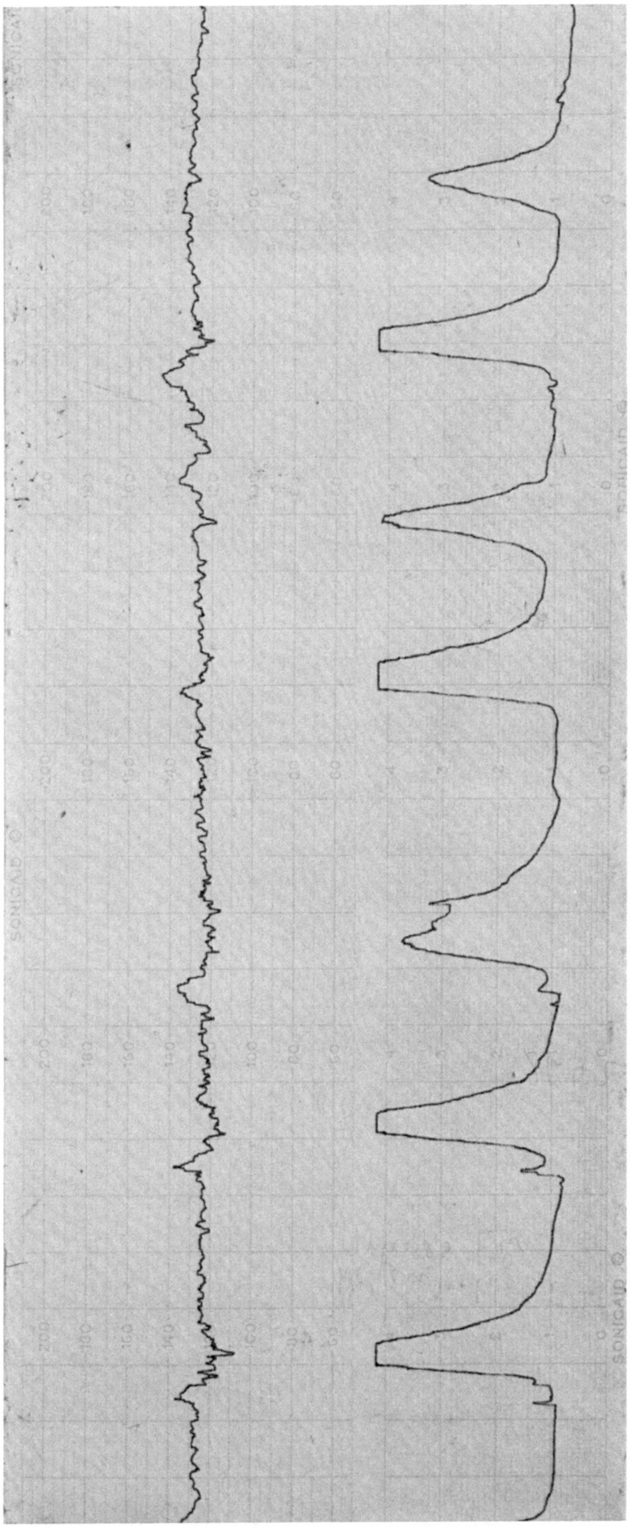

Abb. 55 c

4.1.2 Uterusaktivität

Frage: Beschreibe die Uterusaktivität in Kurve A, B, C und D.

Antwort: A: Basisaktivität.
B: Vorwehen.
C: Eröffnungswehen.
D: Presswehen.

Bemerkung: In Kurve D reichlich Störungen! Das Ableiten der fetalen Herzfrequenz mittels EKG (Kopfschwartenelektrode) hätte hier bessere Kurven ermöglicht.

(Abb. 56 a, b, c, d).

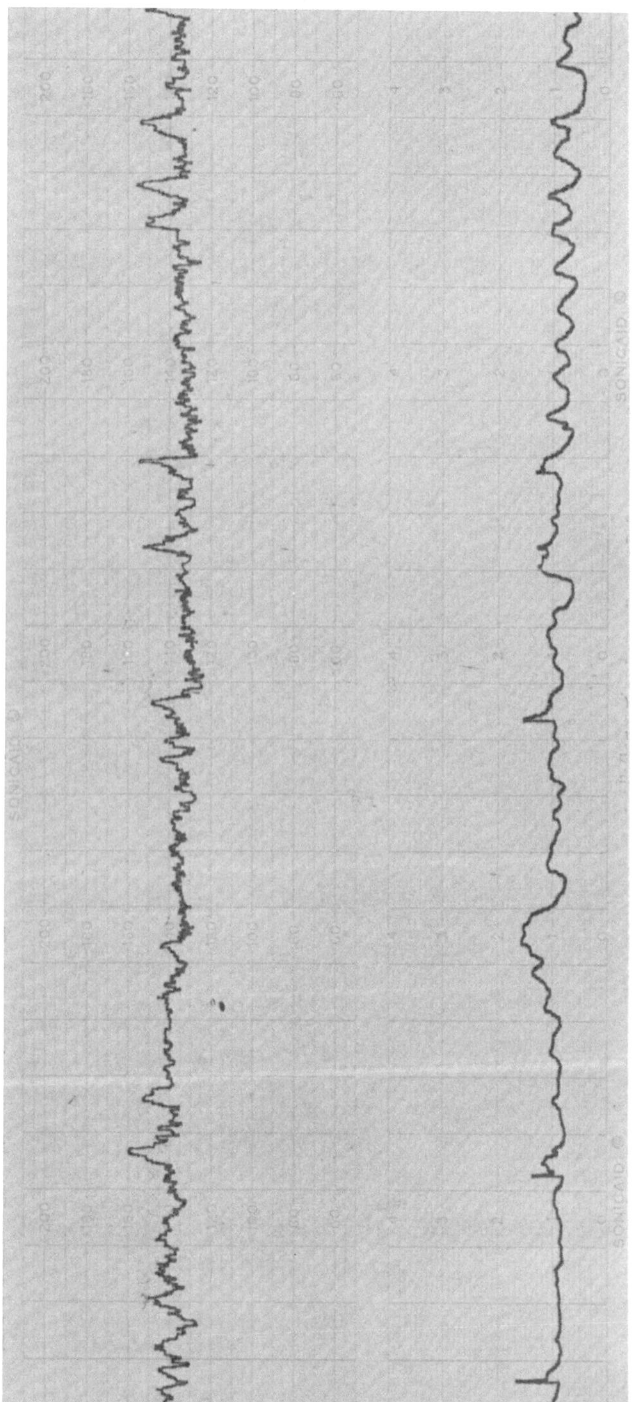

Abb. 56 a

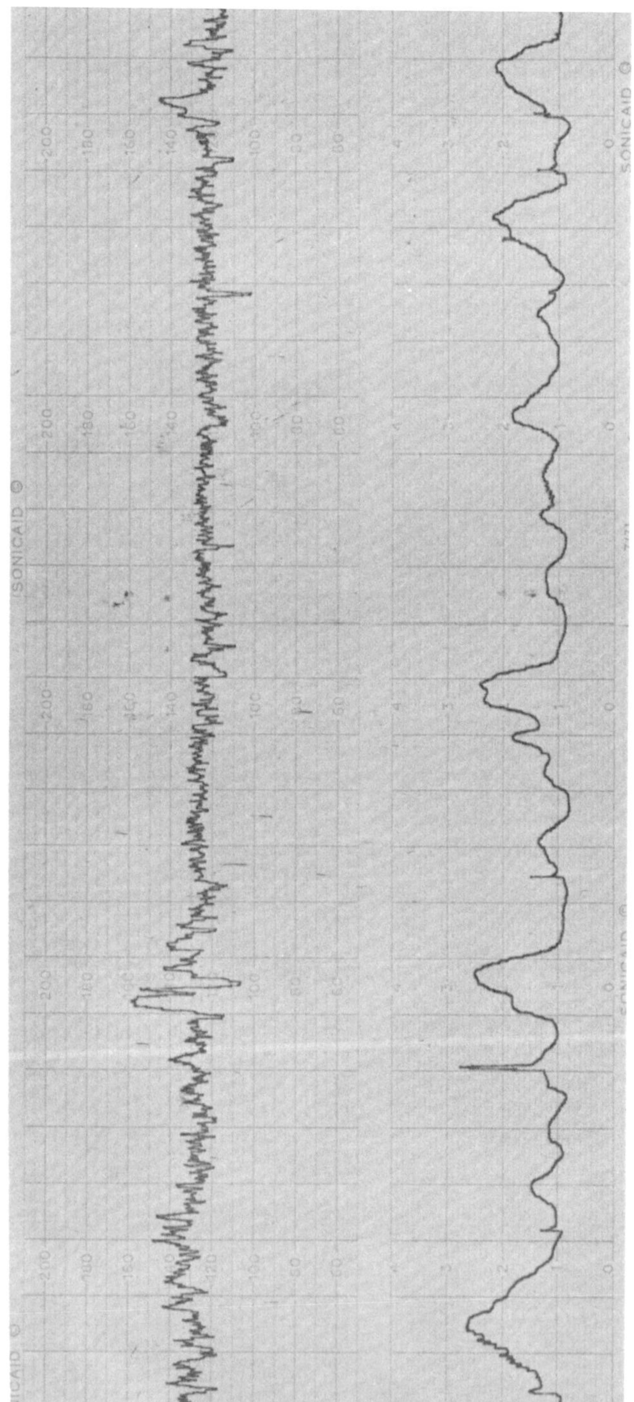

Abb. 56 b

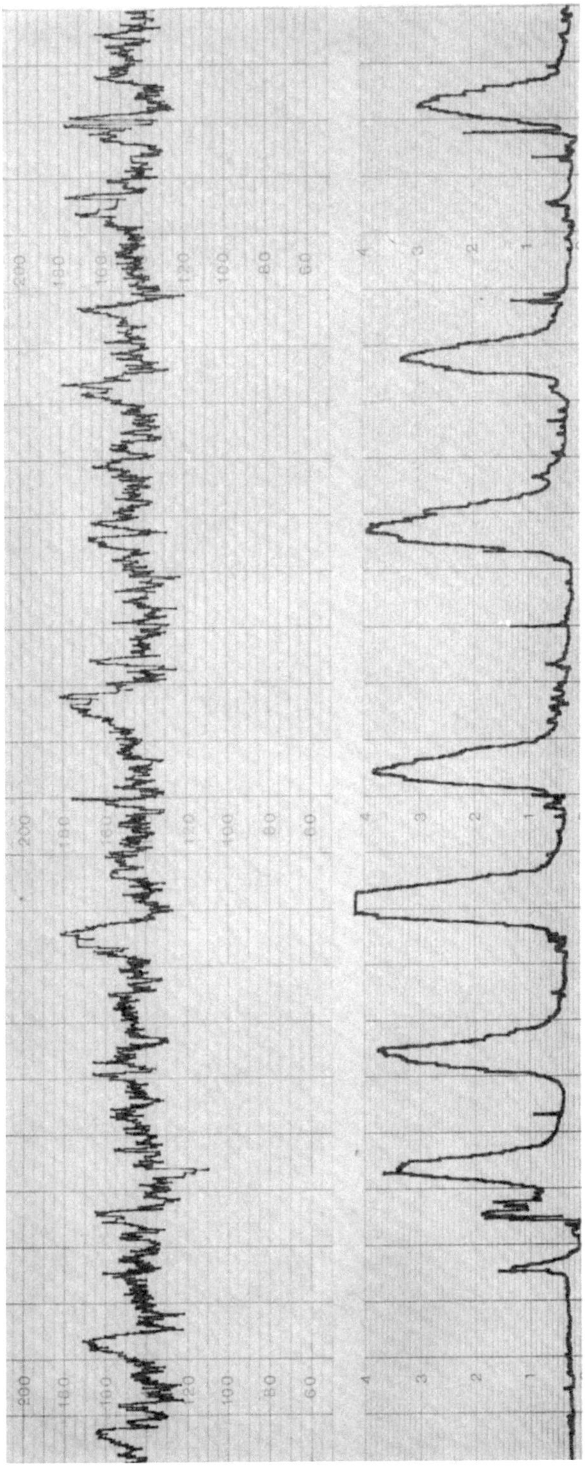

Abb. 56 c

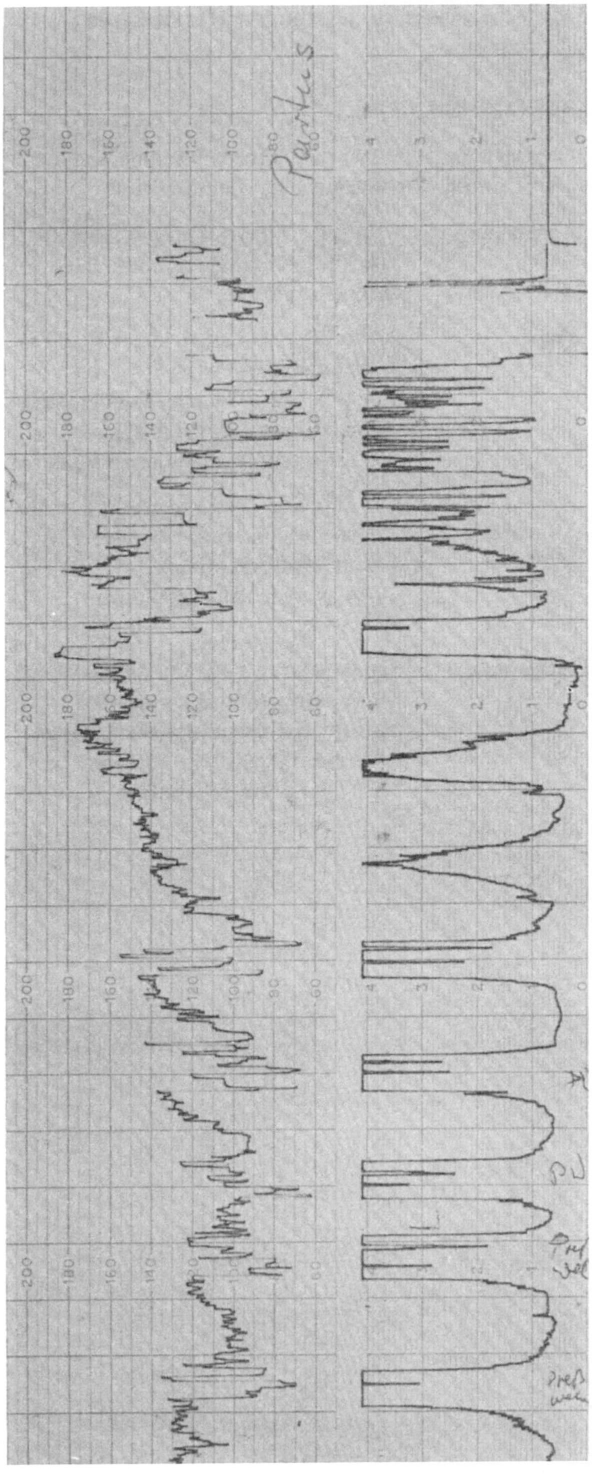

Abb. 56 d

4.1.3 Auswertung der fetalen Herzfrequenzmuster

B.S. 16.07.41 Tri.

Zur Demonstration von periodischen Veränderungen der FHF und Überwachung der Uterusaktivität.

Anamnese: 30-jährige II-para, II-gravida. Präpartale Hospitalisation am mutmaßlichen Tragzeitende.

Fragen:
1. Wo liegt die Basislinie der FHF in dieser Kurve?
2. Was für periodische Veränderungen zeigt dieser FHF-Verlauf?
3. Tritt diese Veränderung mit jeder Wehe auf?

Antworten:
1. Die Basislinie liegt zwischen 120 und 140 Schläge/Min.
2. Ausgeprägte Akzelerationen.
3. Ja.

Bemerkung: Spontanpartus 3 Tage nachdem diese Kurve aufgenommen wurde. Das lebensfrische männliche Neugeborene hatte einen Apgar von 10, wog 3570 g und war 50 cm lang.

(Abb. 57).

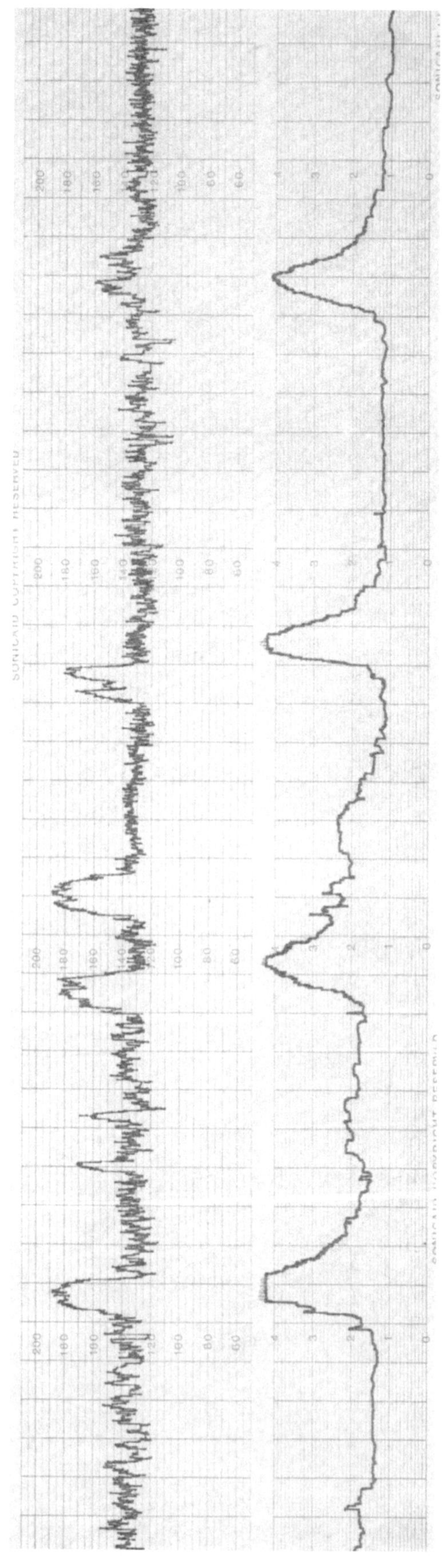

Abb. 57

M.M. 10.08.50 San.

Anamnese: 21-jährige I-para, IV-gravida. Präpartale Hospitalisation wegen vorzeitiger Wehentätigkeit in der 28. Schwangerschaftswoche. Mit einem Tokolytikum Berotec (Th 1165a) gelang es sofort, die Wehentätigkeit zu hemmen. Entlassung nach einer Woche mit intakter Gravidität. Wiederaufnahme am errechneten Geburtstermin, wobei folgende Kurven 1 Tag ante partum registriert wurden.

Fragen:

1. Was ist besonders auffällig beim FHF-Verlauf in Kurve A?
2. Welche Art von Dezelerationen treten in Kurve A und C auf?
3. Wodurch unterscheidet sich der FHF-Verlauf in A und C von B?
4. Bei welchen von den 3 Kurven liegt der tiefste Abfall der FHF und wie niedrig ist er?

Antworten:

1. Eine ruhige, etwas erhöhte Basislinie mit einer Frequenz von 170 Schläge/Min. („silent" Verlauf, welcher am Anfang und Ende dieser Kurve von Dezelerationen begleitet ist).
2. Deutliche "late deceleration".
3. Trotz gleichstarker Wehen (s. A und C) kommt es nur zu geringen Abfällen der FHF in Kurve B.
4. In Kurve C liegt der tiefste Abfall der FHF bei 90 Schläge/Min.

Bemerkung: Die Fruchtblase wurde gleich gesprengt, reichlich grünes Fruchtwasser. Indikation zur Vakuumextraktion wegen "late deceleration". Partus eines zunächst asphyktischen, männlichen Neugeborenen, erholt sich jedoch sehr schnell nach Reanimation. Apgar 3 nach 1 Min., 6 nach 5 Min., 8 nach 10 Min. 3210 g, 52 cm. (Plazentarinfarkte)

(Abb. 58 a, b, c).

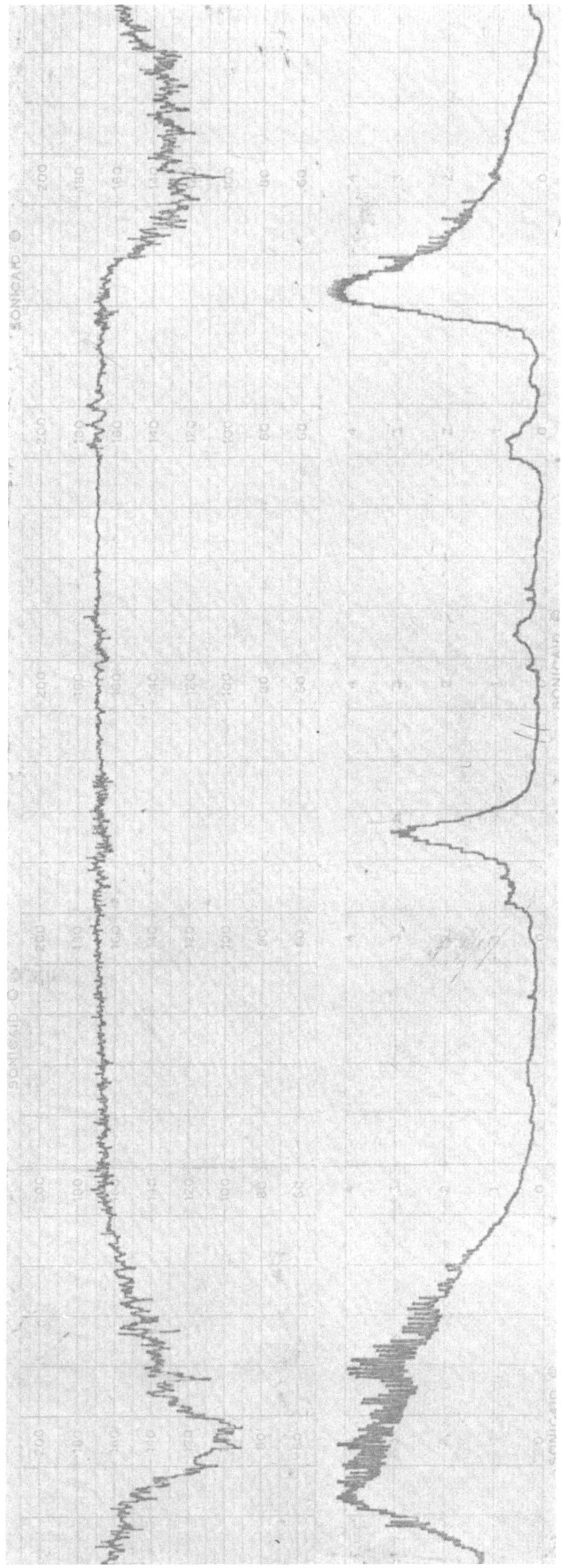

Abb. 58 a

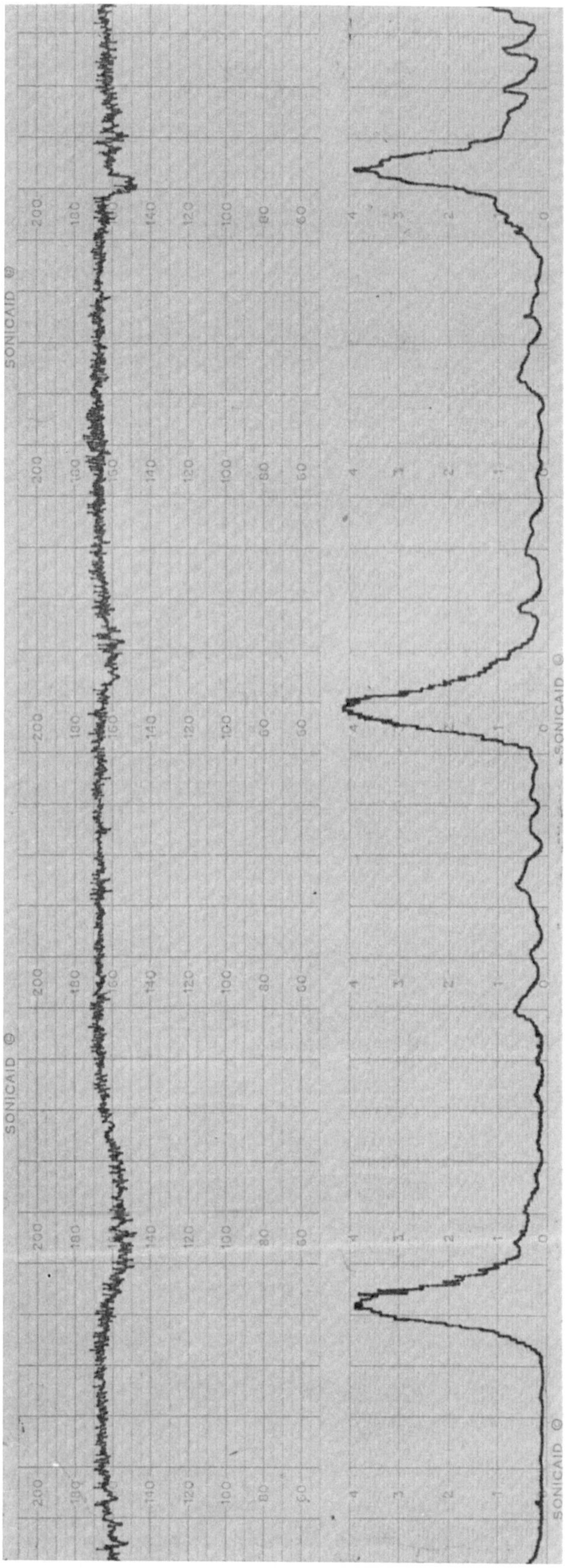

Abb. 58 b

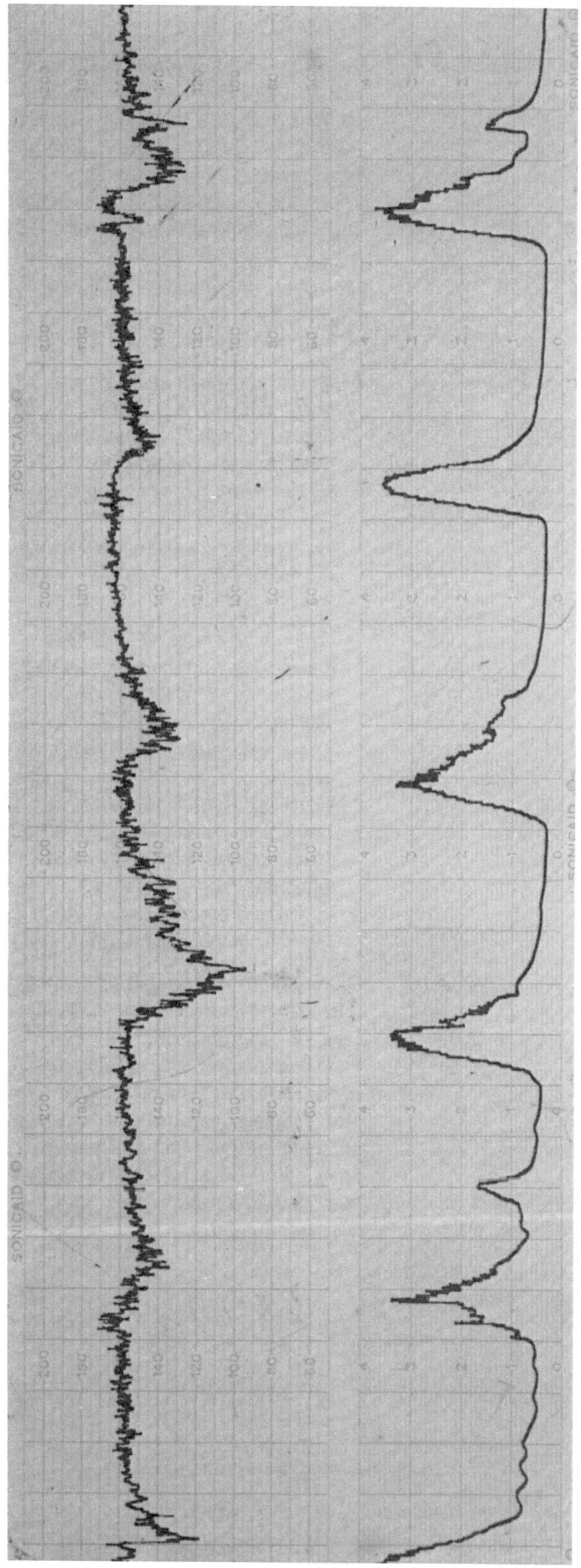

Abb. 58 c

M. J. 31.08.42 Mas.

Anamnese: 29-jährige II-para, IV-gravida kommt in der 38. Schwangerschaftswoche wegen Rh-Inkompatibilität zur präpartalen Hospitalisation. Bei einer Amniozentese zeigte sich gelbliches Fruchtwasser.

Fragen:

1. Welches Herzfrequenzmuster erkennt man in Kurve A?
2. Welche Arten von Dezelerationen findet man auf diesen Kurven?
3. Welche Diagnose ist aufgrund dieser Kurven nicht auszuschließen?

Antworten:

1. Undulatorischer Verlauf, geht in eingeengt undulatorischen Verlauf über.
2. In Kurve B und C, „Dip_2" late deceleration. In Kurve E und am Anfang von Kurve D „Dip_1 und Dip_2" variable decleration.
3. Variable decleration lassen eine Nabelschnurumschlingung vermuten, durch Untersuchung mit dem Doppler-Pulsdetector vorausgesagt.

Bemerkung: Am Anschluß von Kurve E wurde aufgrund der starken und lang anhaltenden Dezeleration eine Sectio durchgeführt.
Es handelt sich um ein 2 730 g schweres und 48 cm langes weibliches Neugeborenes. Das Fruchtwasser war mekoniumhaltig. Nabelschnur einmal fest um den Hals. Das anfangs asphyktische Neugeborene hatte nach 1 Min. einen Apgarwert von 3. Das Kind erholte sich jedoch nach Intubation und O_2-Gabe. Es wurde mit einem Apgarwert von 10 in die Kinderklinik verlegt.

(Abb. 59 a, b, c, d, e).

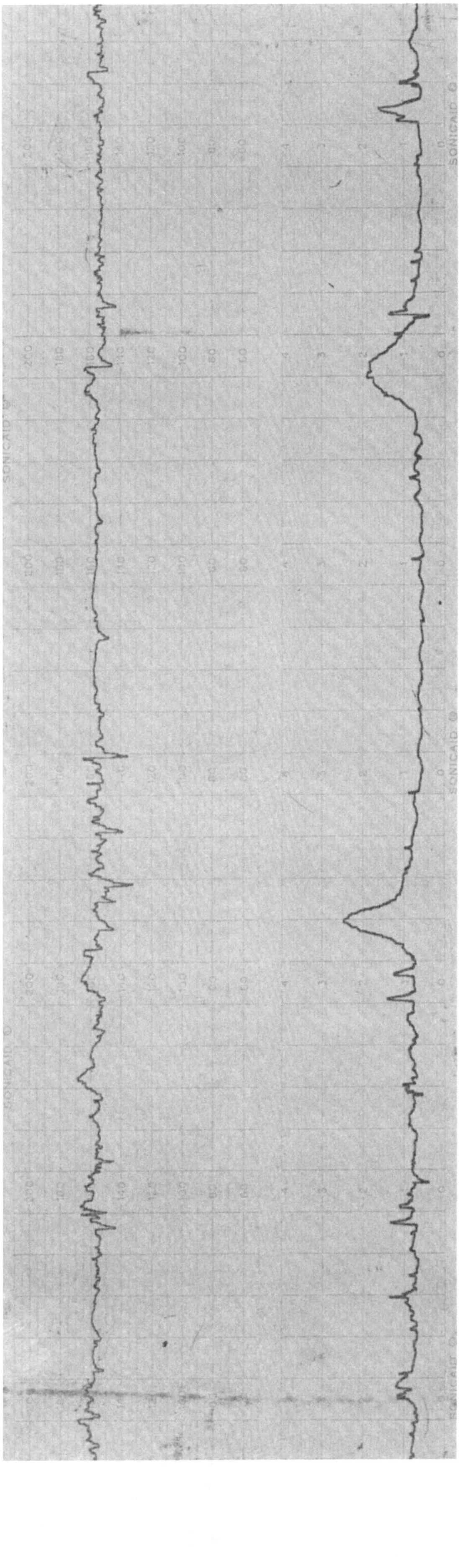

Abb. 59 a

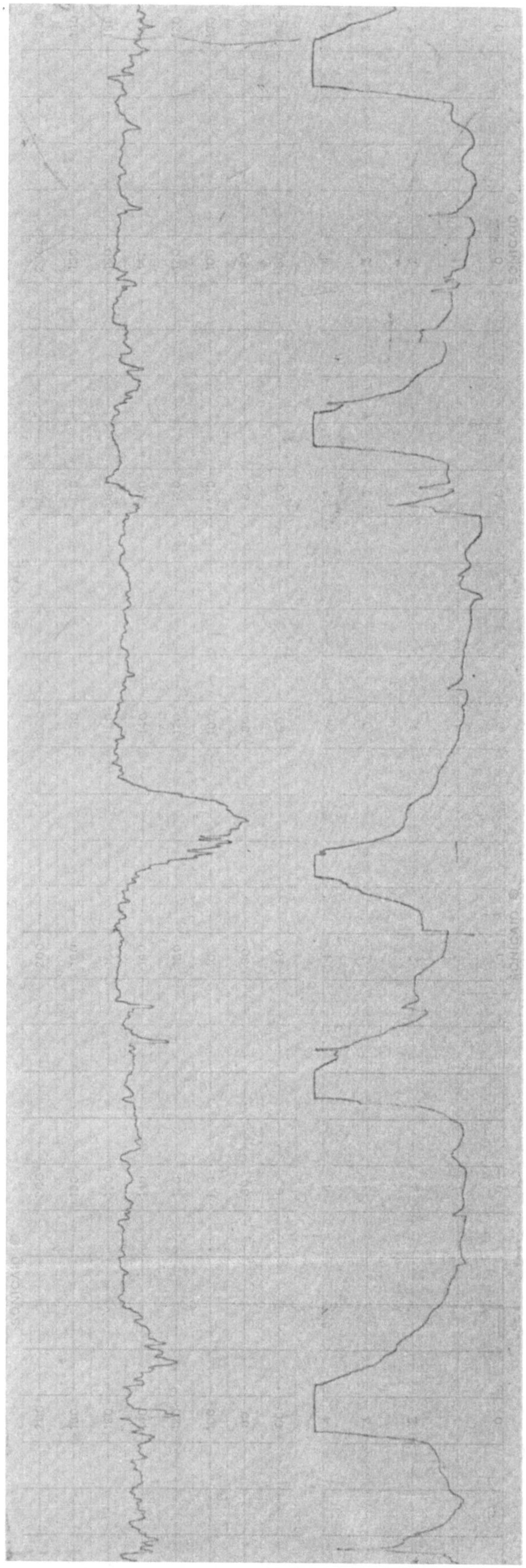

Abb. 59 b

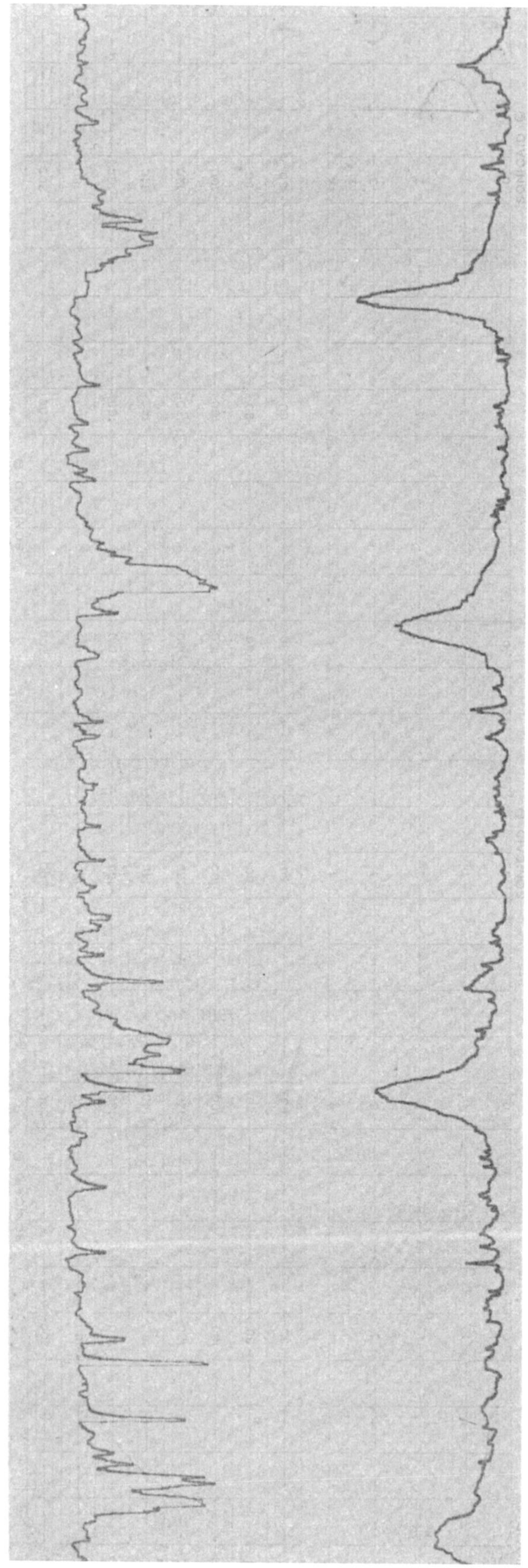

Abb. 59 c

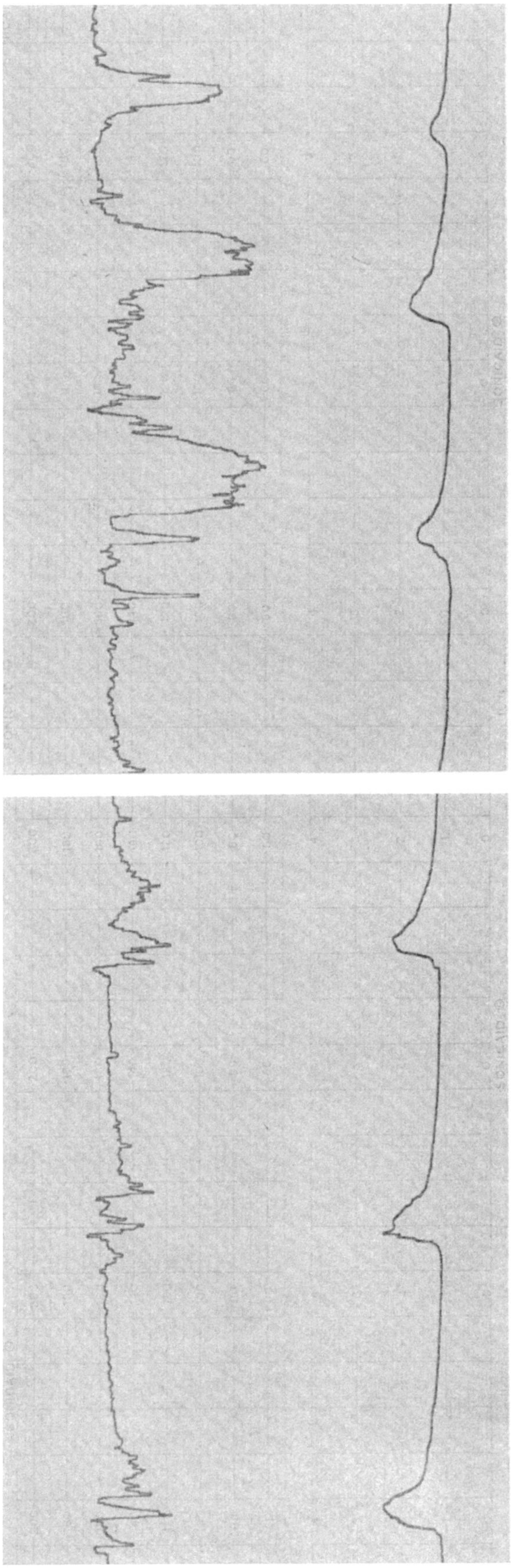

Abb. 59 d

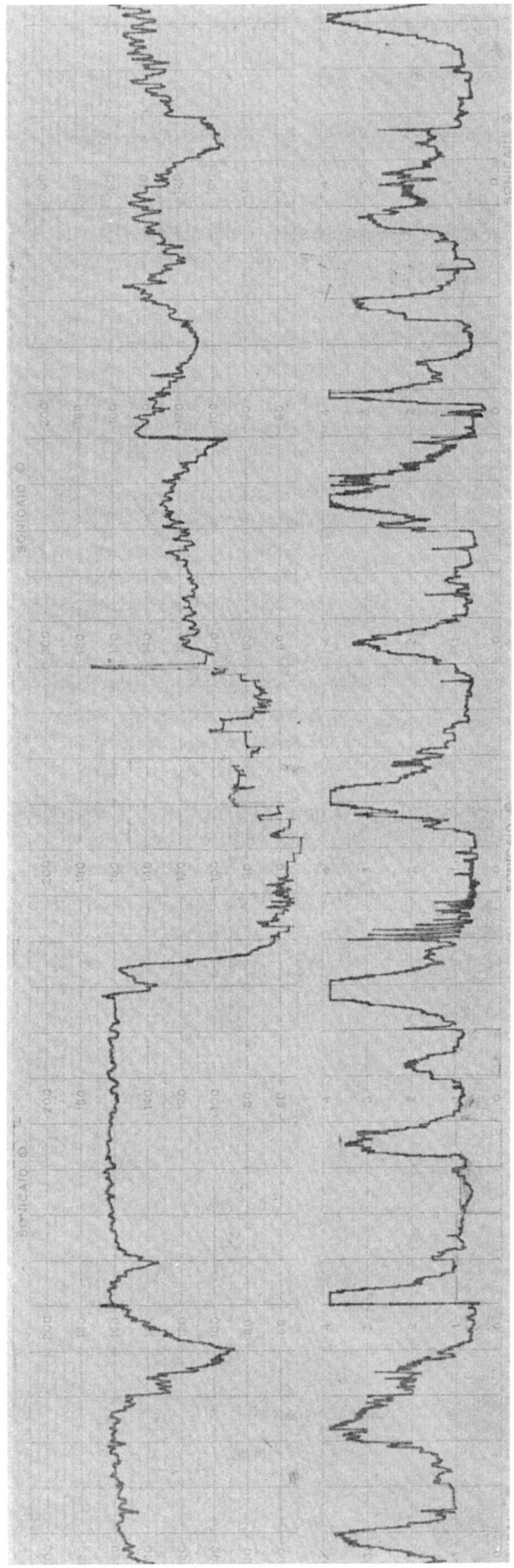

Abb. 59 e

4.1.4 Auswertung der Basislinie der FHF

Sch. G. 17.02.42 Lux.

Anamnese: 29-jährige IV-parva am errechneten Geburtstermin mit Wehen.

Fragen:

1. Wie ist die Bandbreite am Anfang und Ende dieser Kurve?
2. Was könnte diese Veränderung hervorrufen?
3. Auf was ist der „Tonusanstieg" in der Wehenschreibung zurückzuführen?
4. Ist während dieses Tonusanstieges eine Veränderung in der FHF-Schreibung zu bemerken?

Antworten:

1. Bandbreite am Anfang = 5–10 Schläge pro Min.
   am Ende = 15–20 Schläge pro Min.
2. Der anscheinend schlafende Fet wird durch die Lageänderung der Mutter geweckt.
3. Auf die Seitenlagerung der Mutter.
4. Ja. – Während Seitenlage liegt die Bandbreite bei 40 Schläge/Min. Bei erneuter Lageänderung – Schwankungen im Normbereich.

Bemerkung: 2 Tage nach Registrierung dieser Kurve – Spontanpartus eines lebensfrischen männlichen Neugeborenen – 2800 g, 47 cm.

(Abb. 60).

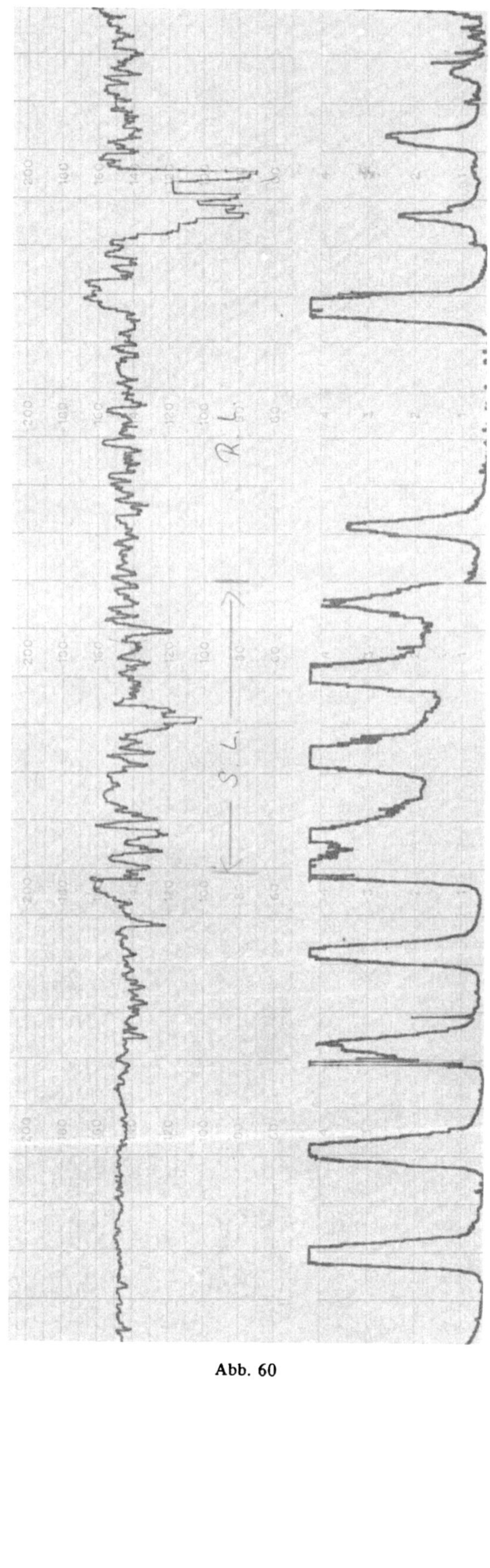

Abb. 60

M.R. 01.06.44 Pig.

Anamnese: 27-jährige I-para, II-gravida. Präpartale Hospitalisation am Tragzeitende. Blasensprengung am Tag dieser USCTG: Fruchtwasser bräunlich-grün.

Fragen:

1. Beurteile die FHF-Schreibung in A, B und C.
2. Welche Art von Wehen erkennt man in Kurve A und B?
3. Wie beschreibt man den Zustand des Feten aufgrund der FHF-Schreibung?

Antworten:

1. Kurve A:
   Verhältnismäßig gut. Schwankungen im Normbereich.
   Kurve B:
   „Silent" Verlauf, periodische Akzelerationen mit leichten Dezelerationen.
   Kurve C:
   Leichte Akzelerationen mit Dezelerationen – Wehenbezug.
2. Kurve A: Vorwehen, Kurve B: Eröffnungswehen. (Kurve C – negative Wehenschreibung bedingt durch Seitenlage).
3. Gefahrenzeichen in Kurve B – „Silent". Die wehenbezogene Akzelerationen mit Dezelerationen weisen auf einen Stress hin.

Bemerkung: Spontanpartus 1 Std. nach Kurve C. Lebensfrisches weibliches Neugeborenes. Apgar 9 nach 1 Min., 10 nach 5 Min. 3760 g, 52 cm

(Abb. 61 a, b, c).

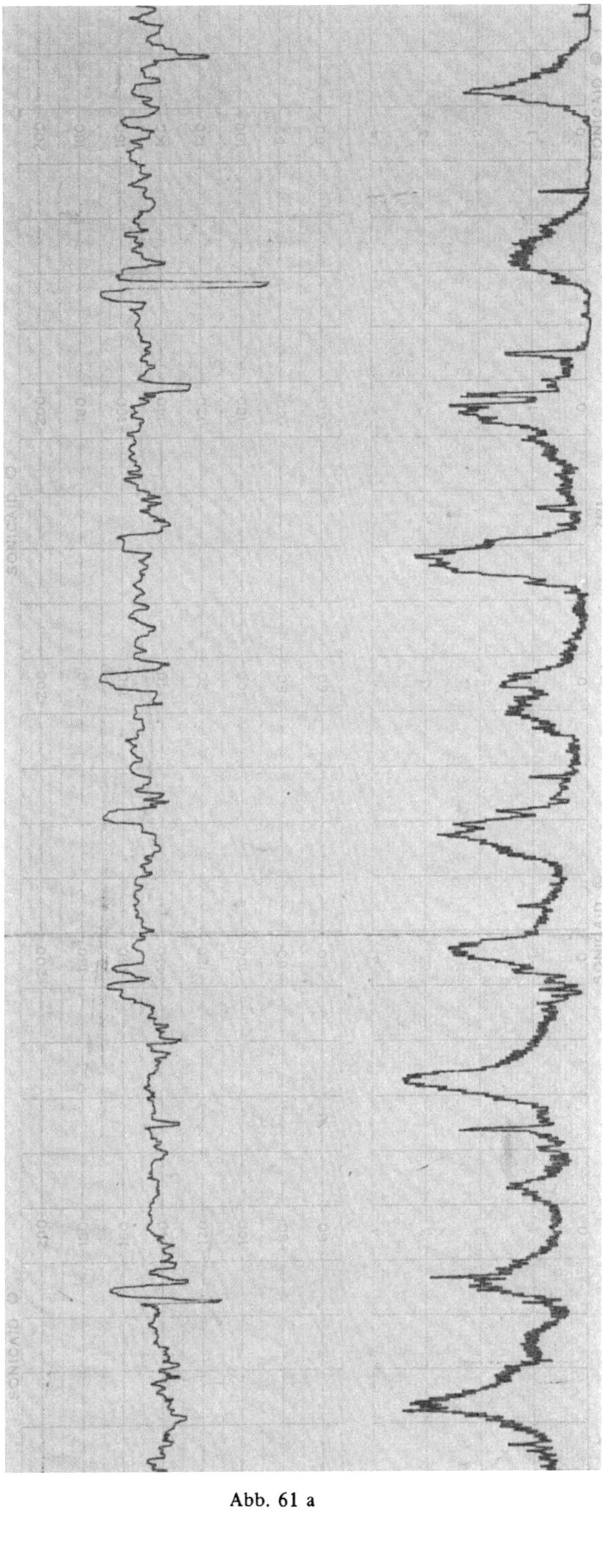

Abb. 61 a

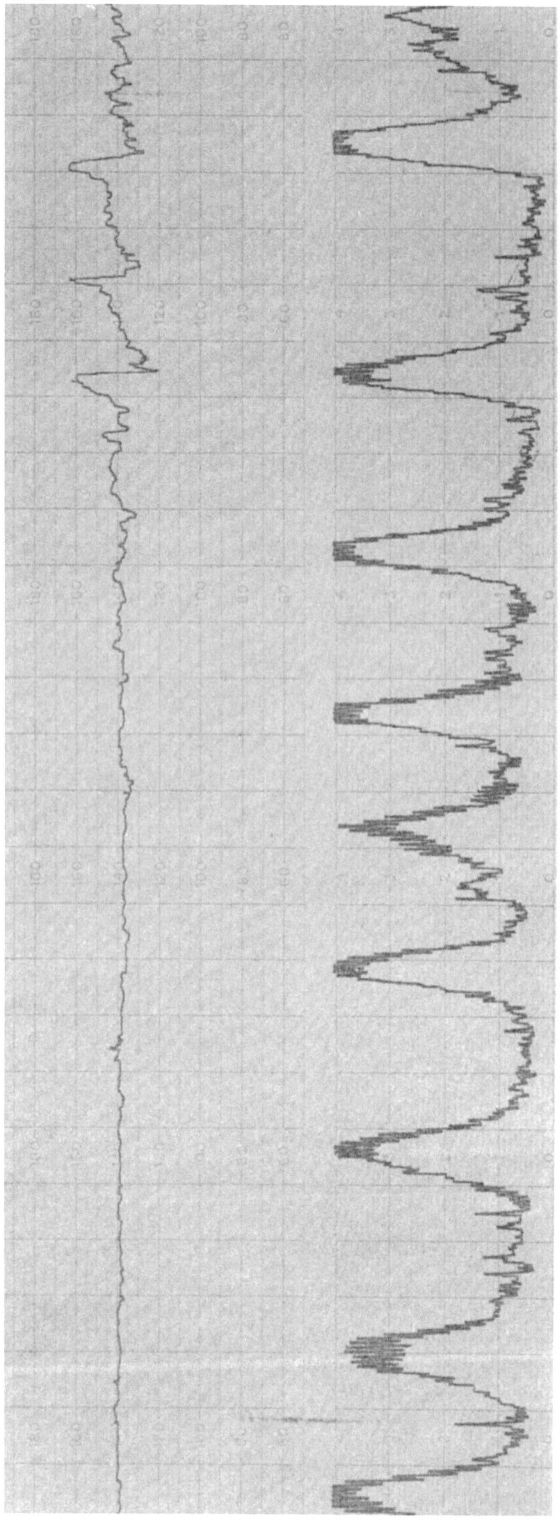

Abb. 61 b

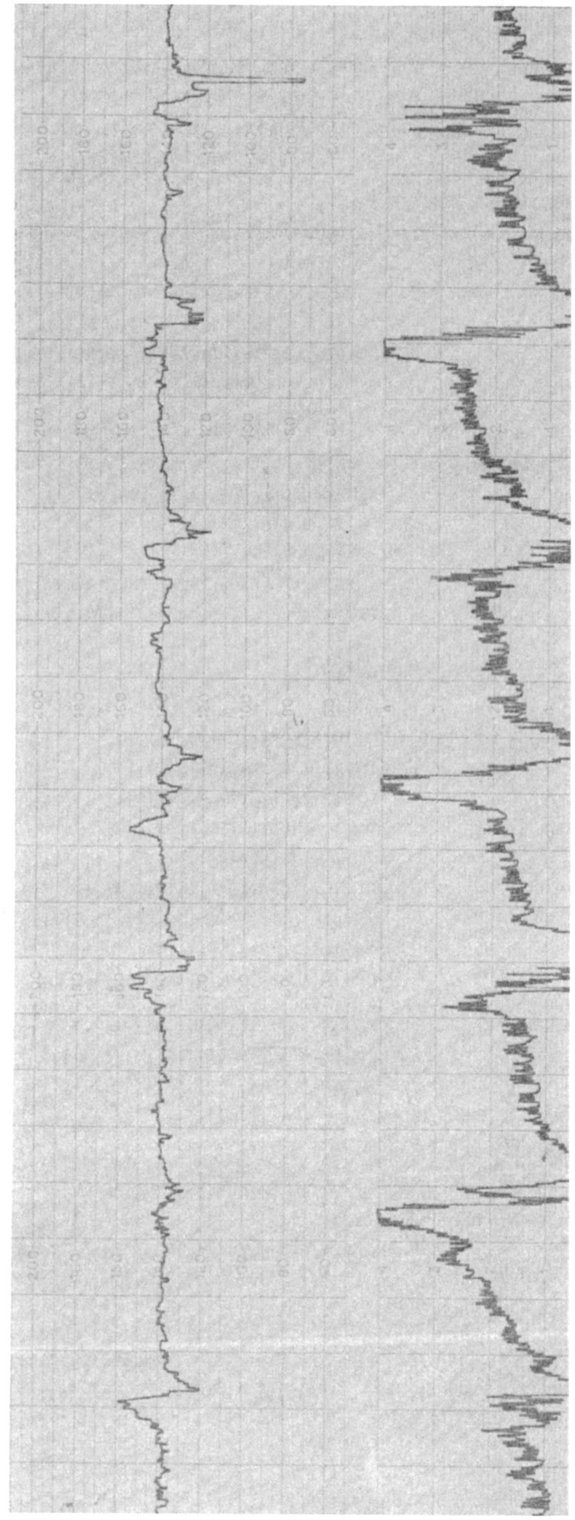

Abb. 61 c

E. H. 23.07.51 Pfi.

Anamnese: 20-jährige I-para, I-gravida, 3 Wochen ante terminum Aufnahme wegen vorzeitigen Blasensprungs und Wehentätigkeit. Oxytocineinleitung.

Fragen:
1. Beurteile die Basislinie der fetalen Herzfrequenz.
2. In welchem Stadium befindet sich die Uterusaktivität?
3. Beeinflußt die Wehentätigkeit den FHF-Verlauf?

Antworten:
1. Bandbreite bei 130–140 Schläge/Min. mit vereinzelten „spike"!
2. Eröffnungswehen.
3. Nein.

Bemerkung: 7 Std. nach Aufzeichnung dieser Kurve – Spontanpartus – weibliches Neugeborenes – 3970 g, 52 cm Apgar 7, 9, 10.

(Abb. 62).

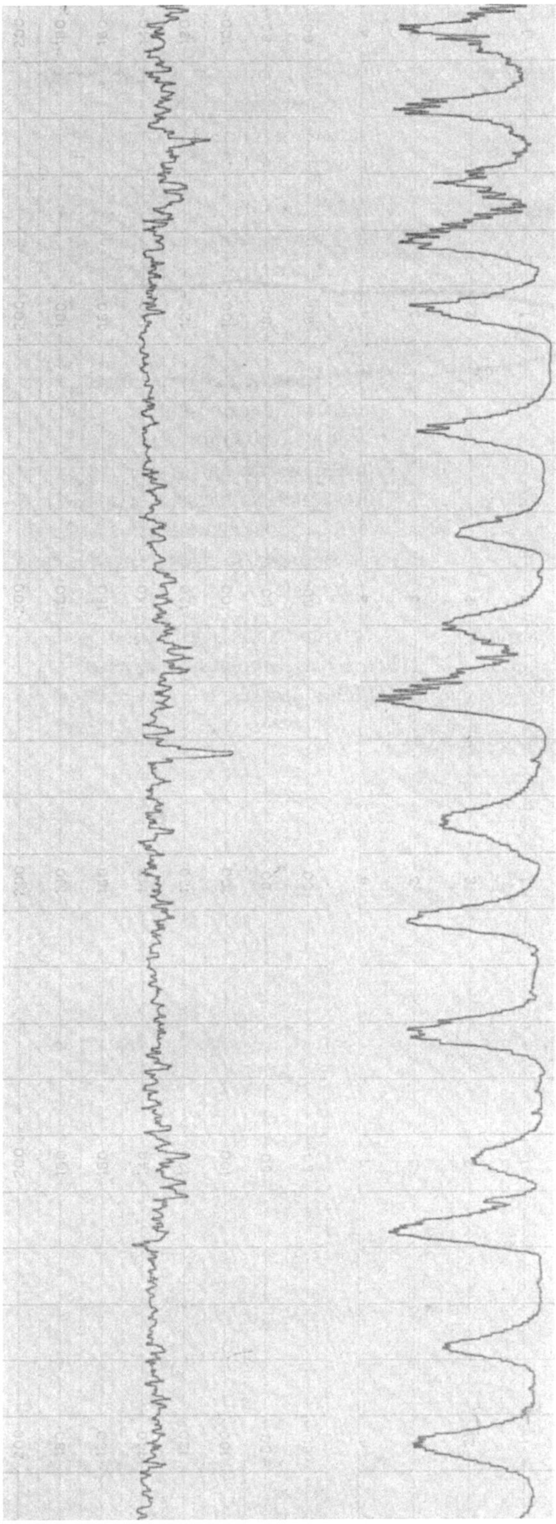

Abb. 62

S.B. 20.01.40 Got.

Anamnese: 31-jährige I-para, I-gravida. Präpartale Hospitalisation am errechneten Geburtstermin mit Wehentätigkeit und stehender Blase.

Fragen:
1. Beschreibe die FHF in Kurve A.
2. Welcher Eingriff wurde am Anfang von Kurve B vorgenommen?
3. Beschreibe die FHF- und Wehenschreibung in Kurve C.

Antworten:
1. Saltatorische FHF = Oszillationstyp 3. Schwankungen mit einer Amplitude von 30 und mehr.
2. Blasensprengung.
3. Registrierung dieser Kurve unter der Geburt unzureichend. Am Ende sind die Nachgeburtswehen aufgezeichnet.

Bemerkung: Spontanpartus, lebensfrisches weibliches Neugeborenes, Apgar 10, 3600 g, 54 cm.

(Abb. 63 a, b, c).

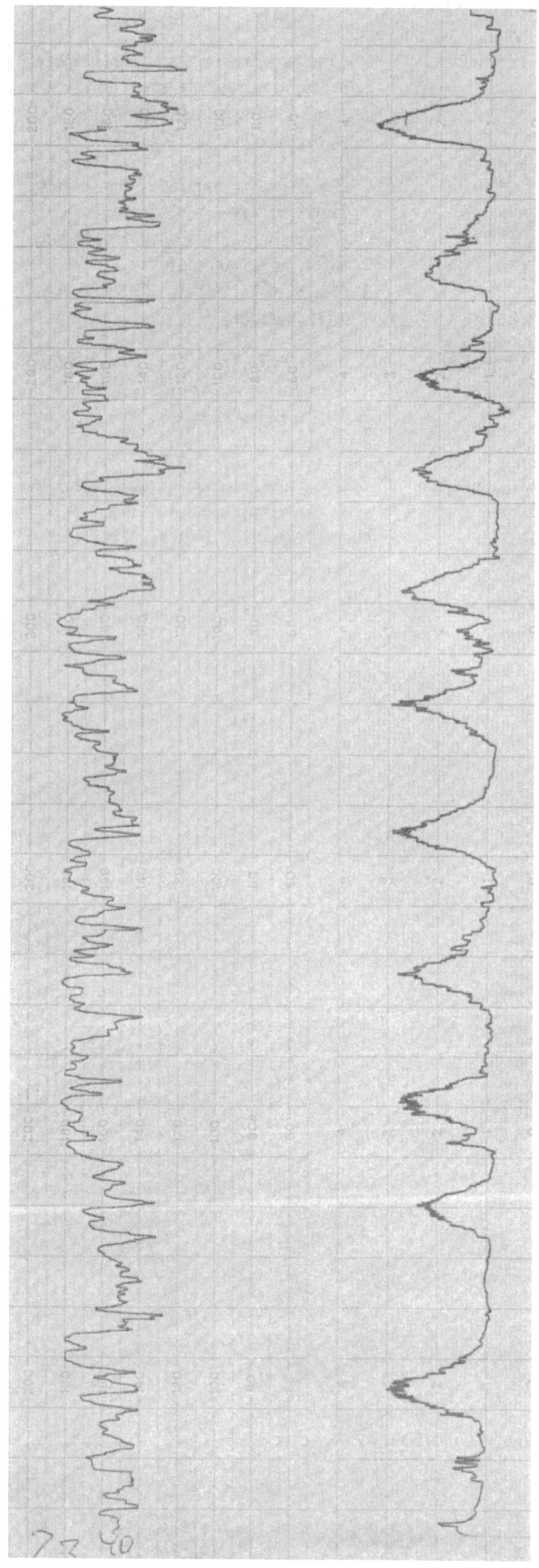

Abb. 63 a

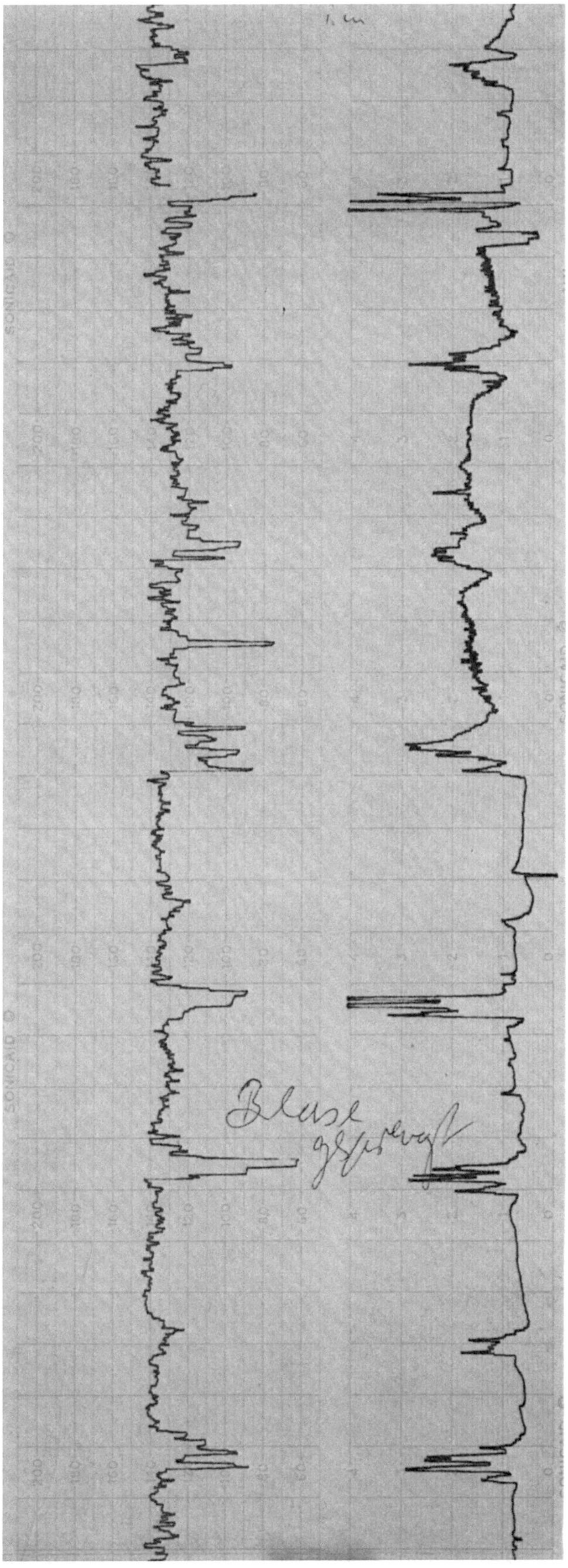

Abb. 63 b

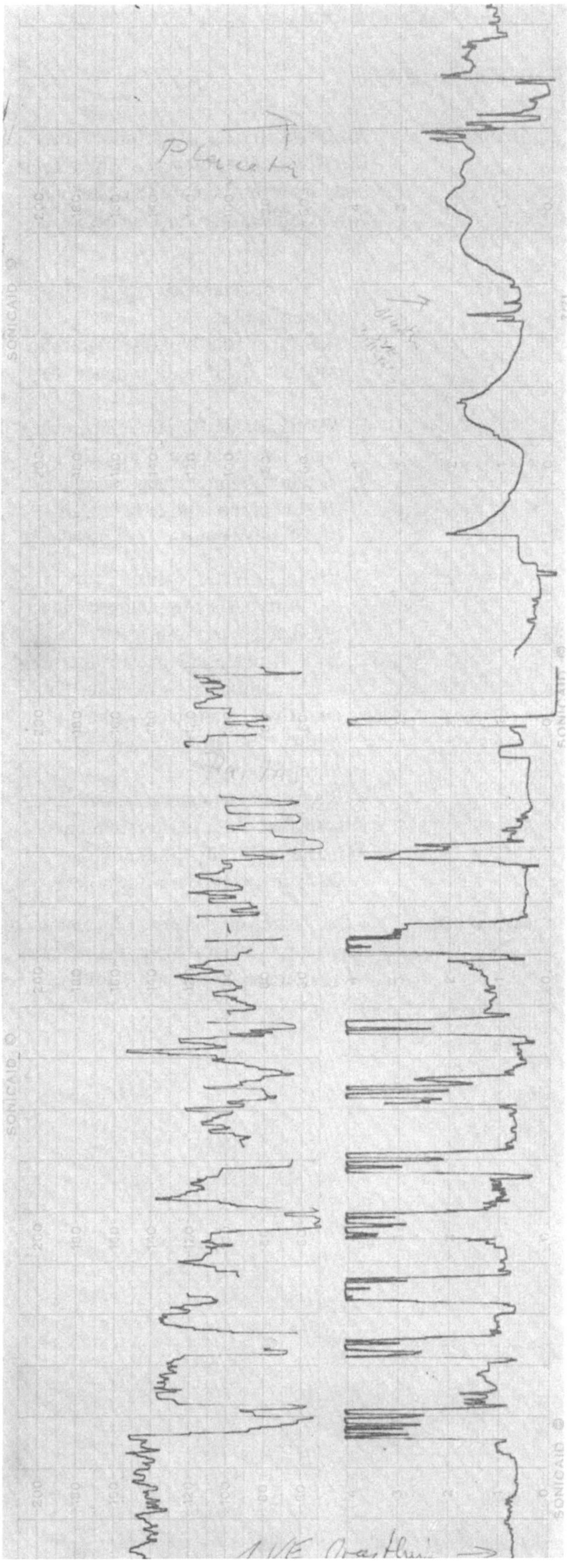

Abb. 63 c

4.1.5 Oxytocin-Effect

C.I. 30.09.38 Hin.

Anamnese: 33-jährige II-para, II-gravida. Präpartale Hospitalisation wegen Überschreitung des errechneten Geburtstermins. Geburtseinleitung mit Oxytocin-Infusion.

Fragen:

1. Inwiefern verändert sich die Basislinie in Kurve A?
2. Sieht man eine Wirkung des Wehenmittels? Wenn ja, in welcher Kurve?
3. Welches fetale Herzfrequenzmuster sieht man in Kurve B und C?
4. Ist ein Zusammenhang zwischen Oxytocingabe und dem fetalen Herzfrequenzmuster festzustellen?

Antworten:

1. Undulatorischer Verlauf geht in saltatorische Schwankungen über (40 Schläge pro Min.)
2. Ja, in Kurve B. Dosis wurde erhöht. – Ein deutlicher Anstieg der Uterusaktivität. Zunächst schlechte Auflage des HF-Aufnehmers.
3. Akzelerationen.
4. Ein Zusammenhang ist nicht auszuschließen. Fetales Herzfrequenzmuster geht mit Erhöhung der Dosis in eine andere Form über.

Bemerkung: 8 Std. später nach Kurve C – Spontanpartus – lebensfrisches männliches Neugeborenes – Apgar 10, 3660 g, 53 cm.

(Abb. 64 a, b, c).

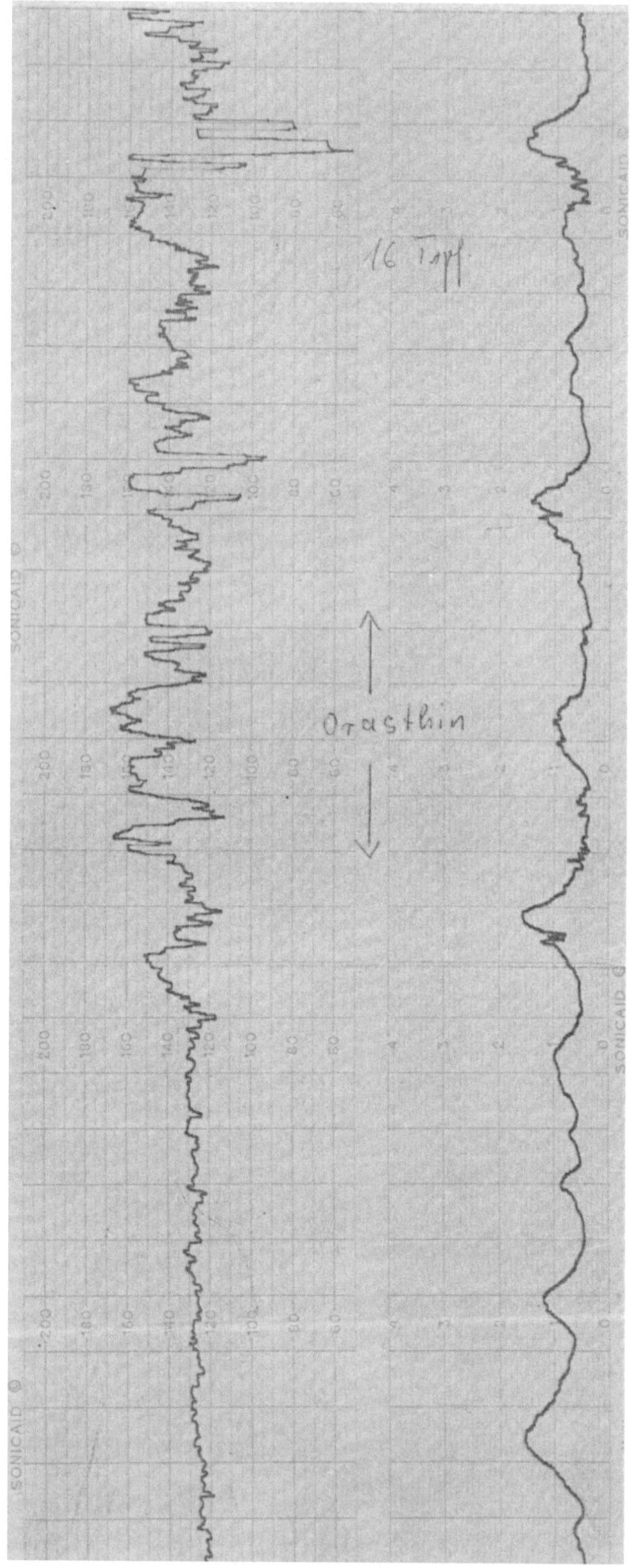

Abb. 64 a

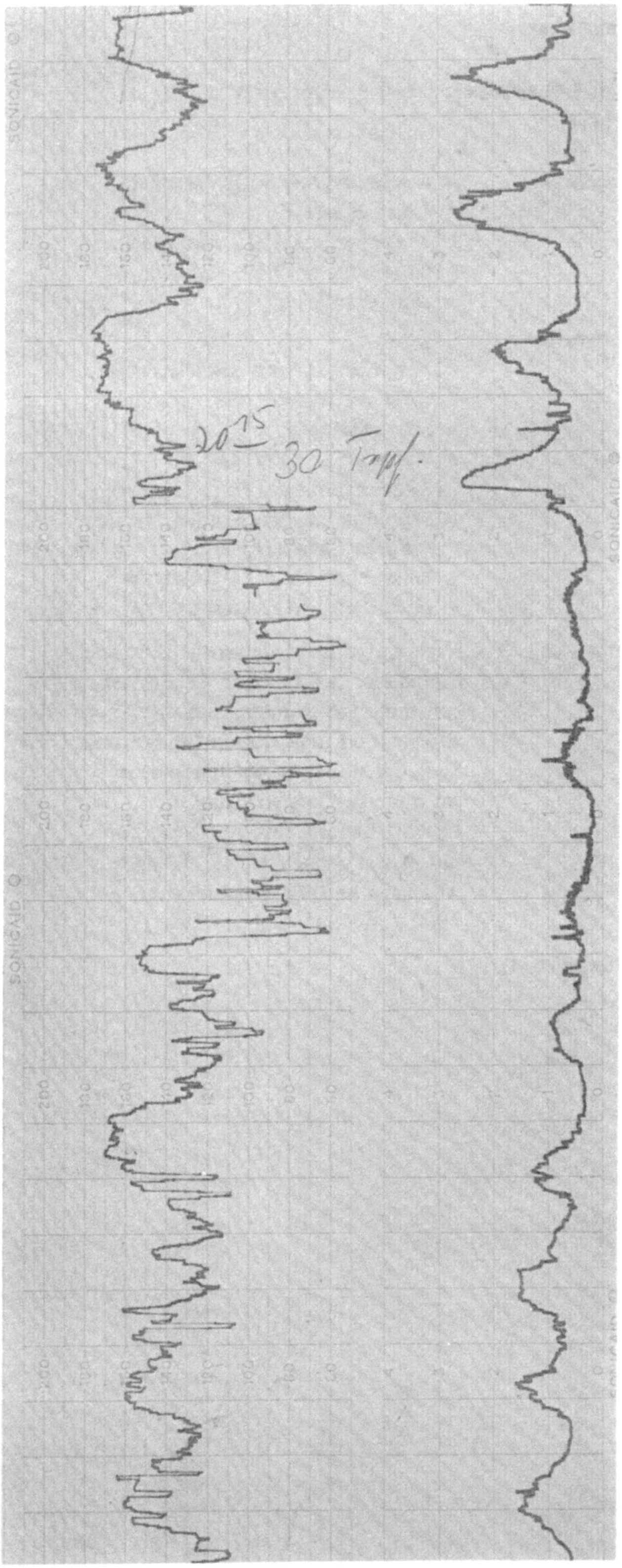

Abb. 64 b – 18 Min. später

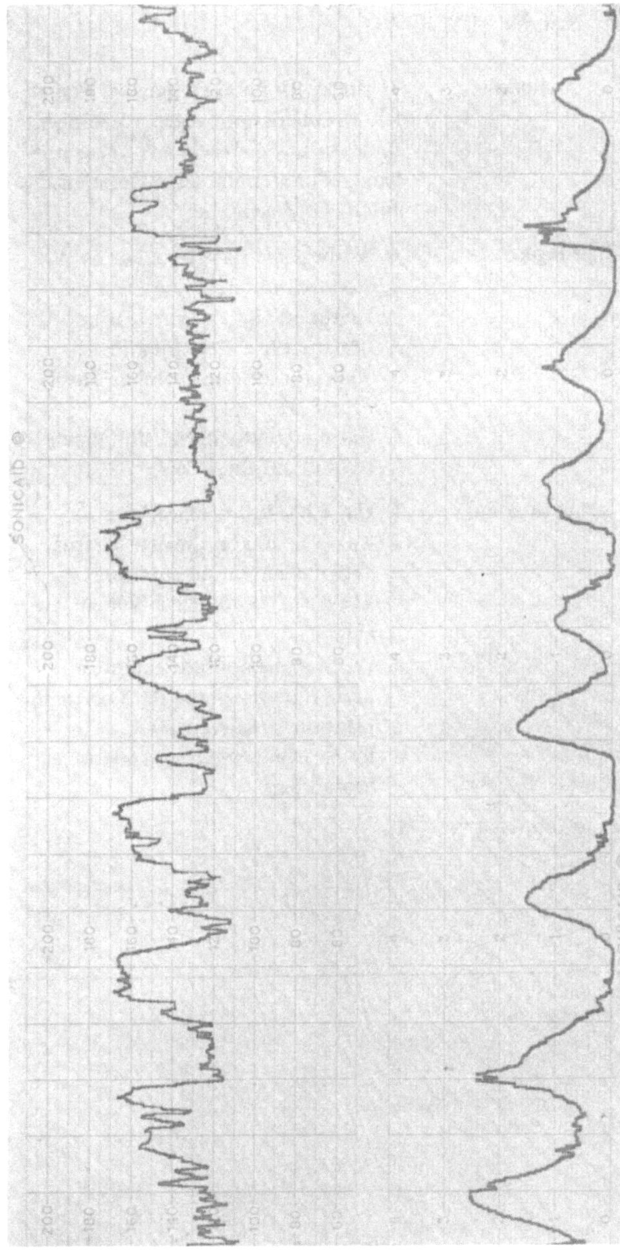

Abb. 64 c

Sch. M. 31.12.39 Vät.

Anamnese: 31-jährige IV-para, IV-gravida. Präpartale Hospialisation wegen vorzeitigen Blasensprungs 4 Wochen vor errechnetem Geburtstermin. Geburtseinleitung durch „Oxytocintropf".

Fragen:

1. Wo liegt die Basalfrequenz in A?
2. Wodurch unterscheidet sich die Uterusaktivität in Kurve B und C?
3. Besteht ein Unterschied in der Wehenschreibung zwischen Kurve C und D?
4. Hat die Oxytocin-Infusion einen Einfluß auf die FHF?

Antworten:

1. Um 130–150 Schläge/Min.
2. Kurve B: unkoordinierte Uterusaktivität nimmt an Intensität zu. Kurve C: koordinierte Wehentätigkeit.
3. Die Wehenamplitude nimmt ab nach Unterbrechung der Oxytocin-Infusion in Kurve C.
4. Keine nennenswerten Änderungen bemerkbar.

(Abb. 65 a, b, c, d).

Bemerkung:

Diese Überwachung folgte 3 Tage später am Tag der Geburt.

Fragen:

1. Beschreibe den FHF-Verlauf in Kurve E und F.
2. Worauf ist die FHF- und Wehenschreibung am Ende von Kurve F zurückzuführen?

Antworten:

1. Kurve E:
   Vereinzelte geringe Akzelerationen, sonst im Normbereich liegende Schwankungen.
   Kurve F:
   Akzelerationen in Begleitung von early und late deceleration, Änderung der Basislinie.
2. Presswehen. Partus erfolgte am Ende dieser Registrierung.

Bemerkung: Nach Kurve E wurde erneut Oxytocin infundiert: zunehmende Wehentätigkeit mit Dezelerationen. Infusion abgestellt . Kurve E nach Einlauf und Bad aufgenommen. Spontanpartus am Ende der Registrierung. Lebensfrisches weibliches Neugeborenes. Apgar 8 nach 1 Min., 10 nach Absaugen und 0_2-Maskenbeatmung. 2800 g, 47 cm.

(Abb. 65 e, f).

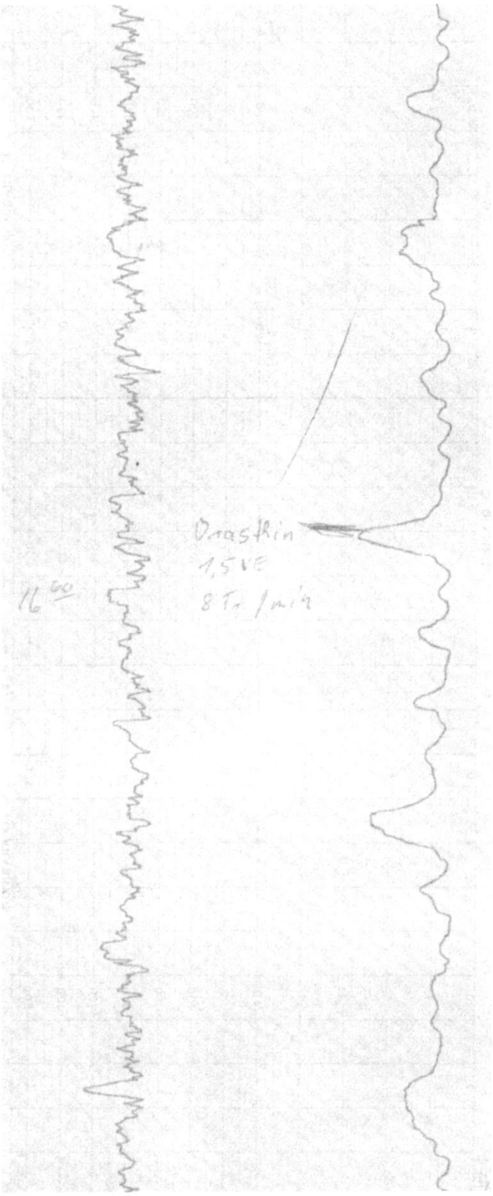

Abb. 65 a

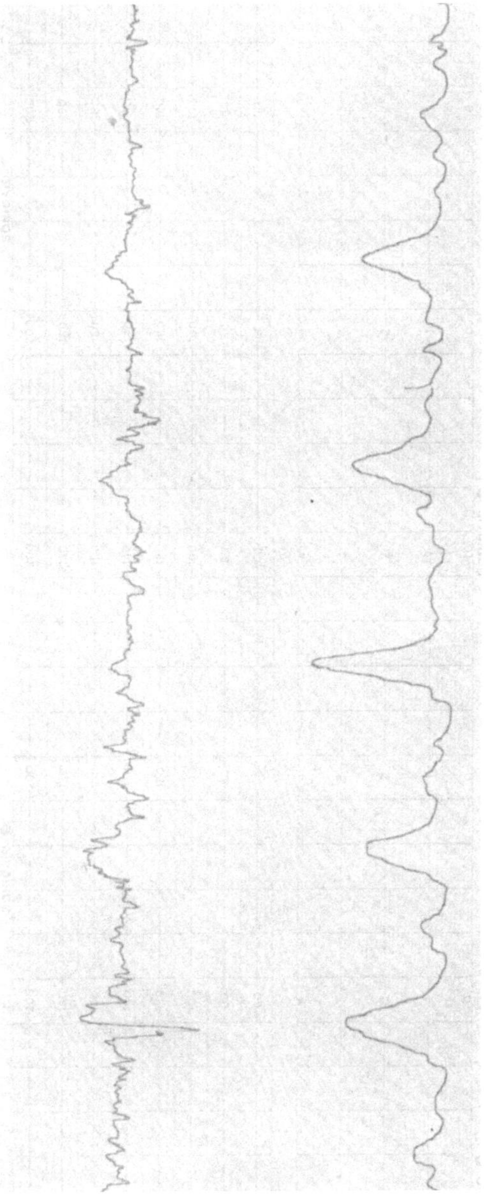

Abb. 65 b

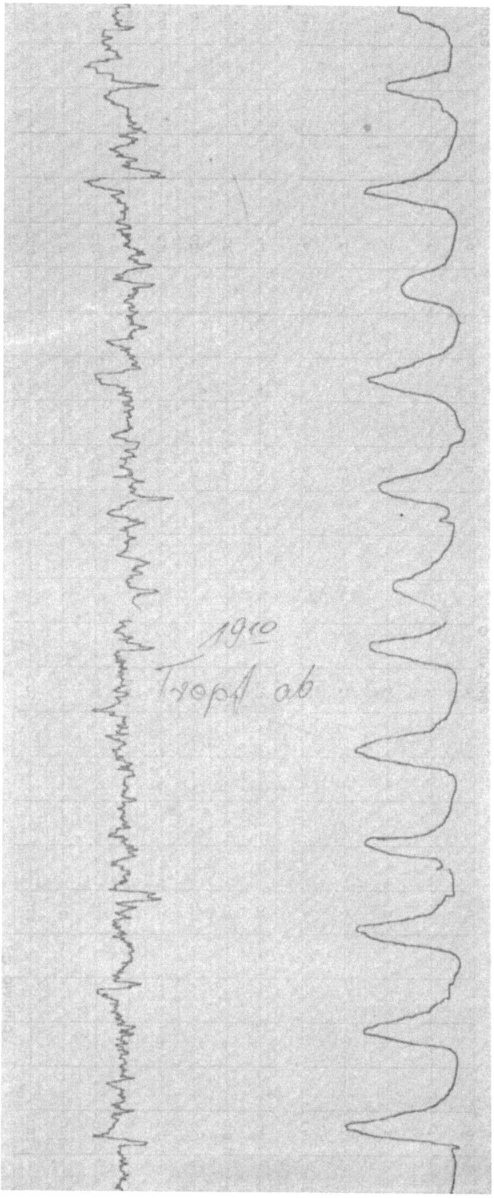

Abb. 65 c

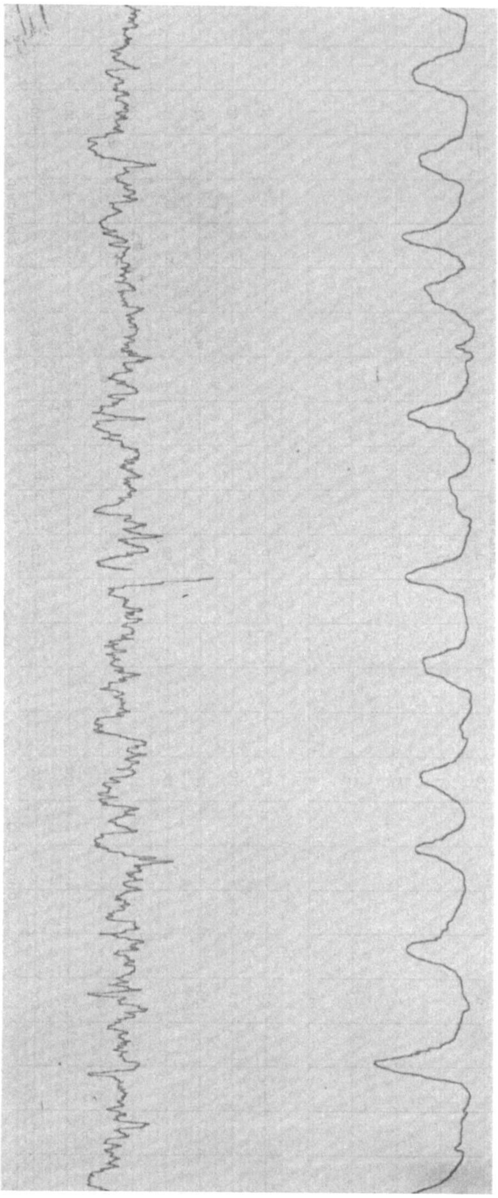

Abb. 65 d

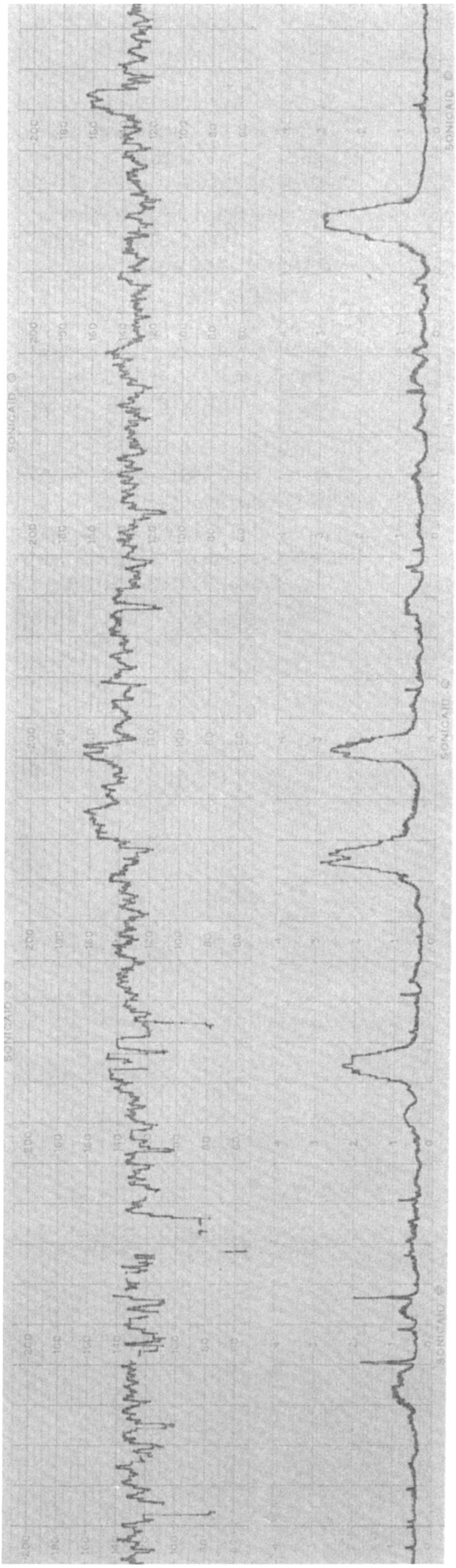

Abb. 65 e – 3 Tage später

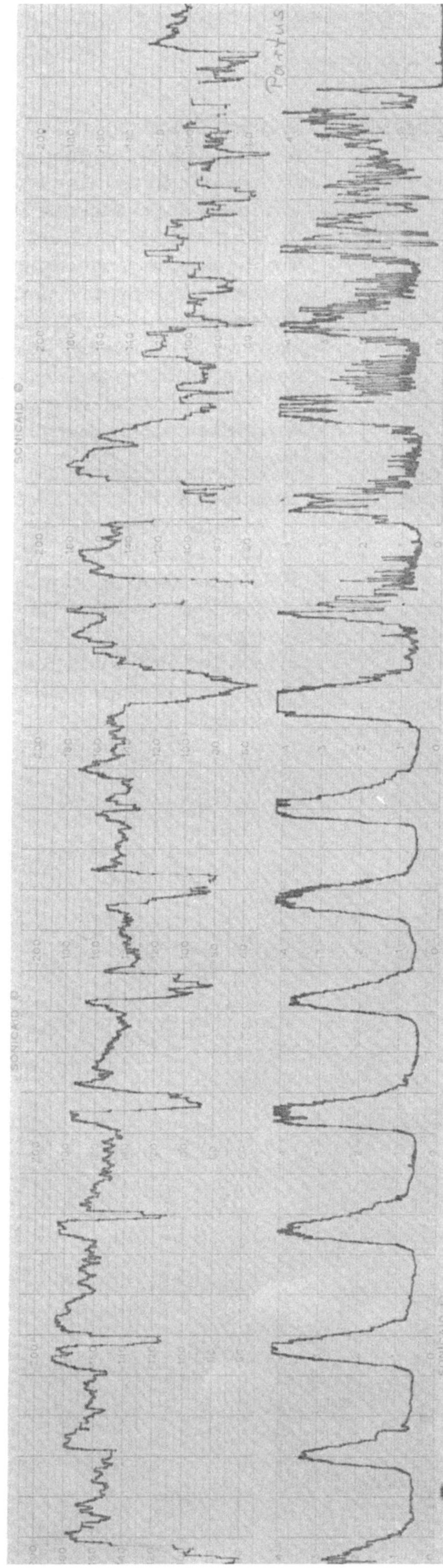

Abb. 65 f – 4 Std. später

4.1.6 Pharmakawirkungen – Wehenhemmung

T.I. 23.03.31 Loc.

Anamnese: 40-jährige III-para, III-gravida. Präpartale Hospitalisation wegen drohender Frühgeburt in der 25. Schwangerschaftswoche, Pyelonephritis, Hypertonie und Asthma. Entlassung 3 Wochen später nach erfolgreicher Tokolyse mit „Berotec“ (Th 1165 a). Wiederaufnahme in der 29. Schwangerschaftswoche mit erneuter Wehentätigkeit. Weitere Wehenhemmung mit „Berotec“, wobei folgende Kurven aufgezeichnet wurden.

Fragen:

1. Beschreibe die Uterusaktivität in Kurve A bis F.
2. Wie hoch ist die durchschnittliche FHF in Kurve A bis F?
3. Welches zusätzliche Medikament wurde während dieser Überwachung gegeben?
4. Sieht man eine Veränderung im FHF-Verlauf während und nach Tokolyse?

Antworten:

1. Kurve B: Nachlassen der Wehentätigkeit nach der Infusion in Kurve A (Th 1165a – 2 γ/Min.
   Kurve C: Nur noch leichte Kontraktionen – Infusion wird abgestellt.
   Kurve D: (10 Min. später). Erneutes Einsetzen von Kontraktionen.
   Kurve E: Wehentätigkeit nimmt zu.
   Kurve F: Keine Wehen.
2. 160 Schläge/Min.
3. Psyquil in Kurve B.
4. Nein, im Durchschnitt normaler FHF-Verlauf – Tokolytikum beeinflußt die FHF nicht.

Bemerkung: Weitere erfolgreiche Tokolyse mit „Berotec“ bis 4 Wochen vor errechnetem Geburtstermin.
Spontanpartus – lebensfrisches männliches Neugeborenes – Apgar 8 nach 1 Min., 9 nach 10 Min. – 3360 g, 50 cm.

(Abb. 66 a, b, c, d, e, f).

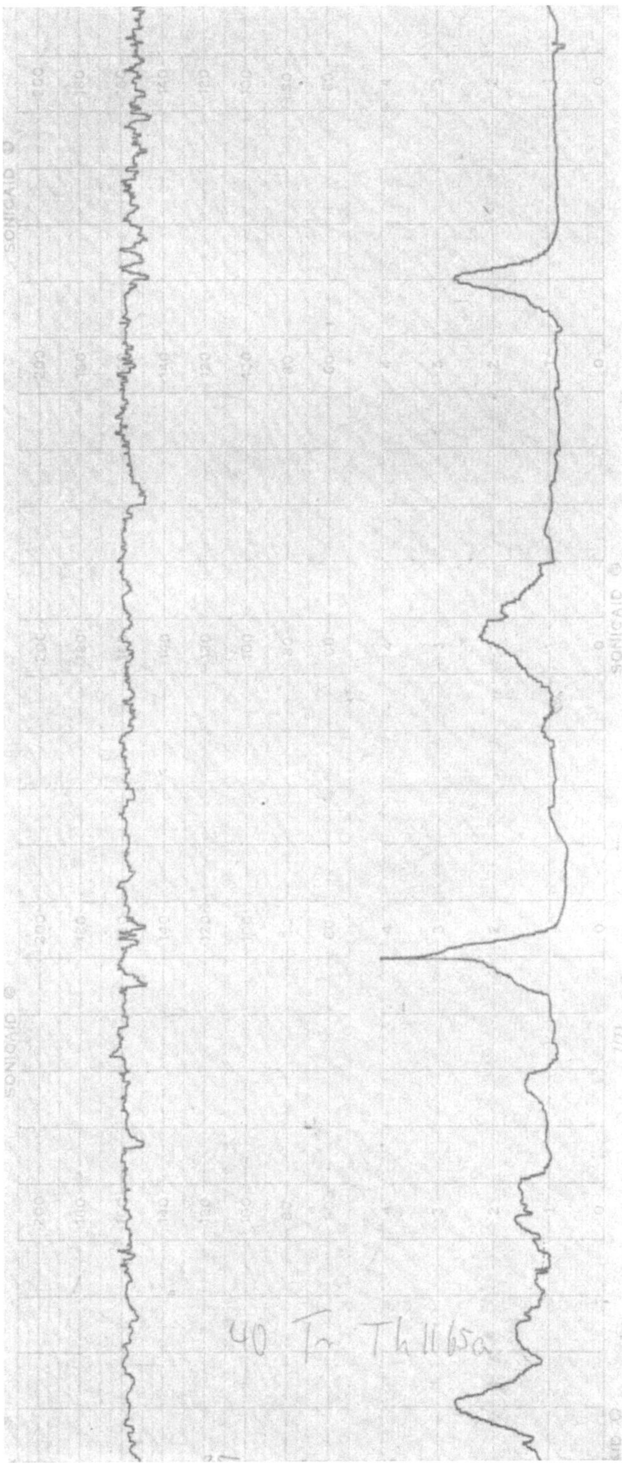

Abb. 66 a

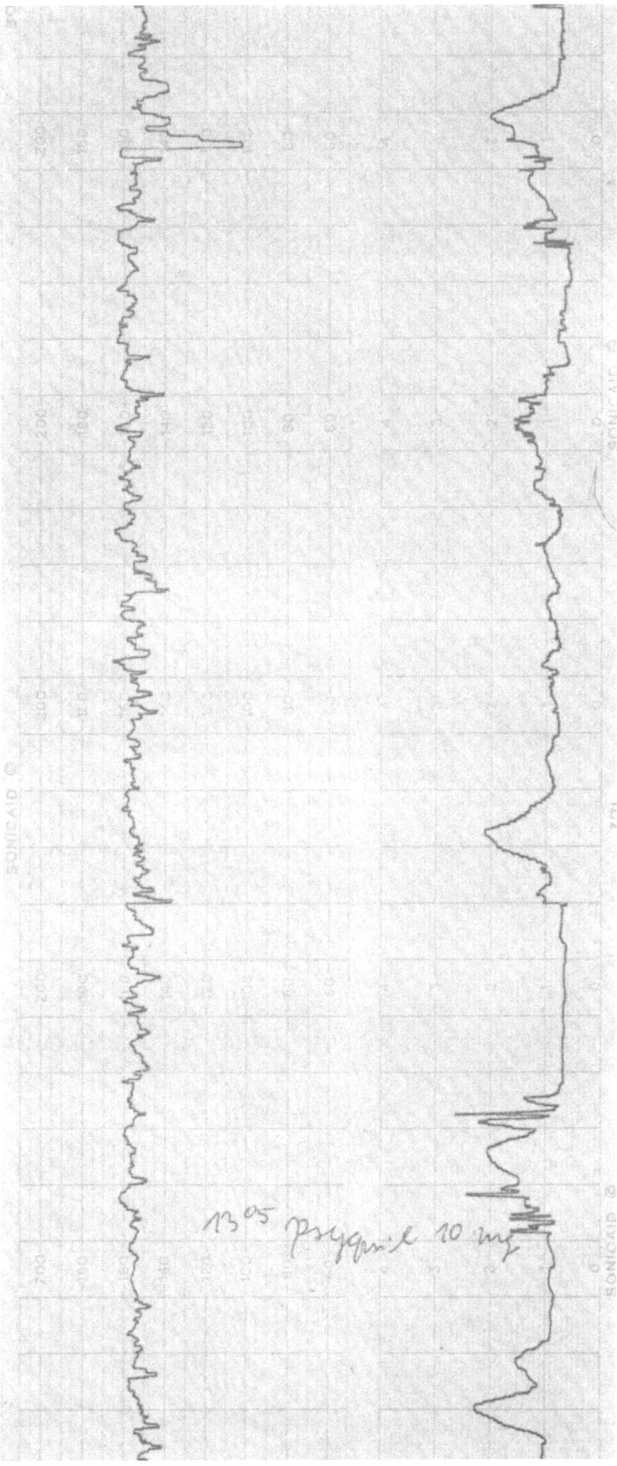

Abb. 66 b

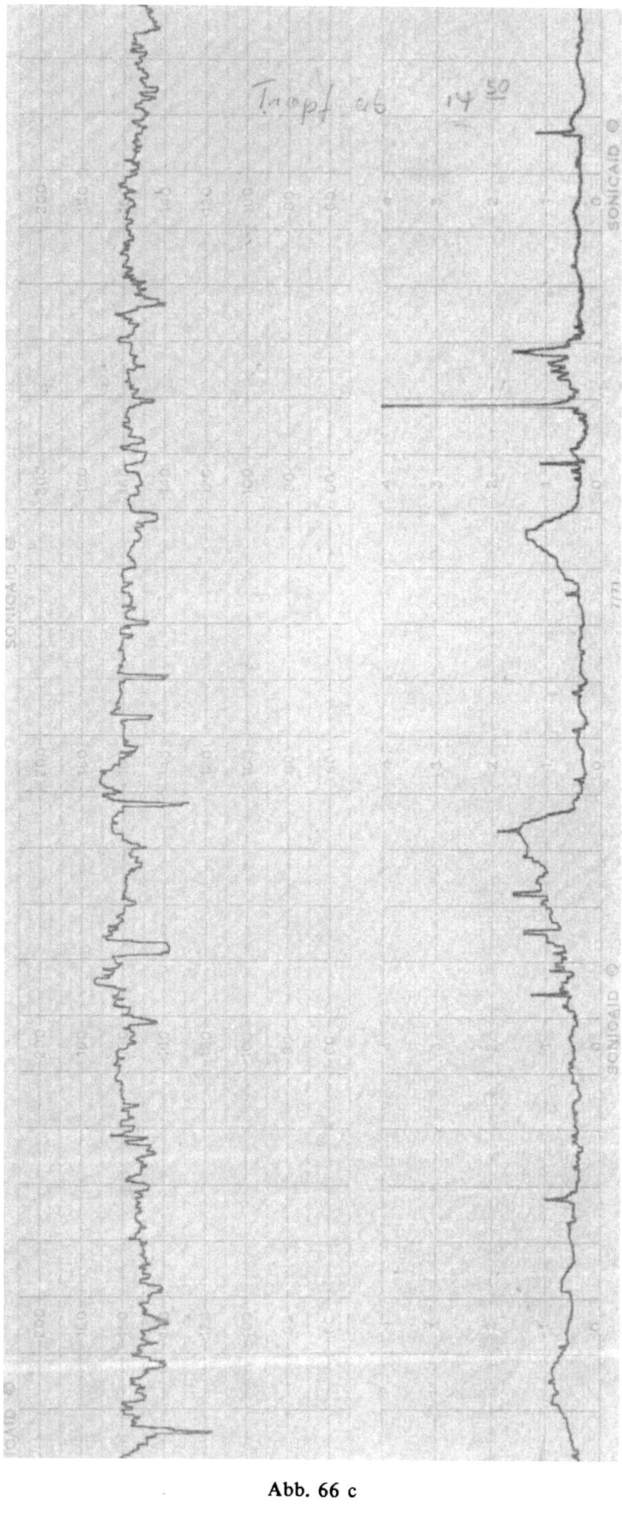

Abb. 66 c

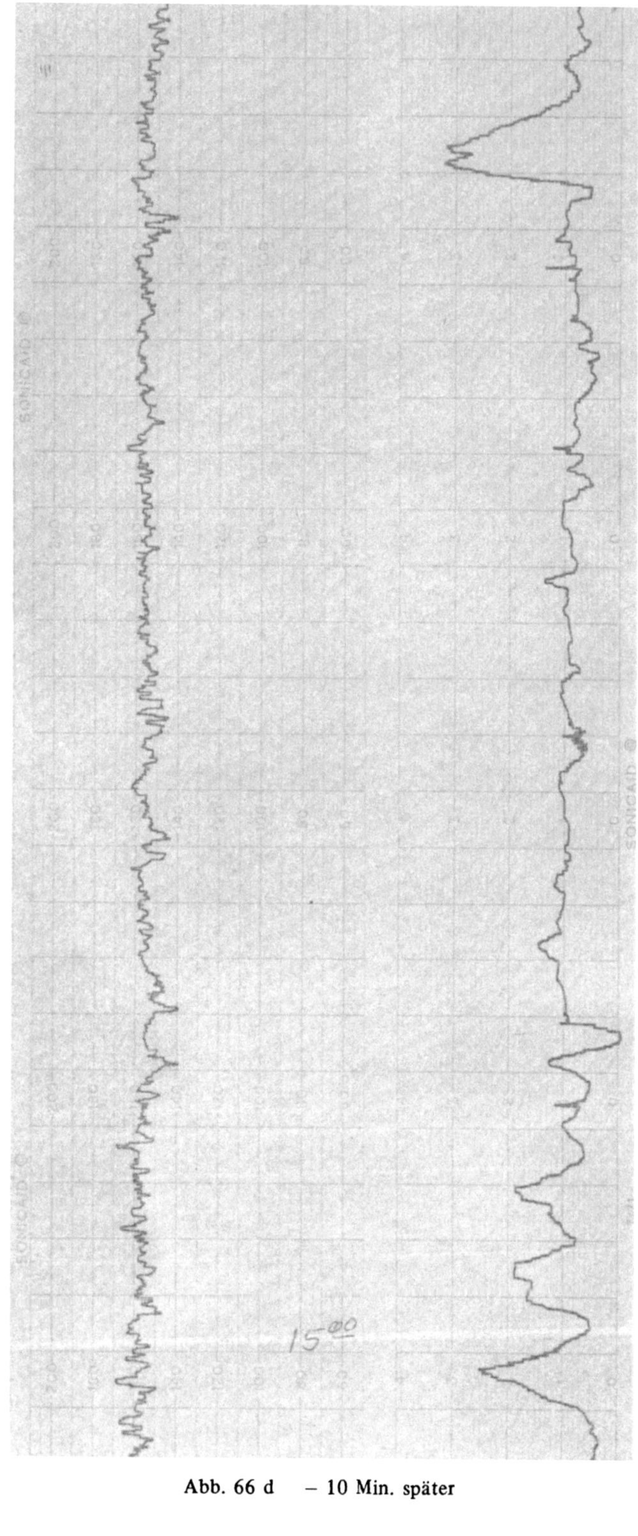

Abb. 66 d – 10 Min. später

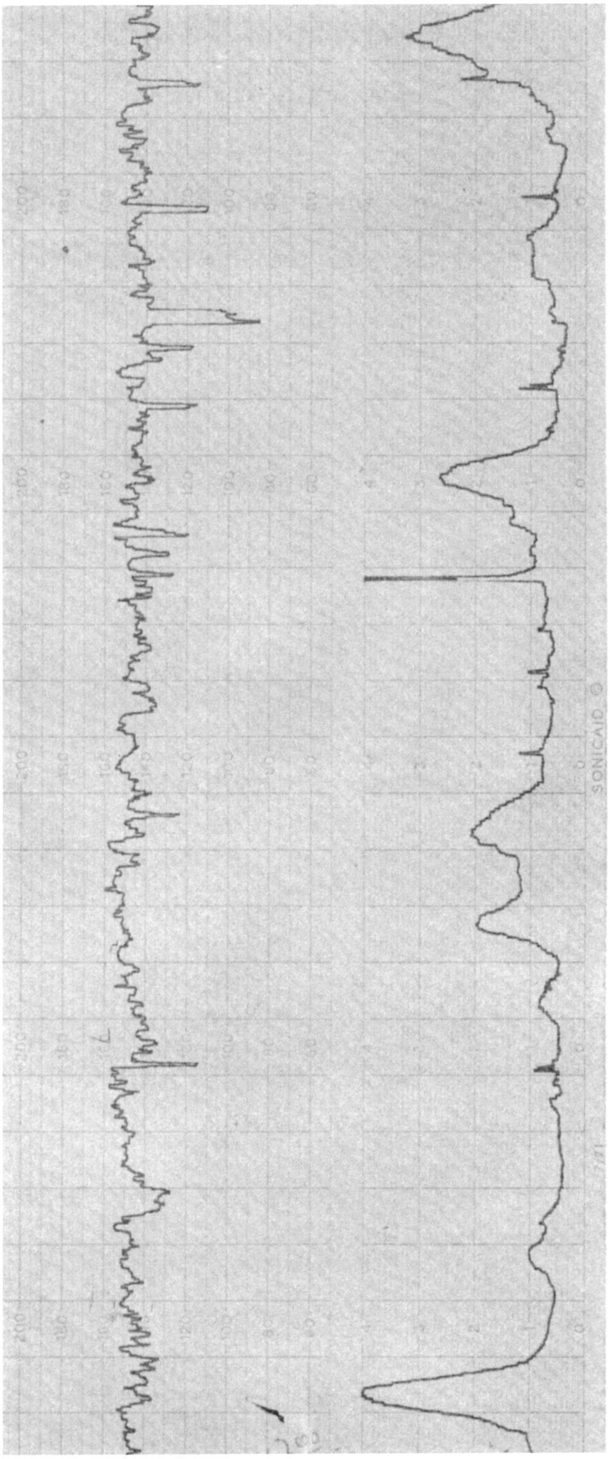

Abb. 66 e – 2 Std. später

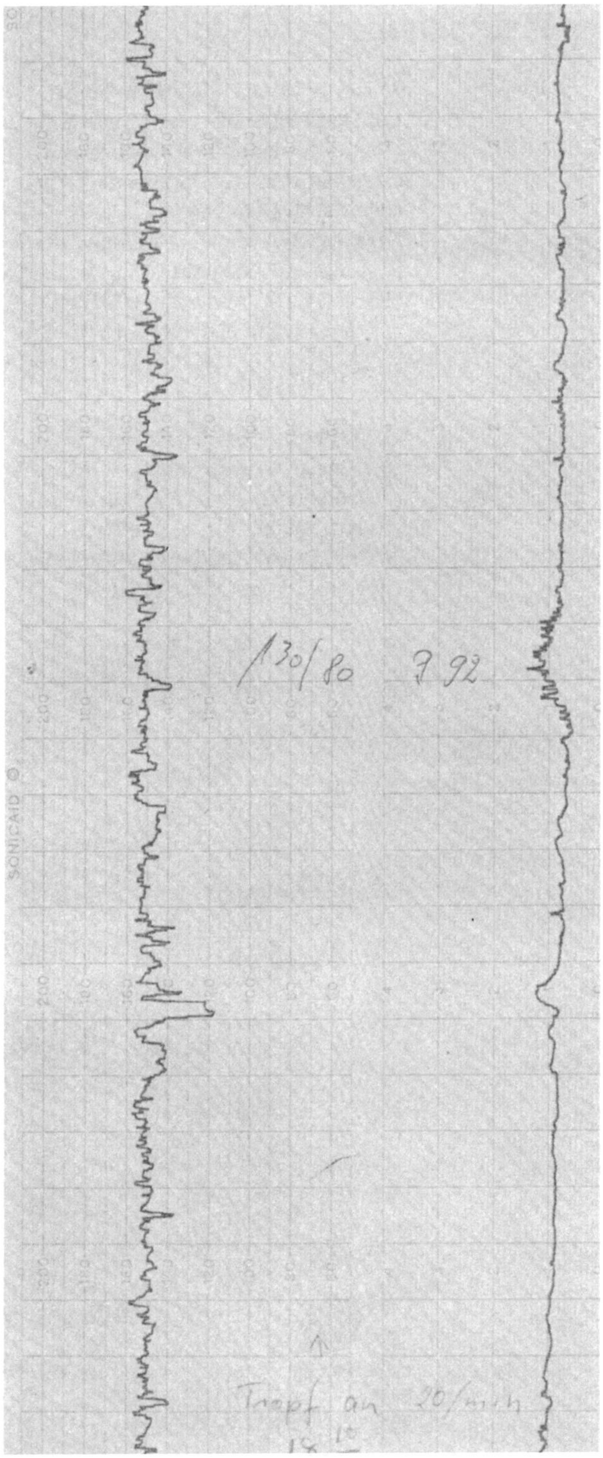

Abb. 66 f – 70 Min. später

J. G. 26.10.35 Ques.

Anamnese: 35-jährige V-para, V-gravida. Präpartale Hospitalisation wegen unklaren Geburtstermins und erheblicher psychischer Labilität. Wirkung von Pharmaka auf den Fet.
Gegebene Medikamente während der Registrierung: Valium (10 mg – 2 x tägl. oral), Dolantin „S" (100 mg i. m.) und Psyquil (20 mg i. m.)

Fragen:
1. Wie hoch liegt die Basislinie der FHF?
2. Vergleiche den Verlauf der FHF zwischen Kurve A und B. Gibt es eine entscheidende Veränderung des Verlaufes?
3. Zeigen sich irgendwelche Veränderungen in der Uterusaktivität?

Antworten:
1. Die Basislinie der FHF liegt bei 130 Schläge/Min.
2. Nein, lediglich Absinken der Basislinie.
3. Zunahme der Wehenfrequenz.

Bemerkung: Diese Kurven wurden wenige Std. vor der Geburt aufgenommen. Spontanpartus eines lebensfrischen männlichen Neugeborenen. 4500 g, 54 cm, Apgar 10 nach 1 Min.

(Abb. 67 a, b).

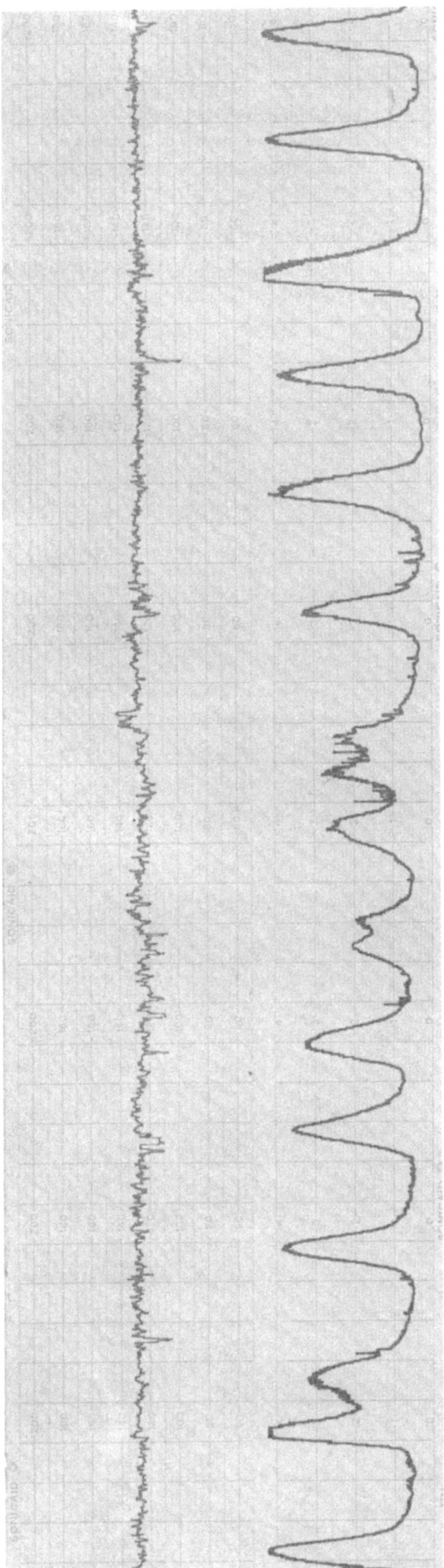

Abb. 67 a

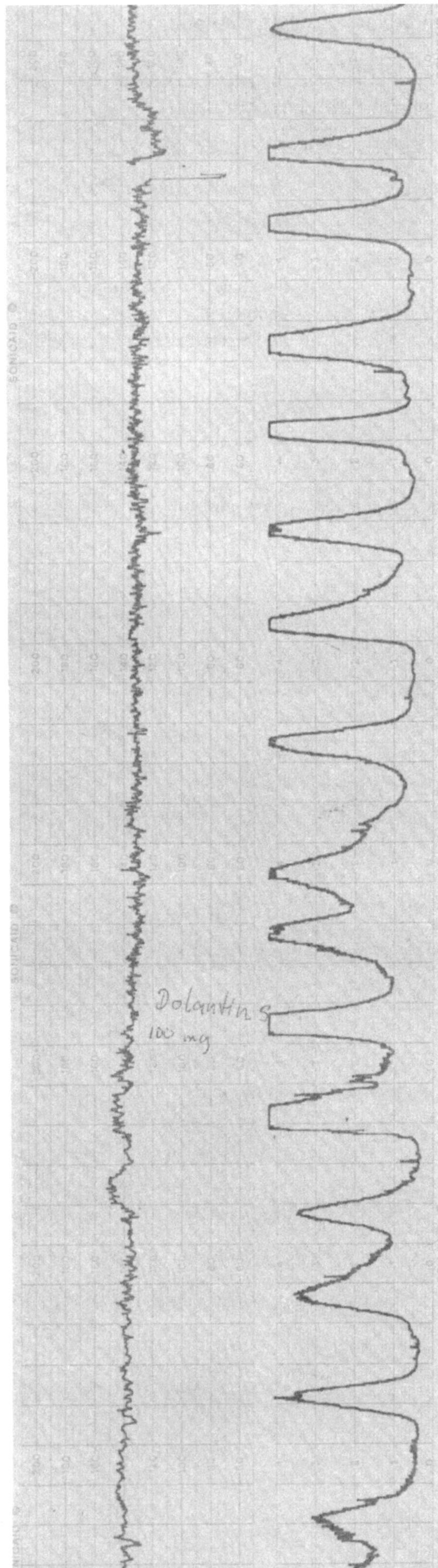

Abb. 67 b

4.1.7 Parazervikalblockade

Folgende Kurven dienen zur Demonstration bei Anwendung der Parazervikalblockade.

In Kurve A erfolgte Parazervikalblockade.

Frage: Beschreibe den FHF-Verlauf in Kurve A und B.

Antwort: Kurve A:
Normale Schwankungen der FHF, übergehend in schwere, langanhaltende Dezelerationen mit Abfällen von 150 auf 60 Schläge/Min. Basaltonuserhöhung.
Leichte Dezelerationen zu Beginn, gehen über in ausgeprägte Dezelerationen – mit einer Tachykardie (Basislinienanstieg von 120 auf 175 Schläge/Min.)

Bemerkung: Hier nach Parazervikalblockade eindeutige Verschlechterung der fetalen Herzfrequenz.

(Abb. 68 a, b).

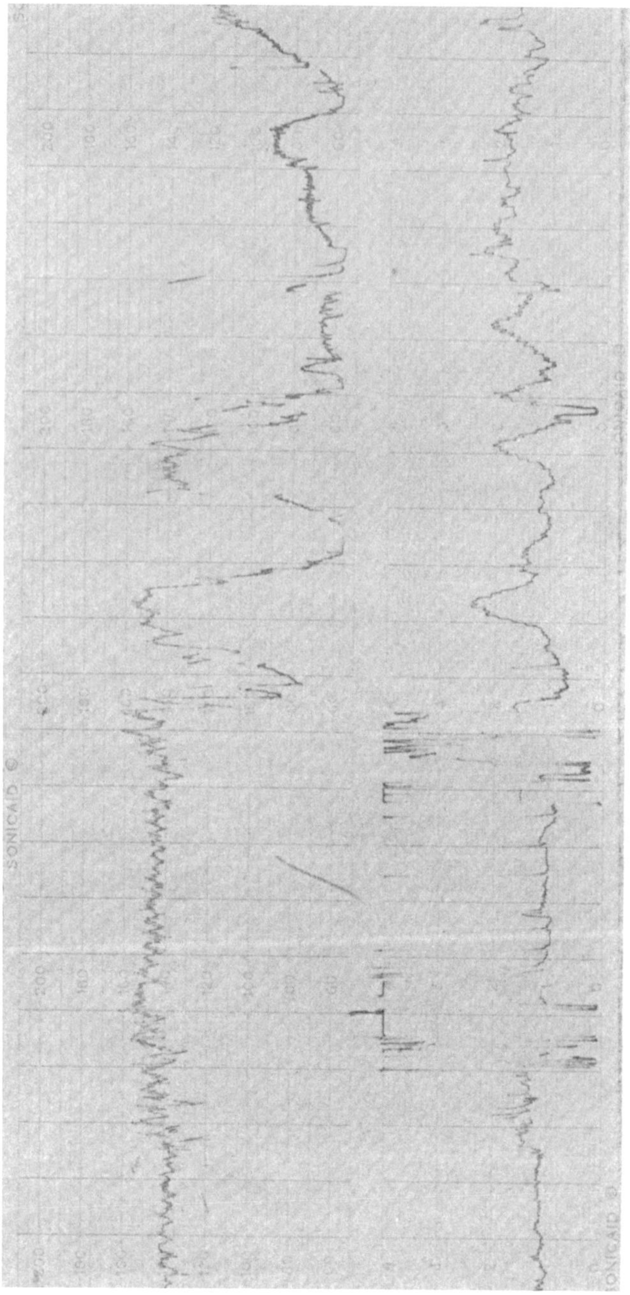

Abb. 68 a

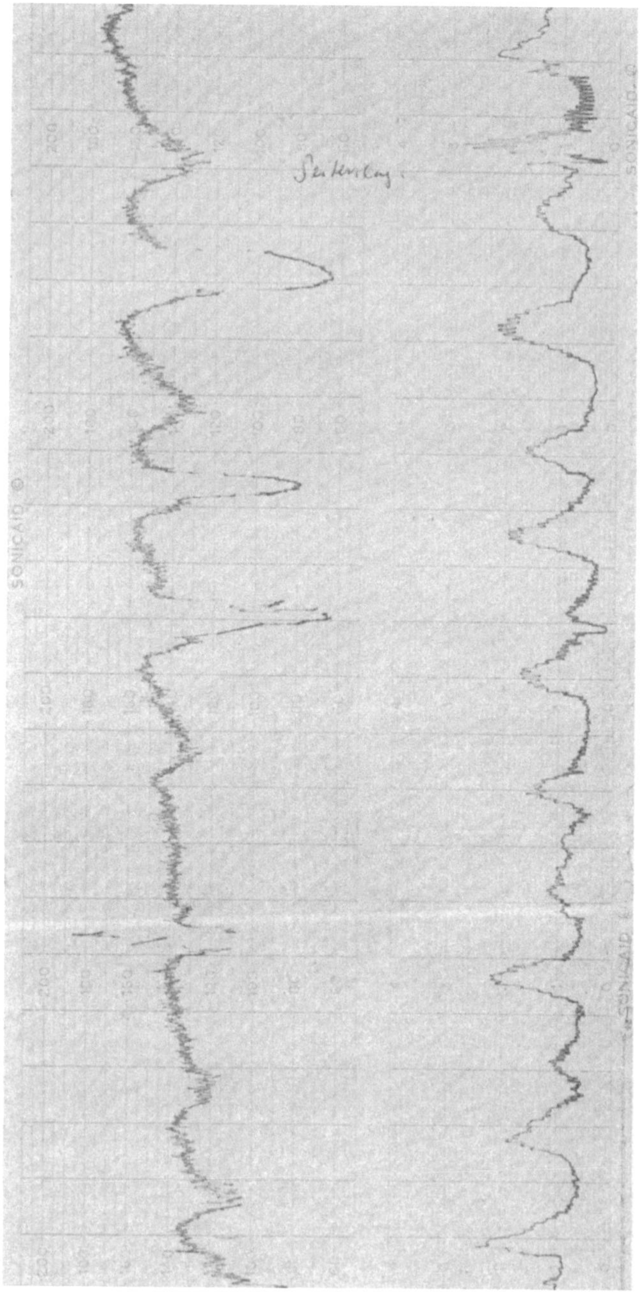

Abb. 68 b

Bei der Überwachung dieser Kurven wurde eine Parazervikalblockade und Oxytocin-Infusion 6 mE/Min. gegeben.

Fragen:

1. Beschreibe den FHF-Verlauf in A und B.
2. Wodurch könnte die Veränderung der FHF-Schreibung in Kurve B beeinflußt sein?

Antworten:

1. A:
   Schwankungen im Normbereich – um 140 Schläge/Min.
   B:
   Auffällig schmale Bandbreite – langsamer Anstieg der Basislinie auf 170 – wieder übergehend im Normbereich auf 150 Schläge/Min.
2. Nach Parazervikalblockade in Kurve A.

Bemerkung: „Artefakte": schlechte Auflage des Herzfrequenzschreibers. Täuscht silent Verlauf vor.

(Abb. 69 a, b).

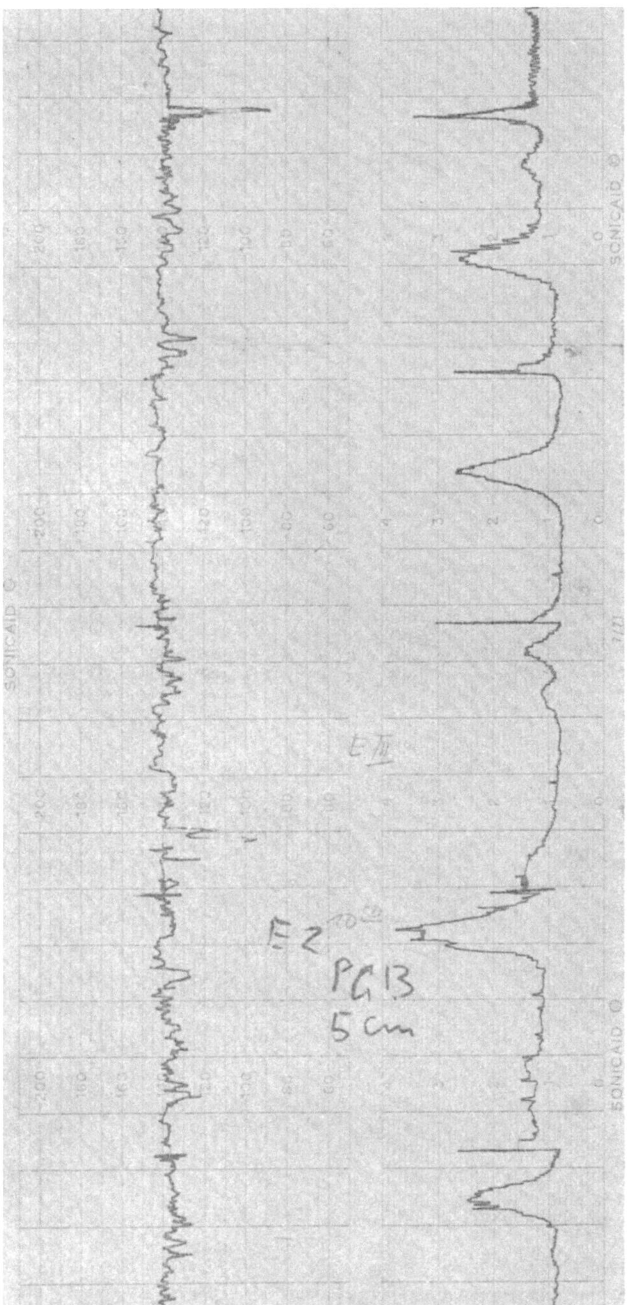

Abb. 69 a

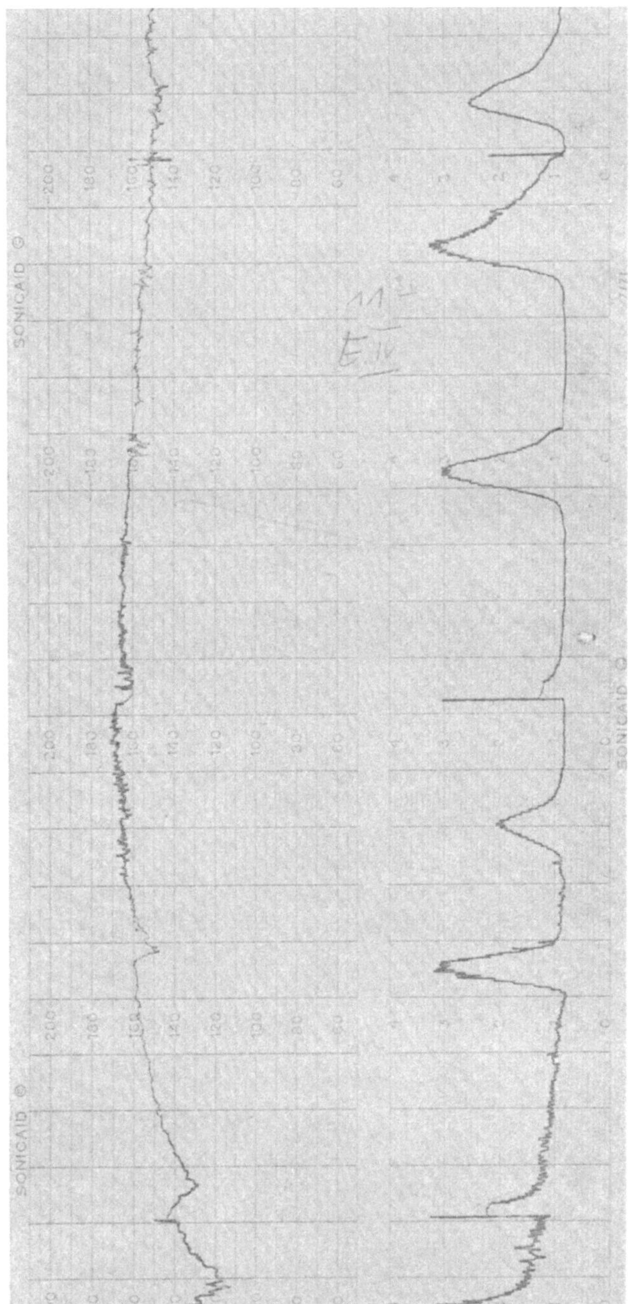

Abb. 69 b

Parazervikalblockade angelegt zu Beginn der Registrierung.

Fragen:

1. Liegt die fetale Herzfrequenz im Normbereich?
2. Wodurch unterscheidet sich die Herzfrequenz in A und B?

Antworten:

1. Ja. In A bei 130 Schläge/Min.
   In B bei 135–155 Schläge pro Minute.
2. In der Bandbreite.

Bemerkung: FHF-Schreibung zeigt keine große Veränderung nach Anlegen der Parazervikalblockade im Gegensatz zu dem vorher gezeigten Fall.

(Abb. 70 a, b).

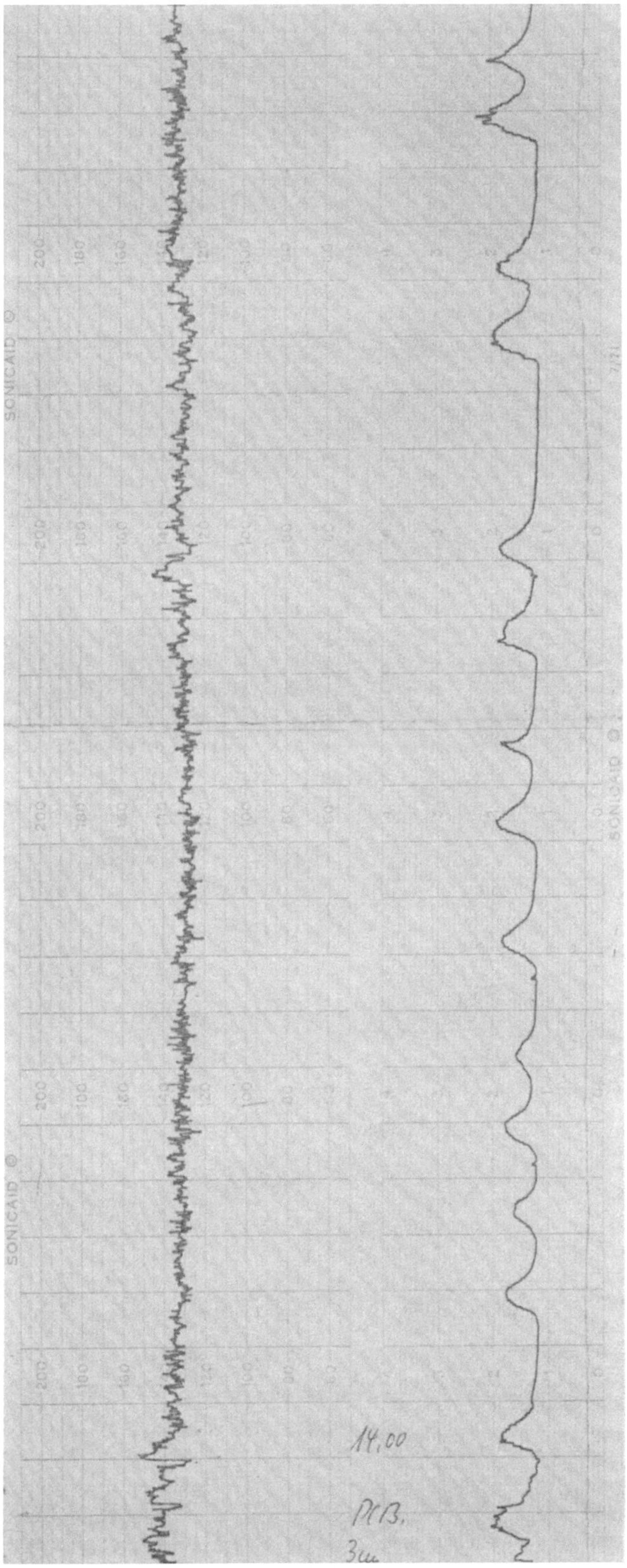

Abb. 70 a

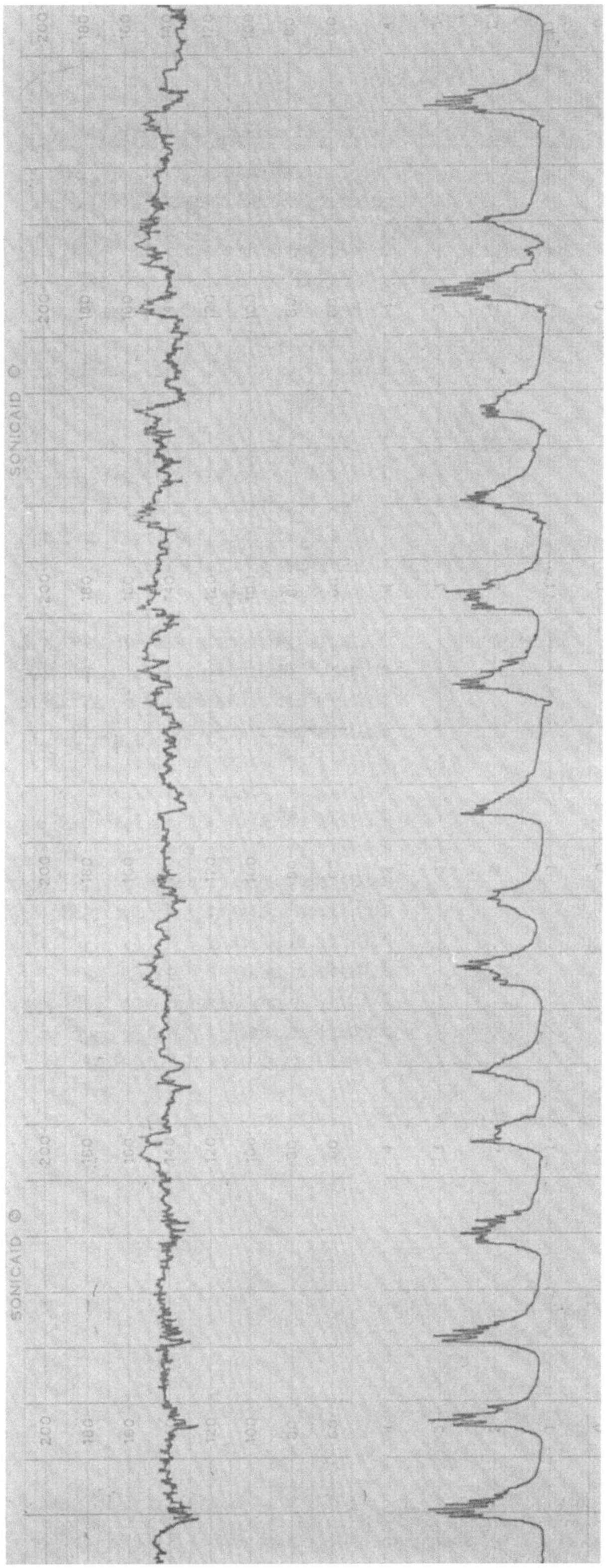

Abb. 70 b

4.1.8 Risikofälle

B.M. 23.11.27 Sch.

Anamnese: 43-jährige IV-para, IV-gravida. Präpartale Hospitalisation in der 29. Schwangerschaftswoche wegen EPH-Gestose.

Fragen:
1. Wie bezeichnet man die Abfälle der FHF in Kurve A und B?
2. Beurteile den Zustand des Feten in Kurve B!
3. Bei welcher FHF liegt der tiefste Abfall?

Antworten:
1. „Dip$_2$" late decelerations.
2. Zunehmende Verschlechterung – Die Dezelerationen sind in Kurve B ausgeprägter und treten in immer kürzeren Abständen auf.
3. Bei 60 Schlägen pro Minute.

Bemerkung: Nach Aufzeichnung von Kurve B kam es zum Blasensprung. Es ging reichlich blutiges Fruchtwasser ab. Keine Dezelerationen mehr, Kurve C. 30 Min. später Spontanpartus eines unreifen weiblichen Neugeborenen.
Es zeigte sich ein echter Nabelschnurknoten. Der Säugling wurde nach O$_2$-Gabe mit einem Gewicht von 1 300 g und einer Länge von 45 cm in die Kinderklinik verlegt.
8 Wochen später Entlassung in gutem AZ mit einem Gewicht von 2 880 g. Apgarwerte nach 1 Min. 2, nach 3 Min. 4 und nach 5 Min. 9.

(Abb. 71 a, b, c).

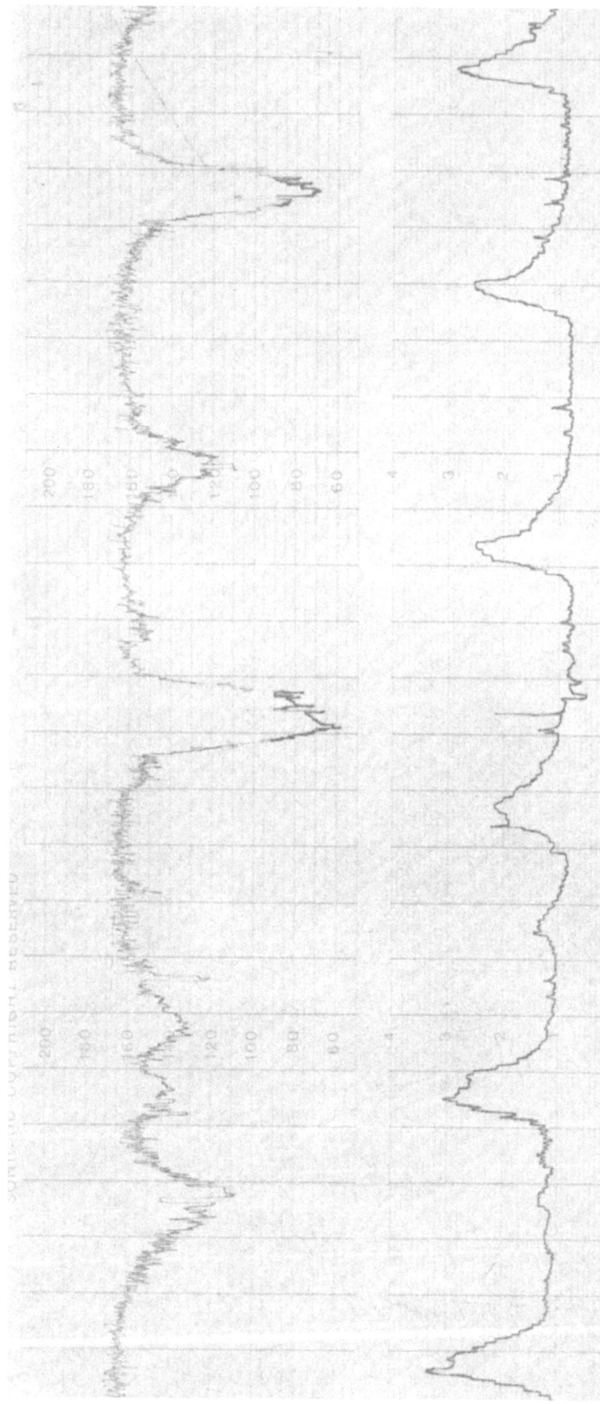

Abb. 71 a

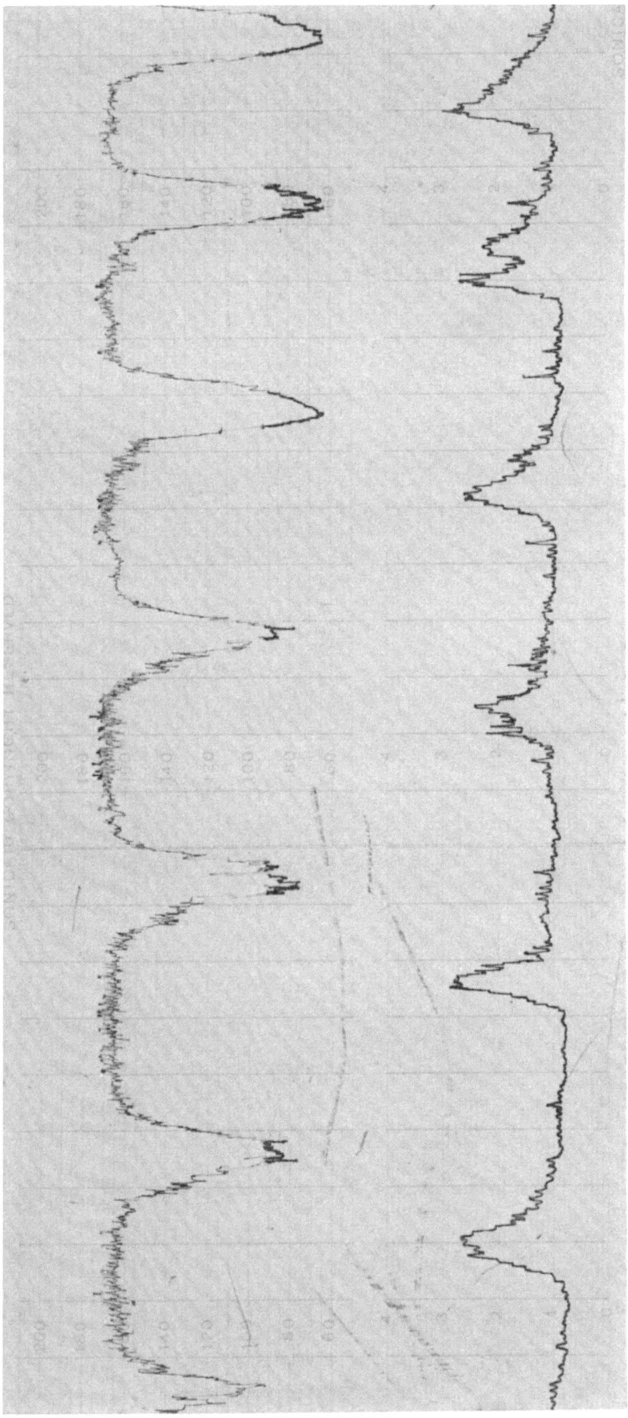

Abb. 71 b

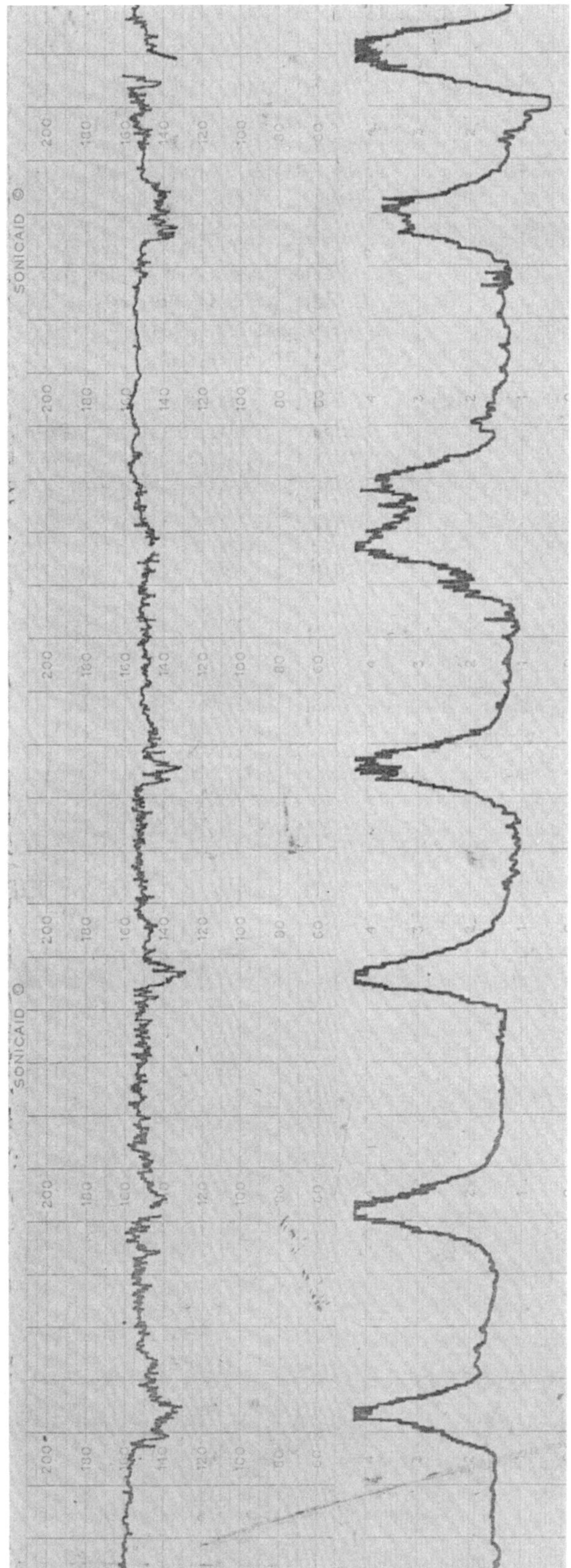

Abb. 71 c

E. F. 01.03.40 Kar.

Anamnese: 31-jährige I-para, I-gravida in der 40. Schwangerschaftswoche. Präpartale Hospitalisation wegen EH-Gestose. Geburtsverlauf protrahiert wegen zervikaler Dystokie.

Fragen:
1. Welche Arten von Dezelerationen kommen auf diesen Kurven vor?
2. Sollte man aufgrund dieser Dezelerationen mit Wehenbezug einen Eingriff vornehmen?

Antworten:
1. Dip_1?
2. Spontanpartus am Ende von Kurve B – (Wäre es jedoch zu weiteren und stärkeren Dezelerationen gekommen, wäre eine sofortige Geburtsbeendigung erforderlich gewesen). Langsame Erholungsphase.

Bemerkung: 1 x Nabelschnurumschlingung – Asphyktische männliche Mangelgeburt. 2330 g, 48 cm. Apgarwerte nach 1 Min. 2, nach 5 Min. 7, nach 6 Min. 9. 6 Min. 9.
Verlegung in Kinderklinik.
Es zeigte sich eine teilweise vorzeitige Plazentalösung. Entlassung des Säuglings nach 19 Tagen im guten AZ.

(Abb. 72 a, b).

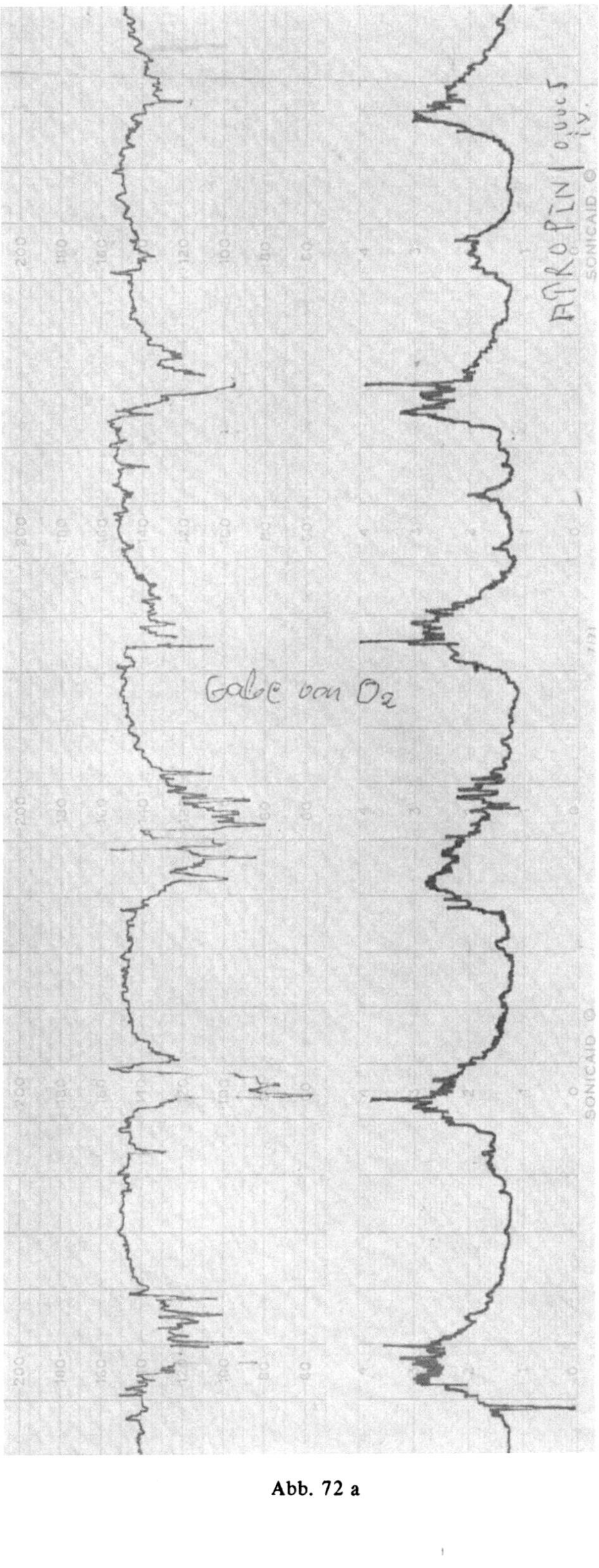

Abb. 72 a

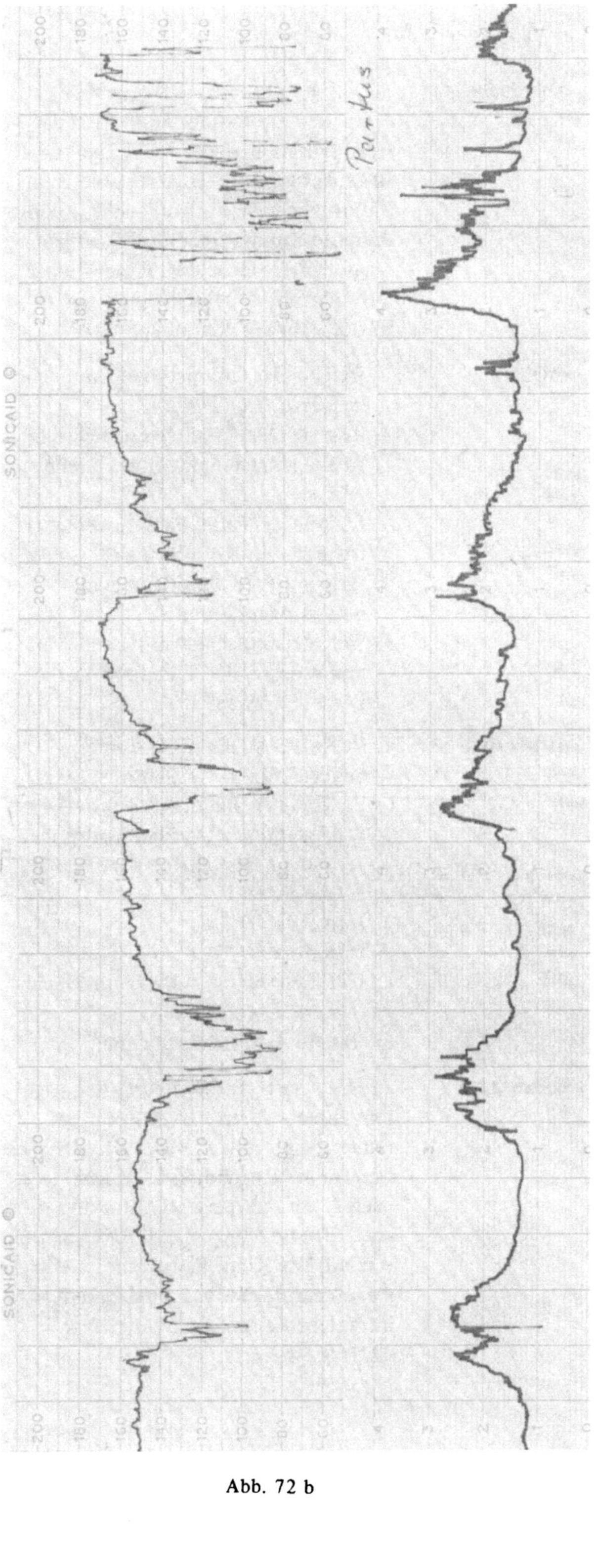

Abb. 72 b

A.W. 23.03.35 Arn.

Anamnese: 36-jährige VII-para, VIII-gravida, 1 Woche ante terminum. Präpartale Hospitalisation wegen vorzeitigen Blasensprungs, BE Lage, EH-Gestose, Blutdruck: 170/90, Adipositas, hypothyreote Struma nodosa und ausgeprägte Varikosis beider Beine. Fieber intra partum. Oxytocineinleitung erfolglos. Abgang von Mekonium.

Fragen:

1. Welche Oszillationstypen kommen in Kurve A und B vor?
2. Besteht eine Ähnlichkeit des Herzfrequenzmusters in Kurve C und D?
3. In welcher Kurve liegt die Basalfrequenz im Normbereich?
4. Welchen FHF-Typ sieht man auf den Kurven D und E?
5. Welchen Entschluß sollte man aufgrund des FHF-Verlaufs in Kurve D und E fassen?

Antworten:

1. In Kurve A: Bandbreite um 5–10 Schläge/Min. = Oszillationstyp 1, In Kurve B: Bandbreite um 10–25 Schläge/Min. = Oszillationstyp 2.
2. Ja, nur ist das Muster in Kurve D ausgeprägter.
3. Kurve B.
4. Periodischer "Rise und Fall" der FHF-Schreibung = Dezelerationen und Akzelerationen.
5. Rasche Geburtsbeendigung.

Bemerkung: 1/2 Std. nach Aufzeichnung der letzten Kurve – Ganze Extraktion bei reiner Steißlage von BB. Asphyktisches weibliches Neugeborenes. Apgar: 1 nach 1 Min., 2 nach 10 Min., und 4 nach 20 Min. Nach 2 std. Reanimation verstarb das Kind. Es bestanden Hinweise darauf, daß das Kind bereits intrauterin schwer geschädigt war. 3210 g, 54 cm.

(Abb. 73 a, b, c, d, e).

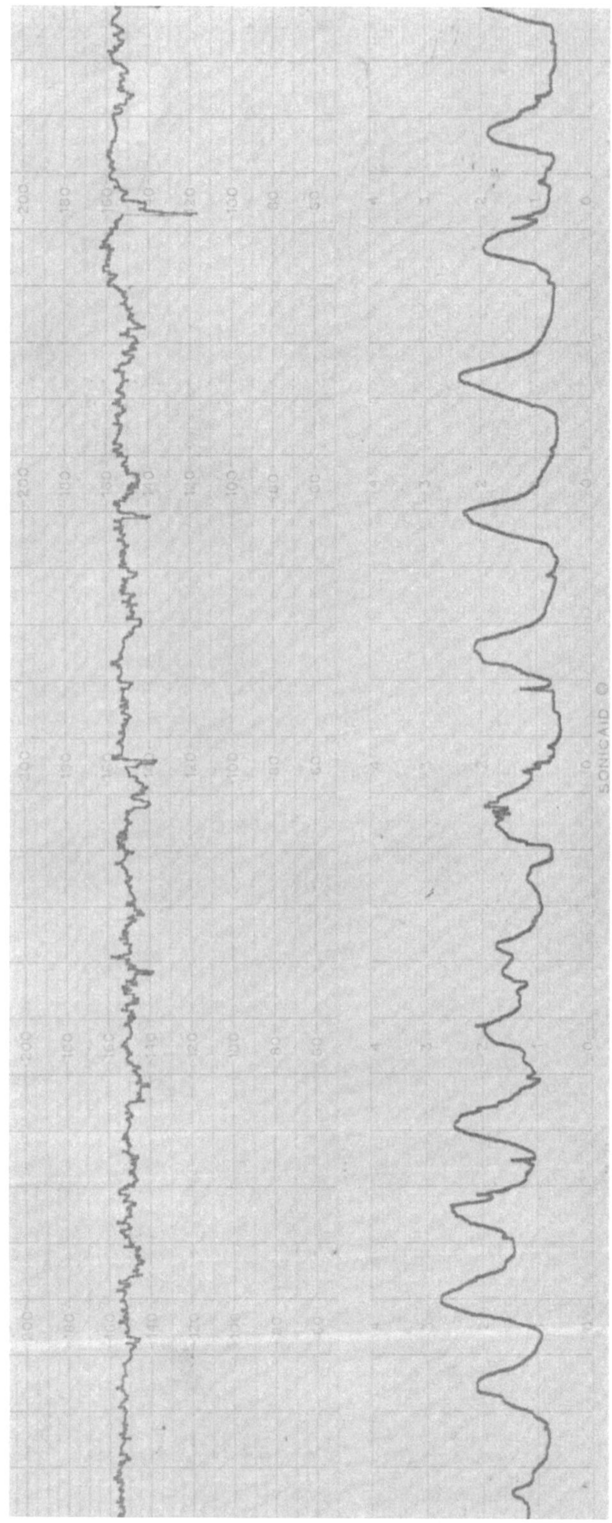

Abb. 73 a – 30. 12. 1971

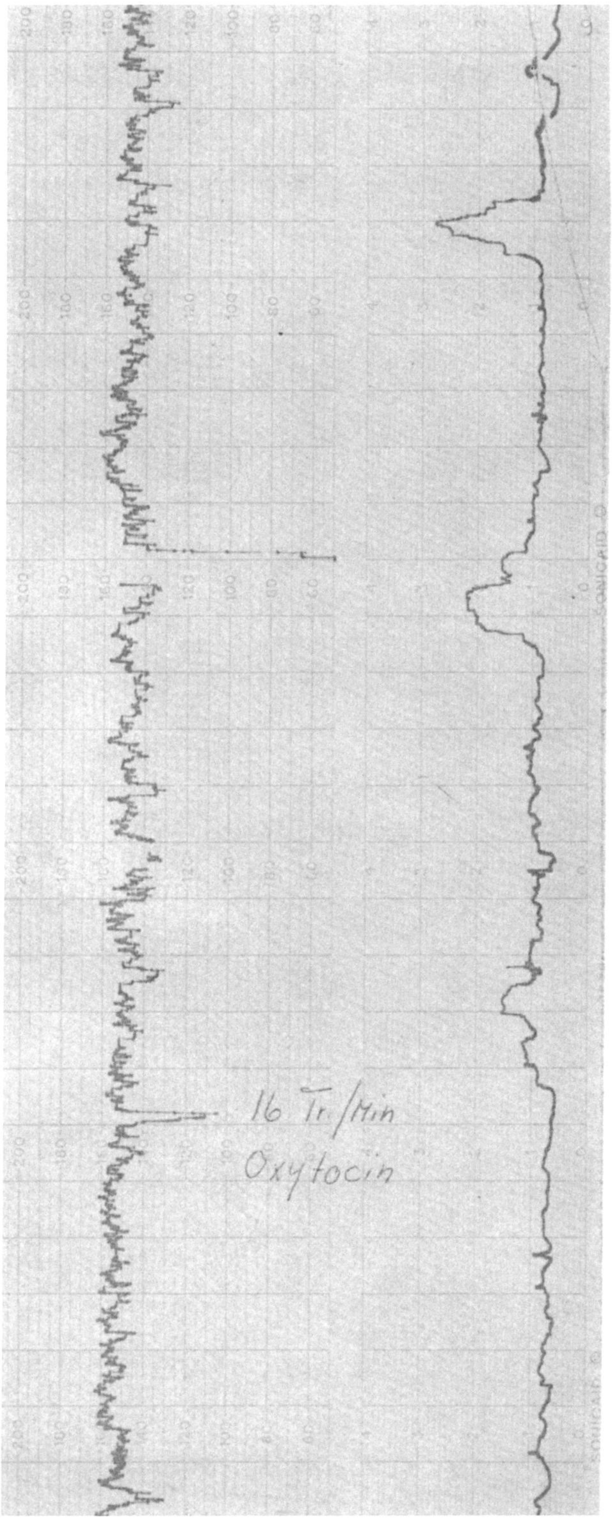

Abb. 73 b

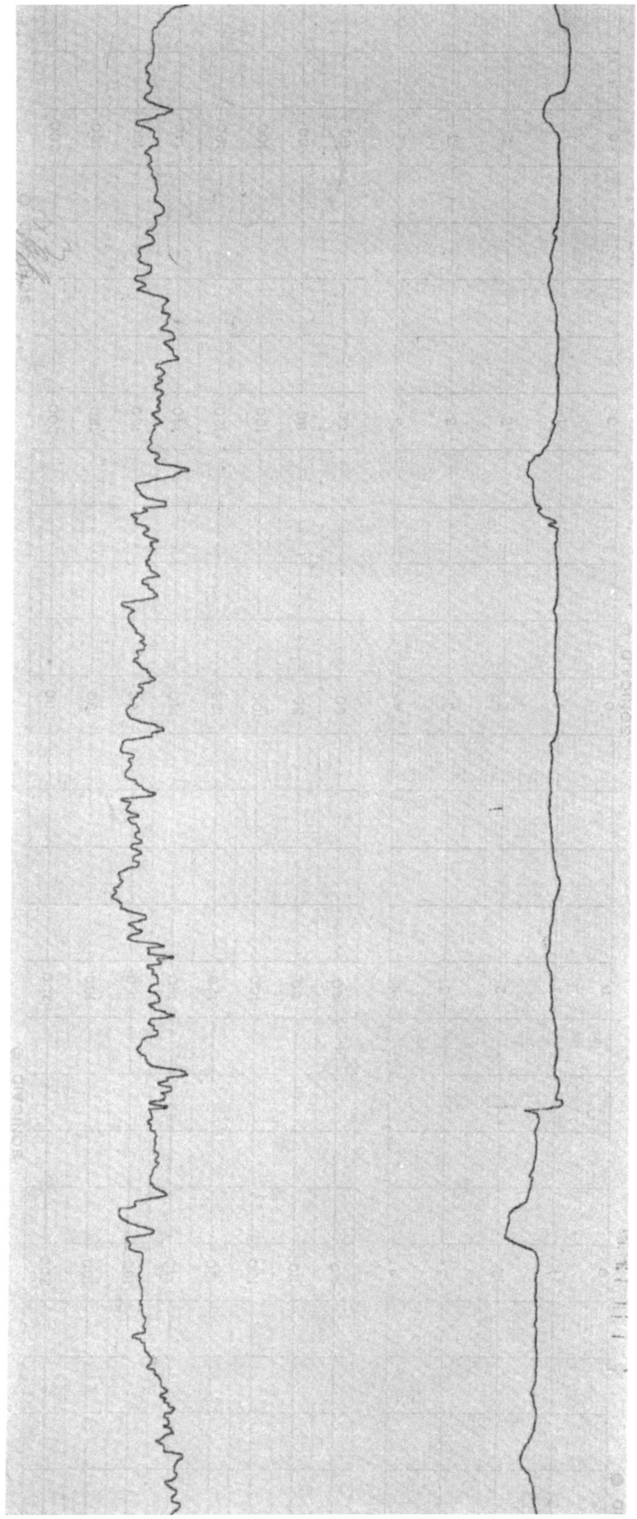

Abb. 73 c – 4. 1. 1972

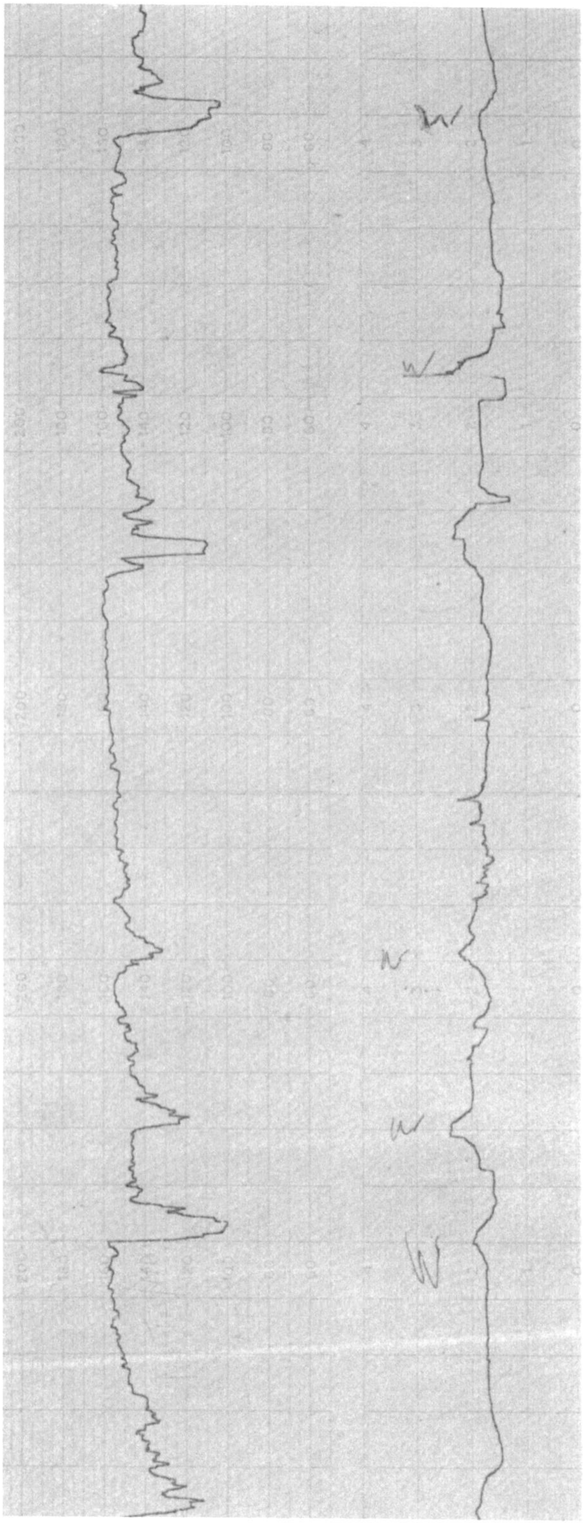

Abb. 73 d – 4. 1. 1972

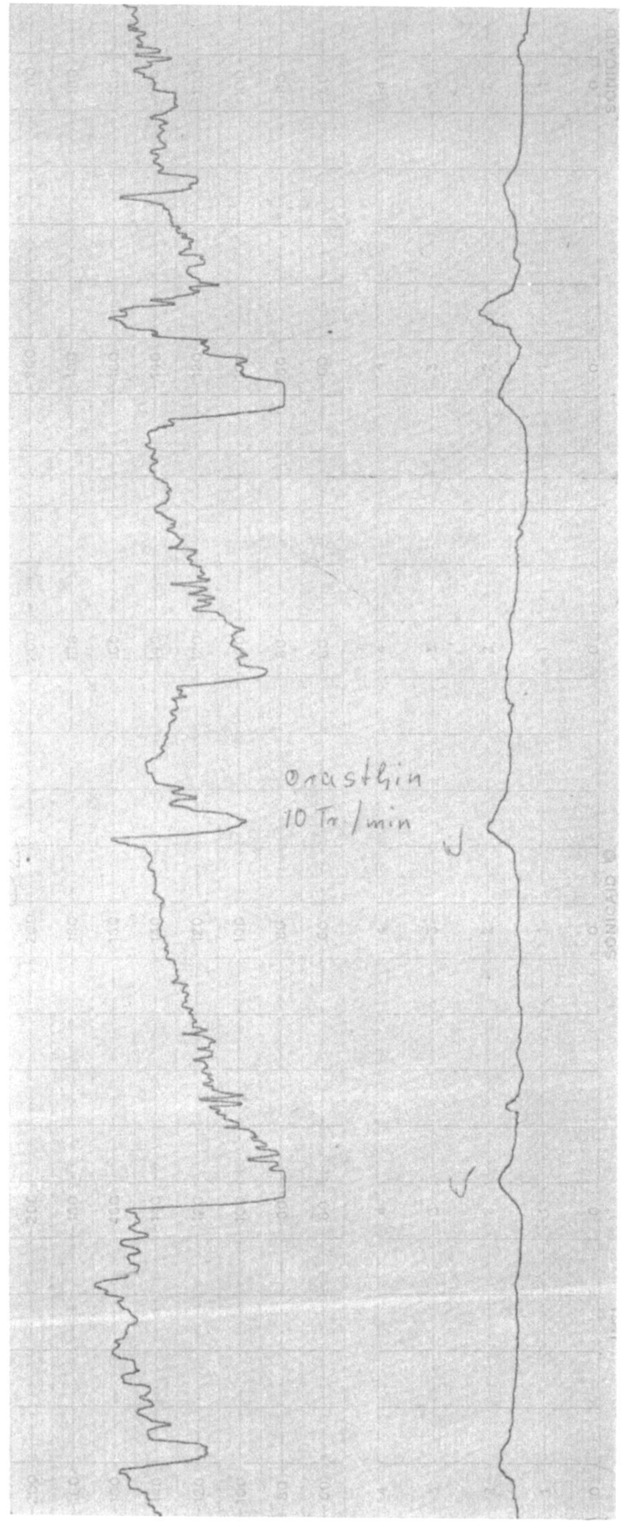

Abb. 73 e – 4. 1. 1972

W.E. 12.05.33 Pie.

Anamnese: 38-jährige I-para, I-gravida. Präpartale Hospitalisation am errechneten Geburtstermin. Zustand nach Myomoperation Mens III und chronische Pyelonephritis. Amnioskopie war nicht möglich – Zervikalkanal geschlossen. Täglich Überwachungen.

Fragen:

1. Sind aus diesen Kurven Gefahrenzeichen zu erkennen?
2. Beschreibe die FHF-Verläufe der Kurven C, D, E und G.
3. Könnte man einen Zusammenhang zwischen den fetalen Herzfrequenzmustern und der Uterusaktivität diagnostizieren?
   Wenn ja, in welchen Kurven?

Antworten:

1. Ja.
2. In Kurve C, D, E und G fällt besonders die schmale Bandbreite der FHF-Schreibung bei 5 Schläge pro Min. auf.
3. Kurve C:
   Zunächst silent Verlauf, übergehend in eine geringe Dezeleration; danach Schwankungen im Normbereich, die in Akzelerationen übergehen.
   Kurve D:
   Bandbreite der Basislinie um 5 Schläge/Min., am Ende der Kurve wieder im Normbereich bei 10–15 Schlägen/Min.
   Kurve F:
   Im allgemeinen, große Schwankungen zwischen 100–160 Schlägen/Min. Akzelerationen und Dezelerationen

   Kurve G:
   Leichter Anstieg der Basislinie (von 120 auf 150 Schläge/Min.). Zunächst silent Verlauf, dann übergehend in Schwankungen.
3. Ja, es könnte nicht ausgeschlossen sein in den Kurven D, E und G.
   Bei Einsetzen von stärkeren Wehen machen sich eingeengt undulatorische Herzfrequenzmuster bemerkbar.

Bemerkung: Dieser Fall demonstriert eingeengt undulatorische bis silent Verläufe, die als Alarmzeichen gelten. Es kam zu einem intrauterinen Fruchttod einen Tag nach Kurve G. (siehe Kurve H). Blasensprung erfolgte 1 Tag nach Kurve H – Fruchtwasser: erbsbreiartig – 7 Std. später Ausstoßung der mazerierten Frucht (II–III Grades) – 2700 g, 51 cm.
Die Plazenta war auffällig klein (380 g).

(Abb. 74a, b, c, d, e, f, g, h).

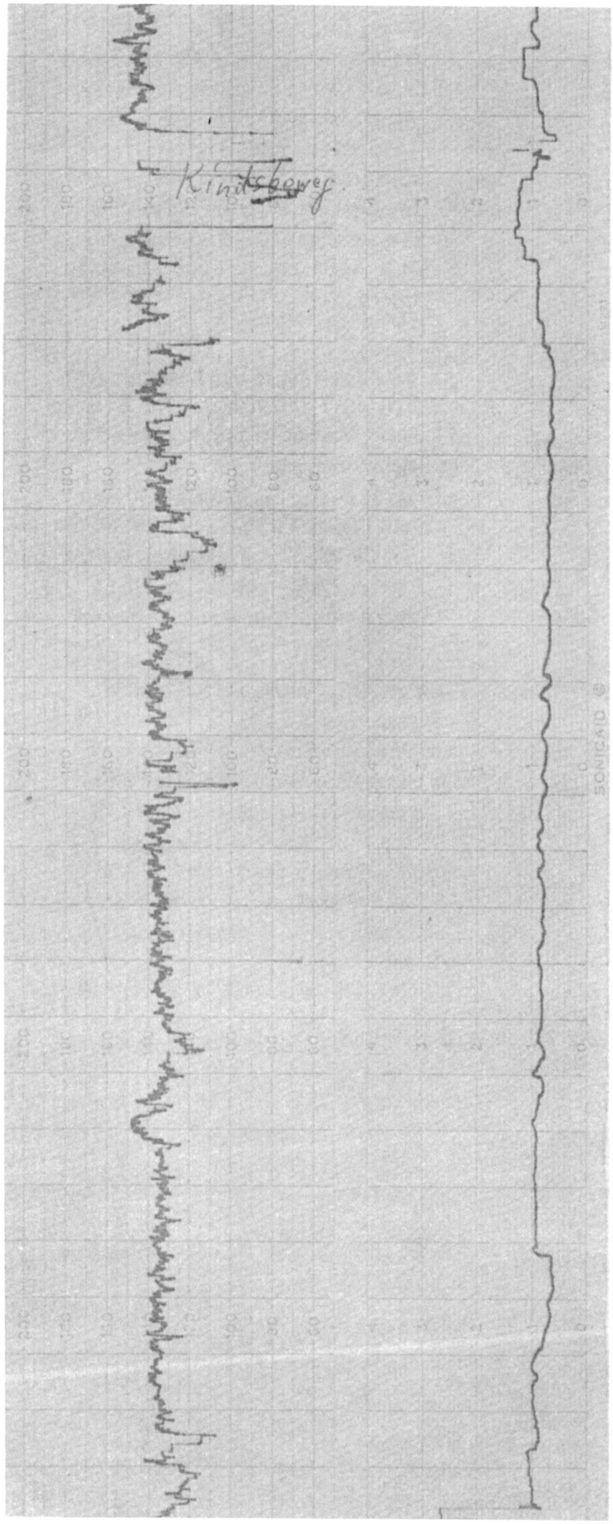

Abb. 74 a – 8. 1. 1972

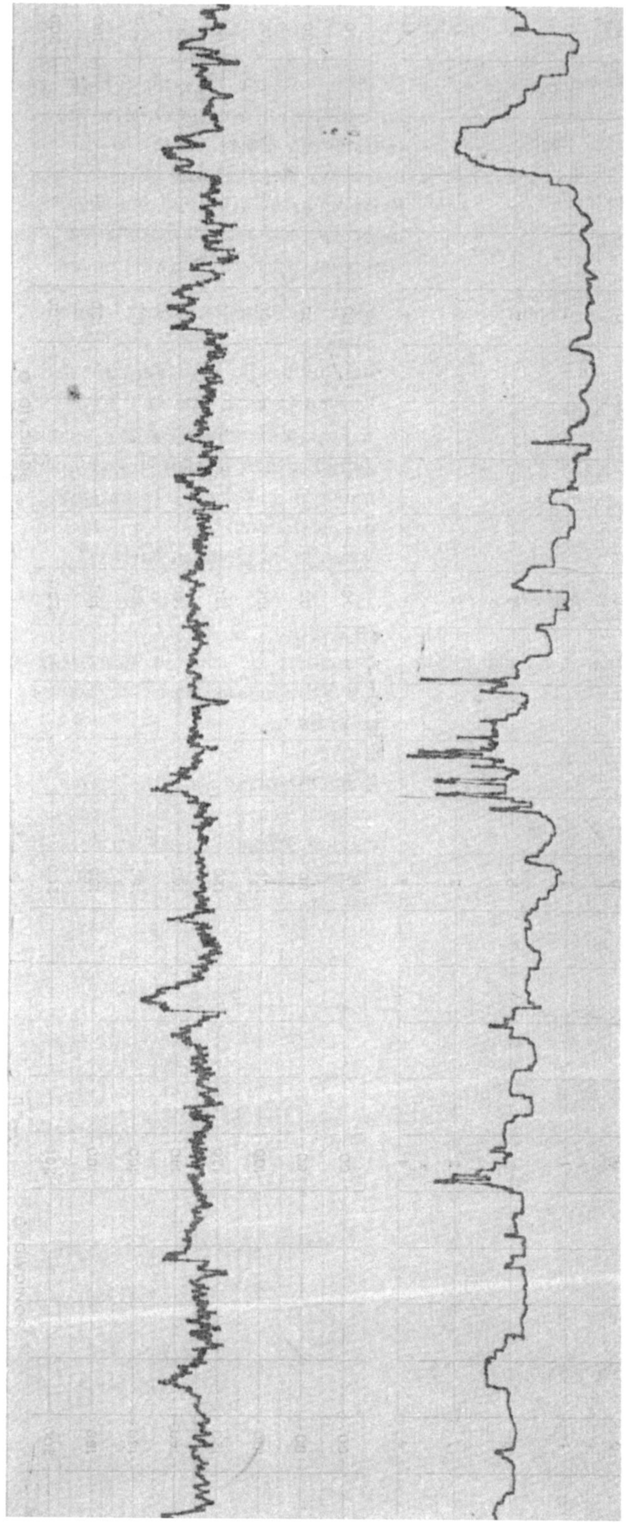

Abb. 74 b – 9. 1. 1972

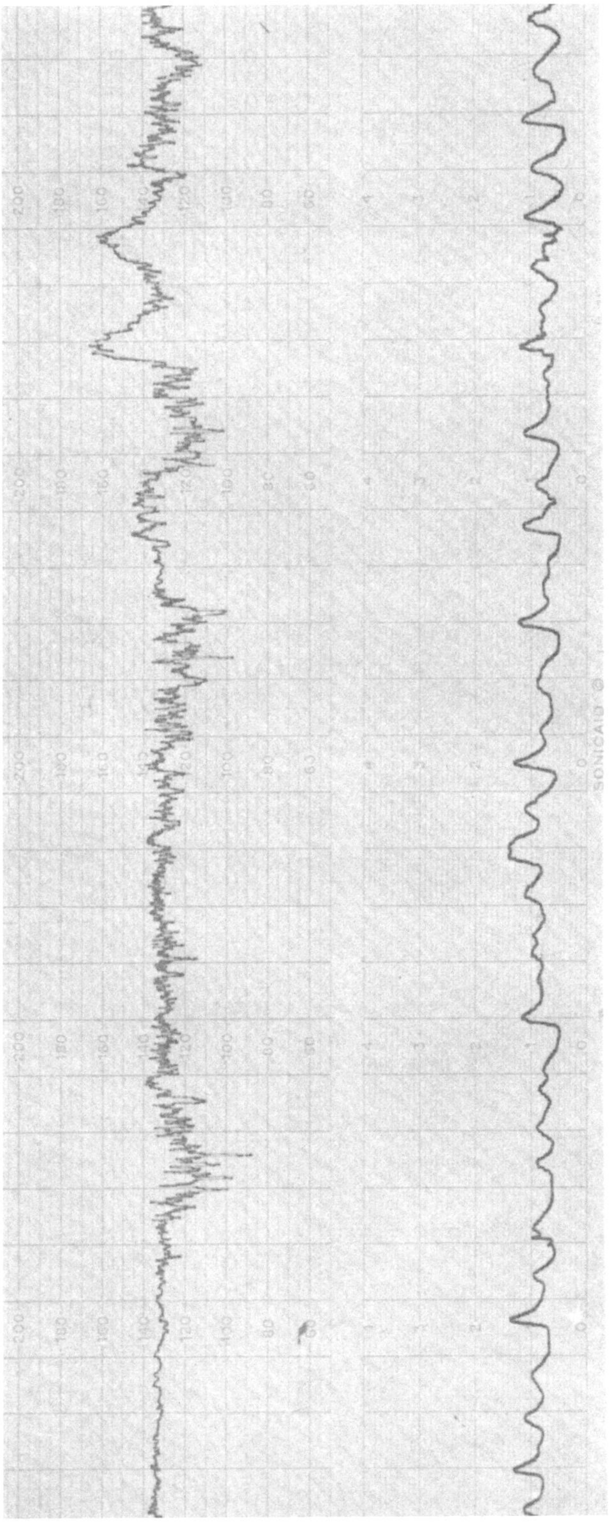

Abb. 74 c – 10. 1. 1972

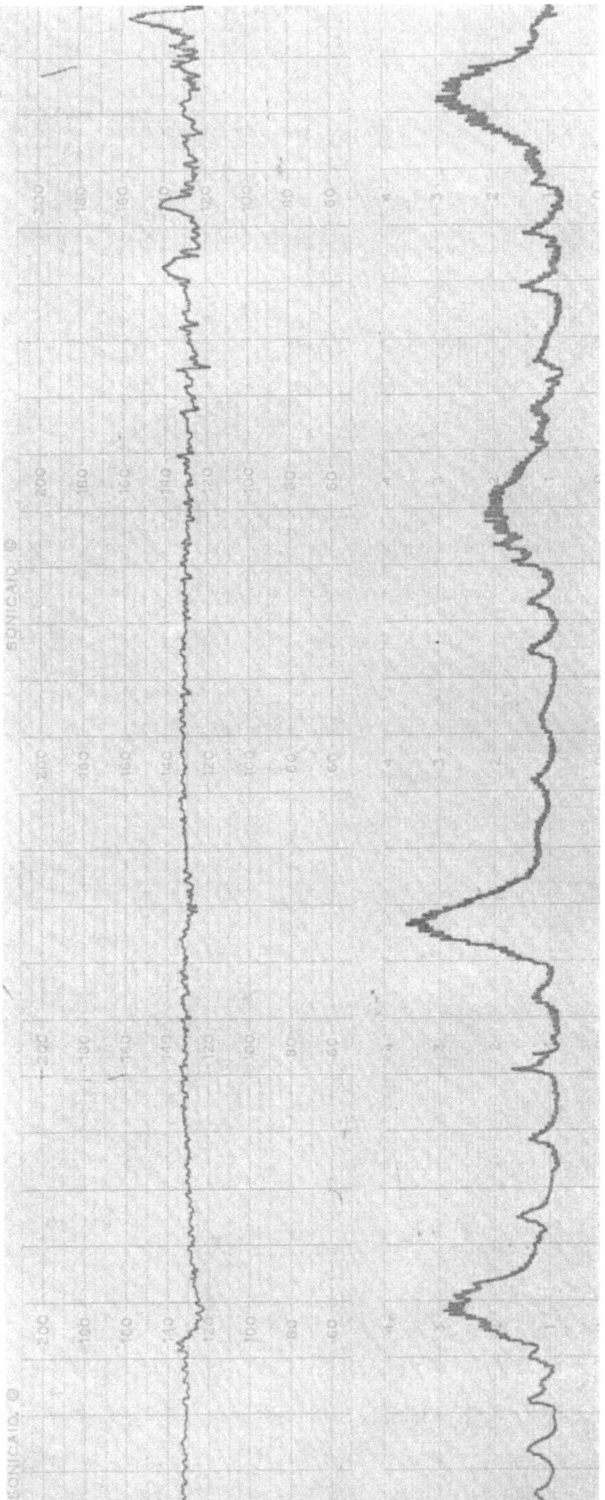

Abb. 74 d – 15. 1. 1972

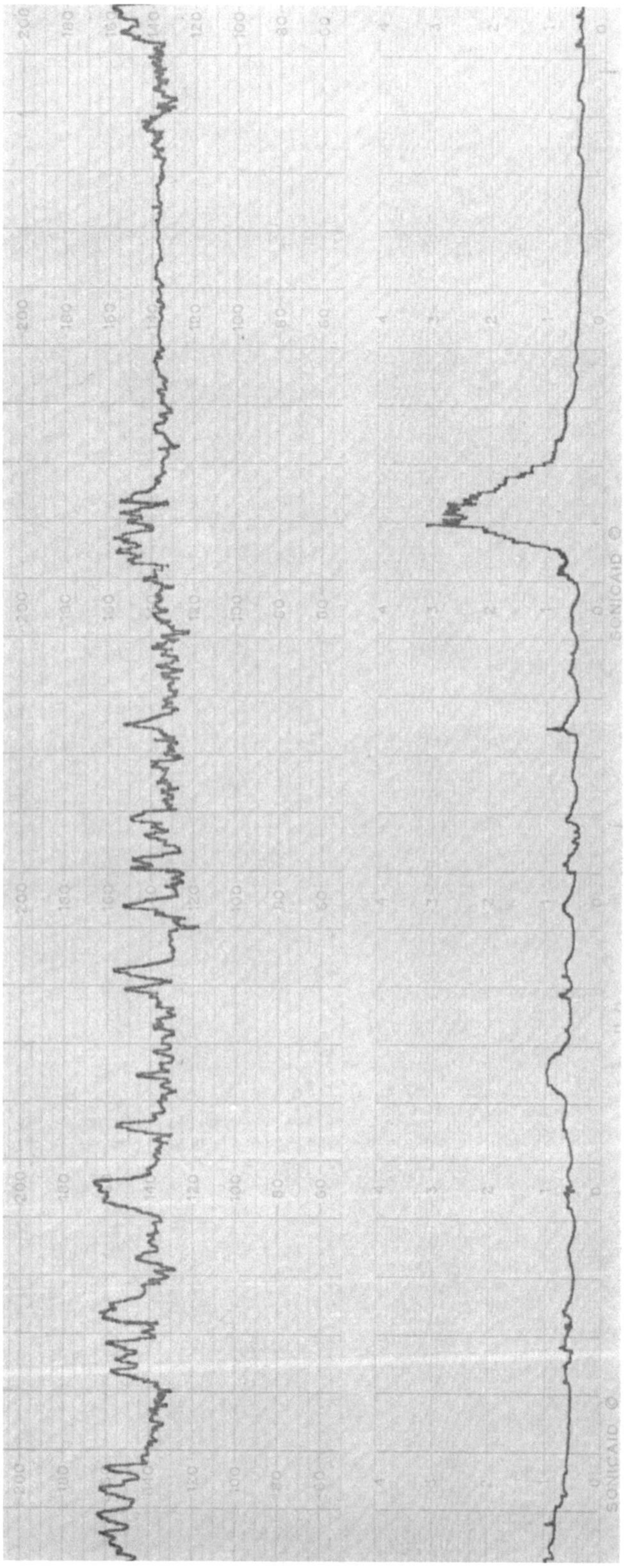

Abb. 74 e – 16. 1. 1972

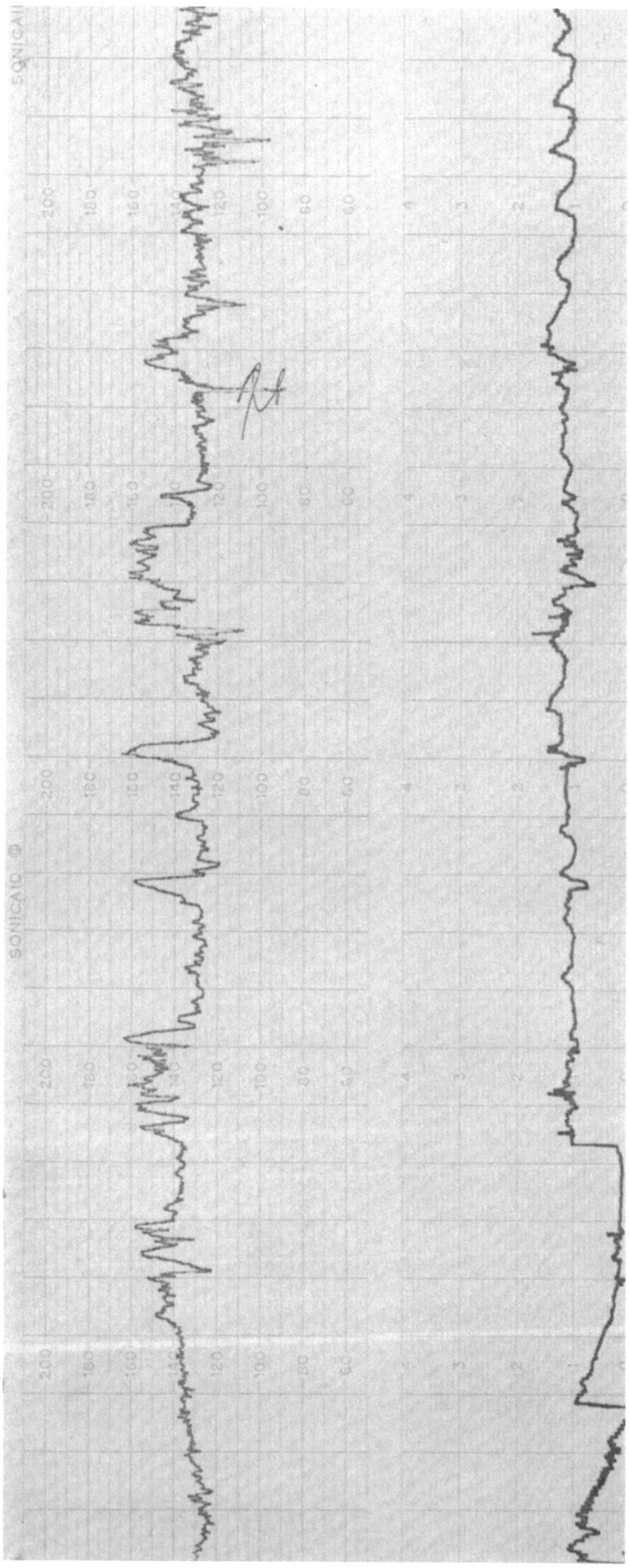

Abb. 74 f – 17. 1. 1972

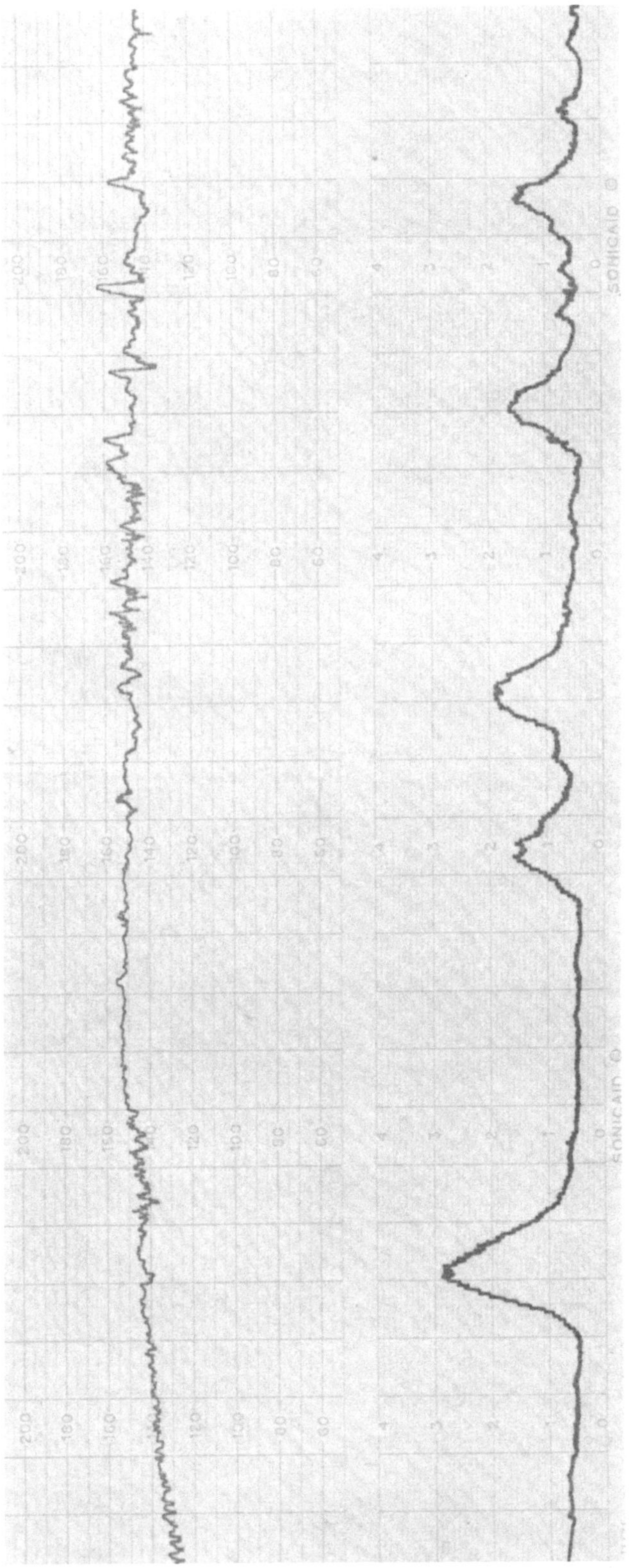

Abb. 74 g – 19. 1. 1972

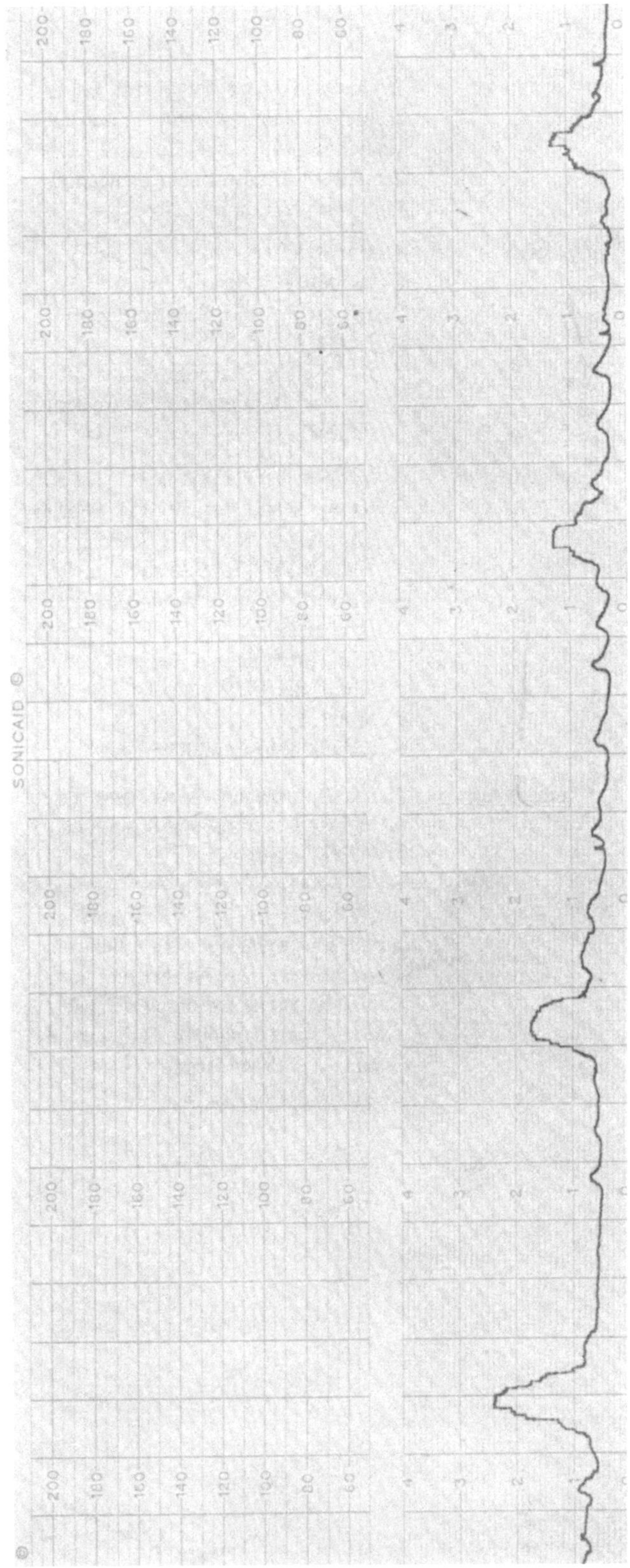

Abb. 74 h – 20. 1. 1972

N.A. 24.07.44 Sta.

Anamnese: 27-jährige IV-para, IV-gravida am errechneten Geburtstermin. Präpartale Hospitalisation wegen Zustand nach 2 maligem intrauterinem Fruchttod (am Termin) mit E-Gestose.

Fragen:
1. Um welche Art von Dezelerationen handelt es sich in Kurve C?
2. Wie ist die FHF-Schreibung in Kurve A und B?
3. Auf welche Diagnose ist diese Art von Dezelerationen zurückzuführen?

Antworten:
1. Variable decelerations.
2. Kurve A und B: 130–150 Schläge/Min. mit periodischen Akzelerationen bis auf 170 Schläge/Min. In Kurve C Schwankungen der Basislinie zwischen 110 und 160 Schlägen/Min. mit variablen Dezelerationen, Abfall der FHF bis auf 65 Schläge/Min.
3. Nabelschnurumschlingung.

Bemerkung: Nabelschnurdiagnostik wurde 1 Tag vor dieser Überwachung durchgeführt: Nabelschnurgeräusch in der ganzen Halsfurche wahrnehmbar. 1 Tag nach dieser Registrierung Spontanpartus, anfangs asphyktisches männliches Neugeborenes. 2 x Nabelschnur um den Hals, rasche Erholung nach O_2-Gabe. Apgar: 5 nach 1 Min., 8 nach 5 Min. – 2950 g, 50 cm.

(Abb. 75 a, b, c).

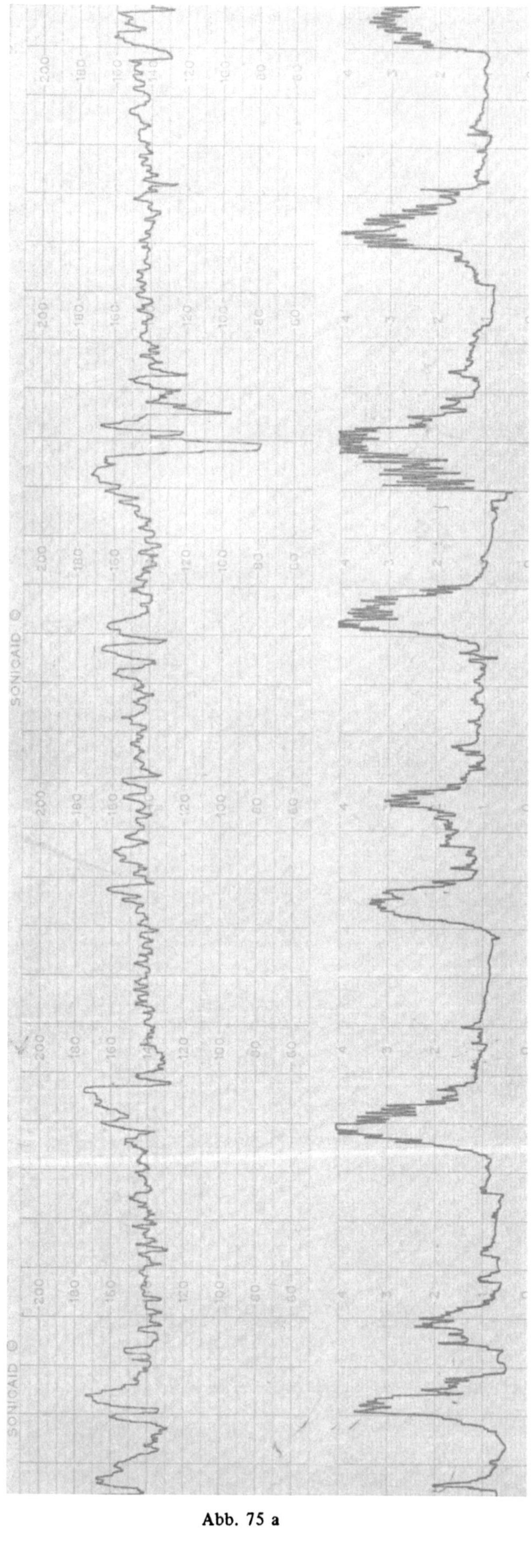

Abb. 75 a

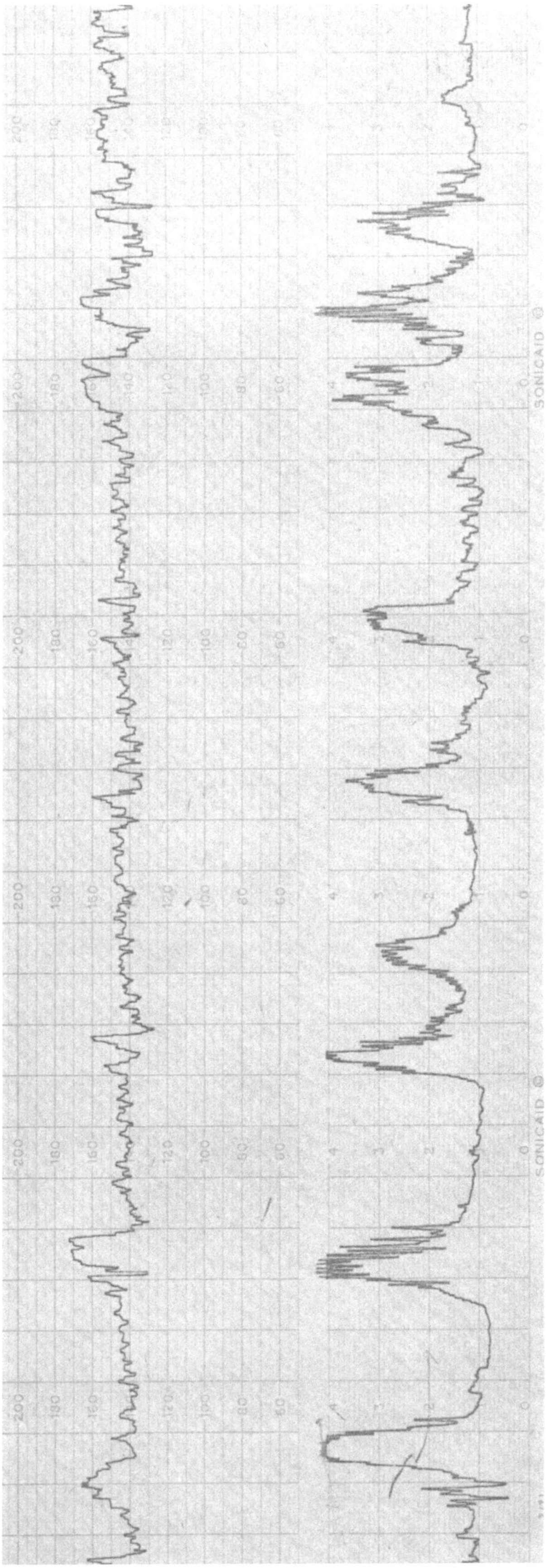

Abb. 75 b

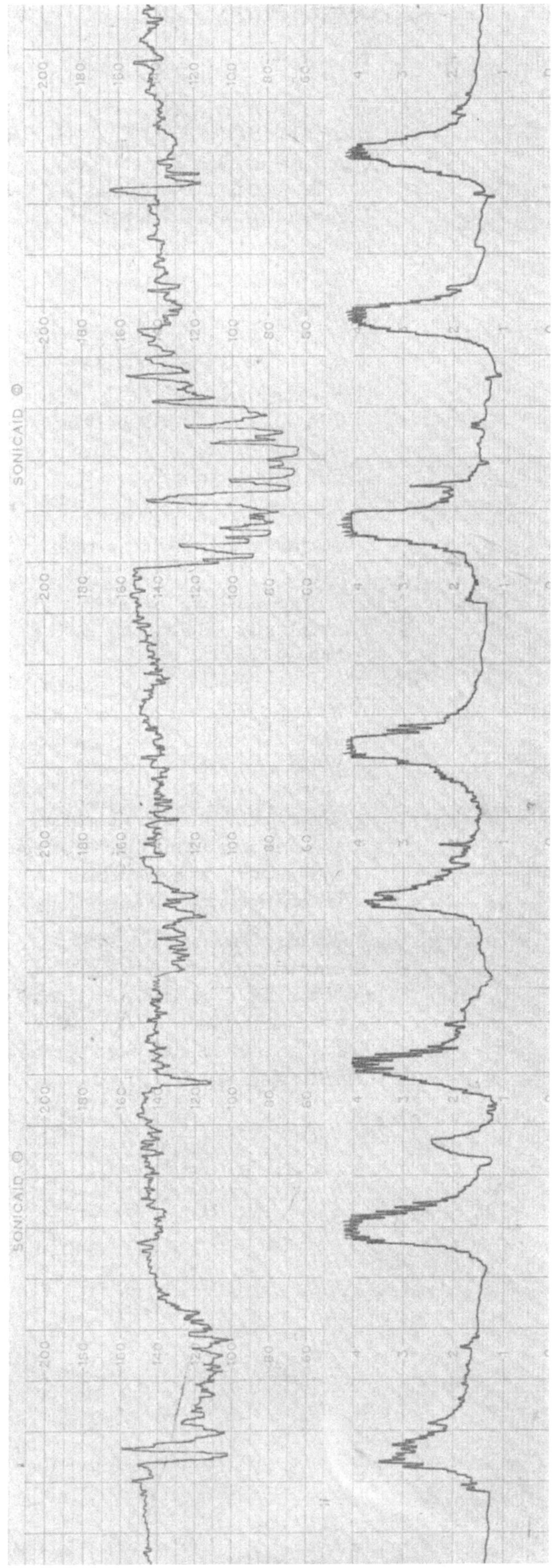

Abb. 75 c

Sch.E. 06.03.33 Kor.

Anamnese: 38-jährige I-para, I-gravida, in der 41. Schwangerschaftswoche. – Präpartale Hospitalisation. Noch am Aufnahmetag begann regelmäßige Wehentätigkeit und Blasensprung: Grünes Fruchtwasser, Geburtsstillstand in der Austreibungsperiode.

Fragen:

1. Beschreibe den FHF-Verlauf in Kurve A.
2. Wie reagieren die FHF zu der Uterusaktivität in Kurve B und C?
3. Was kann man am Ende der Kurve C für einen Schluß ziehen (Welche Maßnahmen wurden in Betracht der FHF unternommen)?

Antworten:

1. Die Basislinie der FHF in Kurve A wechselt in periodischen Abständen zwischen 140 und 160 Schlägen/Min. Zeitweise kommt es zu minimalen Abfällen der FHF bei eingeengten Undulationen.
2. In Kurve B und C treten wehenabhängige Abfälle der FHF auf, der Tiefpunkt folgt zeitlich etwas der Wehenakme nach – „early“ bis “late deceleration”.
3. Anstieg der FHF auf 180 Schläge/Min. Patientin wurde durch Forceps entbunden, da sich eine kindliche intrauterine Asphyxie entwickelte.

Bemerkung: Weibliches Neugeborenes – 2610 g, 49 cm, anfangs leicht asphyktisch, normalisierte sich doch nach kurzer Zeit.. Apgar: 6 nach 1 Min., 8 nach 5 Min. und 10 nach 10 Min. Großer Plazentarinfarkt.

(Abb. 76 a, b, c).

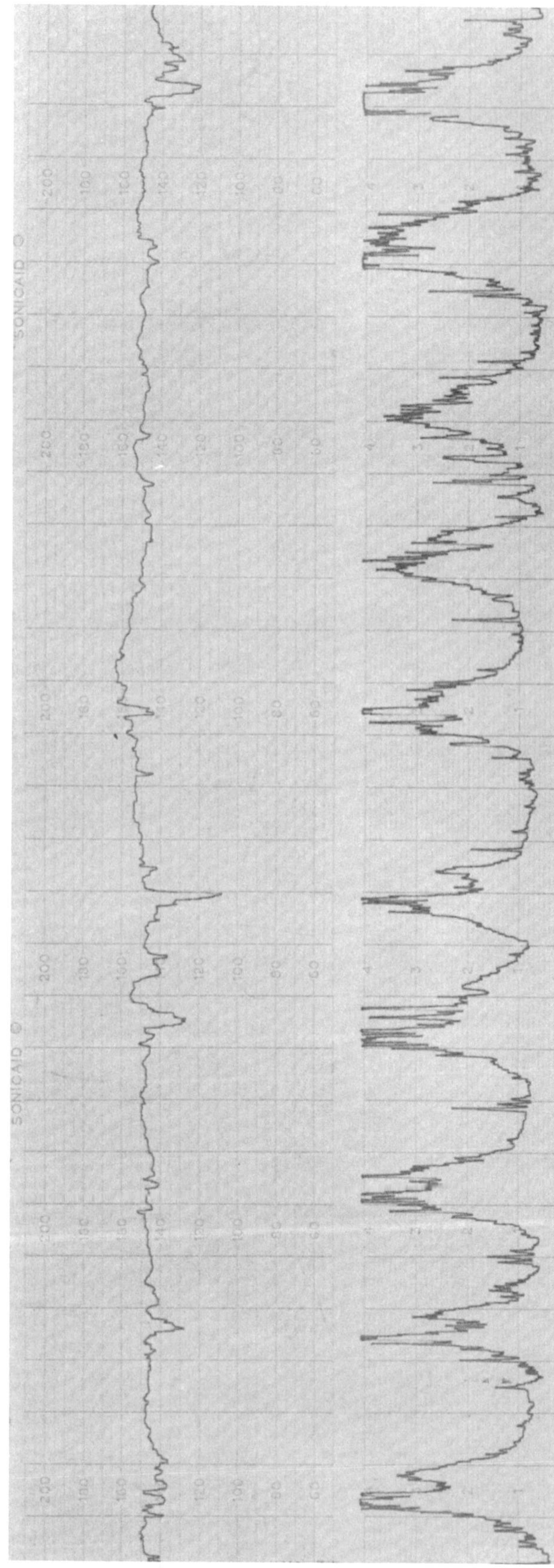

Abb. 76 a

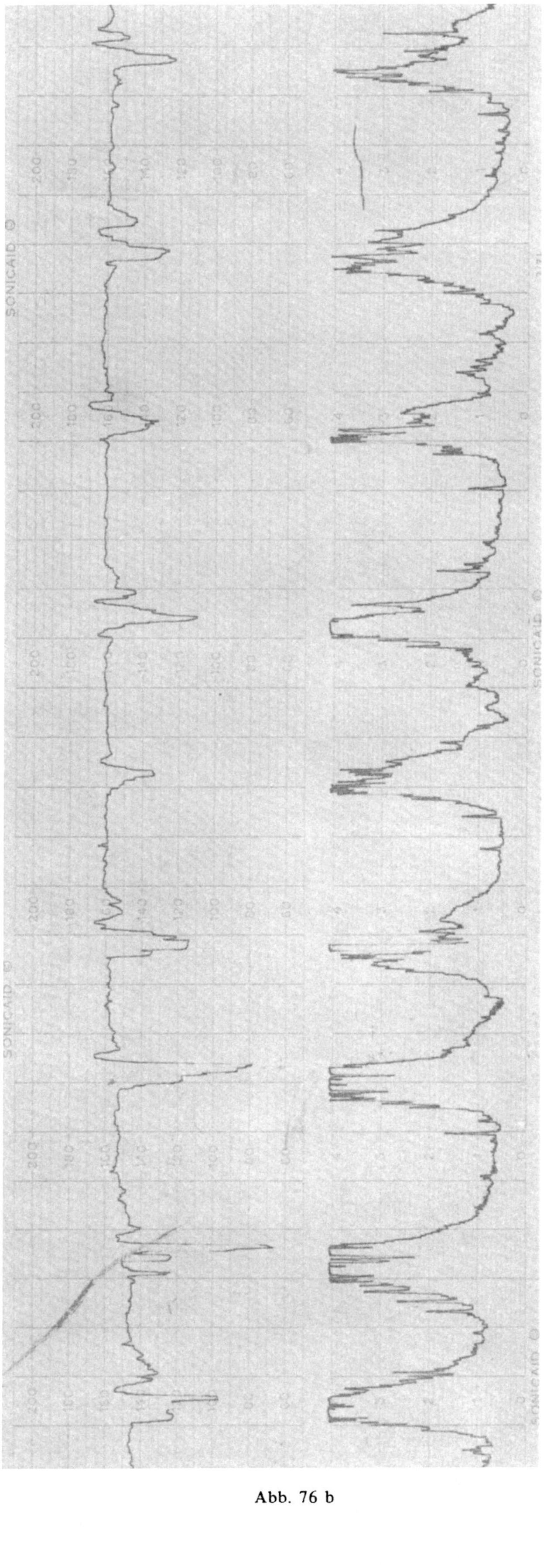

Abb. 76 b

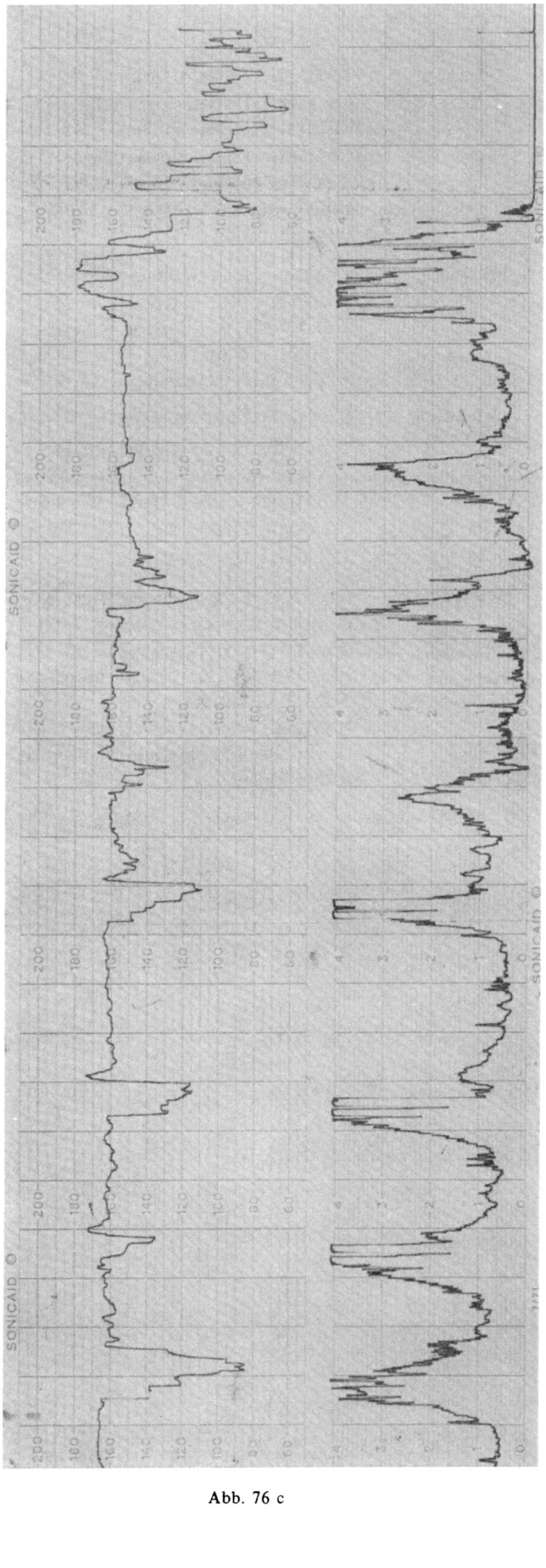

Abb. 76 c

J. H. 19.03.39 Zim.

Anamnese: 32-jährige IV-para, IV-gravida. Präpartale Hospitalisation wegen schwerer Rh-Erythroblastose in der 37. Schwangerschaftswoche – zur Amniozentese – am Tag vor der Geburt (Kurve A) – gelblich-grünes Fruchtwasser, stark mekoniumhaltig.

Fragen:

1. Was ist die Bezeichnung für die Abfälle der FHF in Kurve A?
2. Beschreibe den Zustand des Feten in Kurve B und C.
3. Wie ist die Bandbreite in Kurve A?

Antworten:

1. "Dip_2" – late deceleration.
2. In Kurve B und C zunehmende Verschlechterung des Zustandes. Es treten starke **early** deceleration auf mit Abfällen auf 50 Schl./Min.
3. 140–150 Schläge/Min.

Bemerkung: Am gleichen Tag Spontanpartus; hydropisches, schwer asphyktisches, 2600 g schweres, 48 cm langes männliches Neugeborene. Kind verstarb nach 2-stündigen Reanimationsbemühungen – schwere Rh-Erythroblastose. Plazenta: auffällig groß, hydropische Degenerationszeichen.

(Abb. 77 a, b, c).

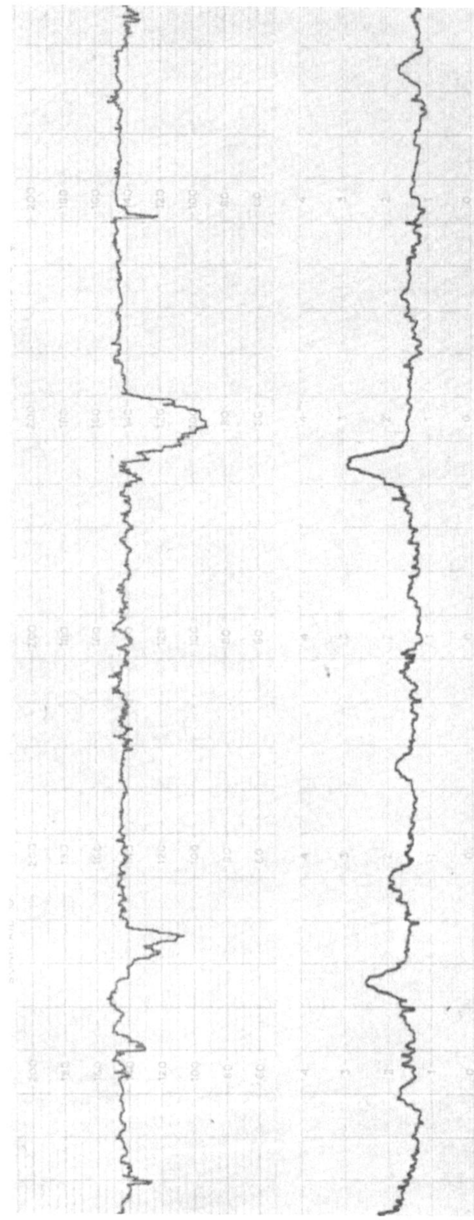

Abb. 77 a

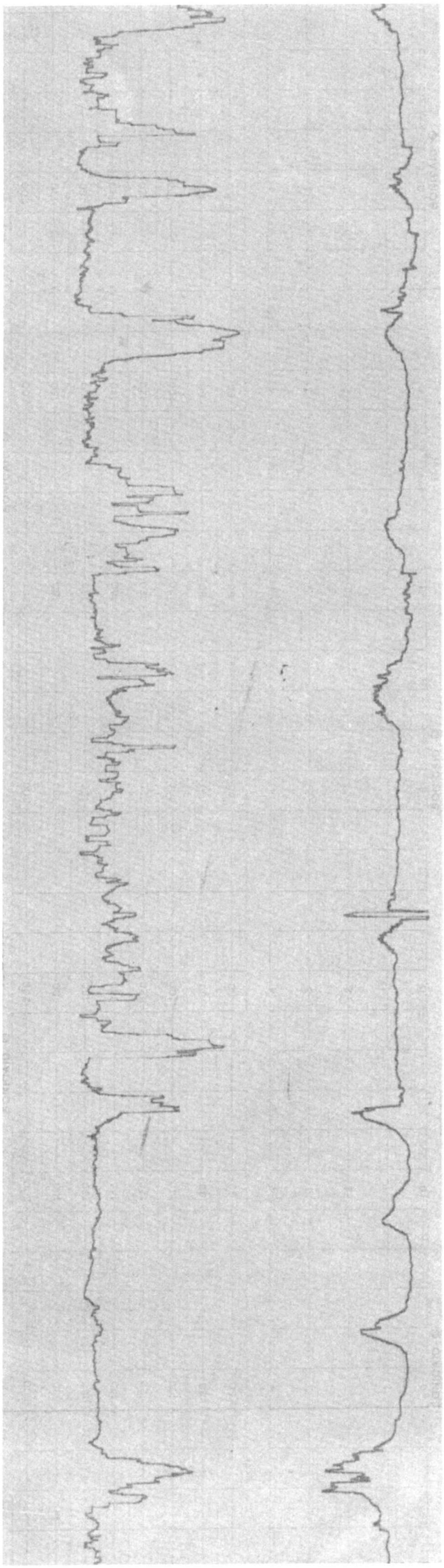

Abb. 77 b

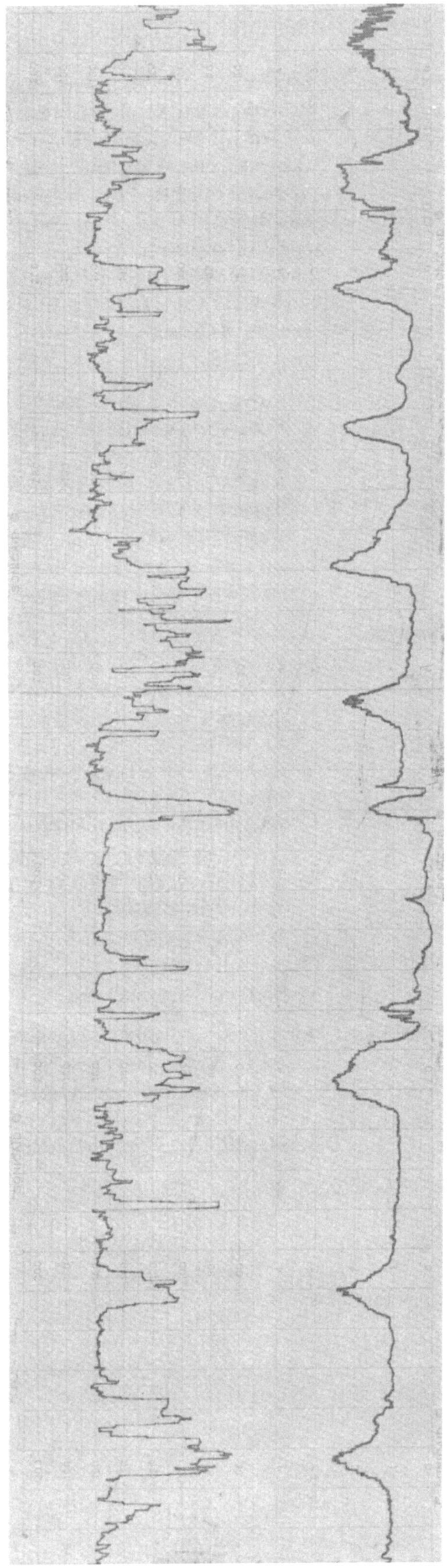

Abb. 77 c

B.I. 04.09.44 Fuc.

Anamnese: 31-jährige II-para, II-gravida, präpartale Hospitalisation wegen H-Gestose – –2 Wochen vor dem errechneten Geburtstermin – Zustand nach intrauterinem Fruchttod wegen Praeeklampsie. Mehrmalige Amniozentesen: reichlich klares Fruchtwasser. Medikamente zur Therapie der H-Gestose: Adelphan (3 x 1 Tabl. tägl.), Catapresan (2 x 1/2 Tabl.).

Fragen:

1. Was für ein FHF-Verlauf ist in Kurve A und B zu sehen?
2. Erkläre den Grund der Blasensprengung in Kurve C.
3. Um welche Art von Dezelerationen handelt es sich in Kurve D und E?
4. Welcher Entschluß ist angebracht aufgrund dieser Dezelerationen nach erfolgloser Geburtseinleitung?

Antworten:

1. Kurve A;
   Außer einzelnen Abfällen auf 100 Schläge/Min. normale Schwankungen.
   Kurve B:
   Silent Verlauf mit varibler Dezeleration.
2. Aufgrund der 6-minuten-lang anhaltenden Dezeleration (50 Schläge/Min.) Bei kleinem Kind und teils eröffnetem MM.
3. Schwere eigenständige Dezelerationen (ohne Wehen).
4. Sectio bei kleinem Kind.

Bemerkung: Entschluß zur Sectio unmittelbar nach Kurve E. Partus eines unreifen, 1780 g – 54 cm Neugeborenen. Apgar 8 nach 1 Min., 10 nach 10 Min. Verlegung in Kinderklinik. Plazenta: infarciert.

(Abb. 78 a, b, c, d, e).

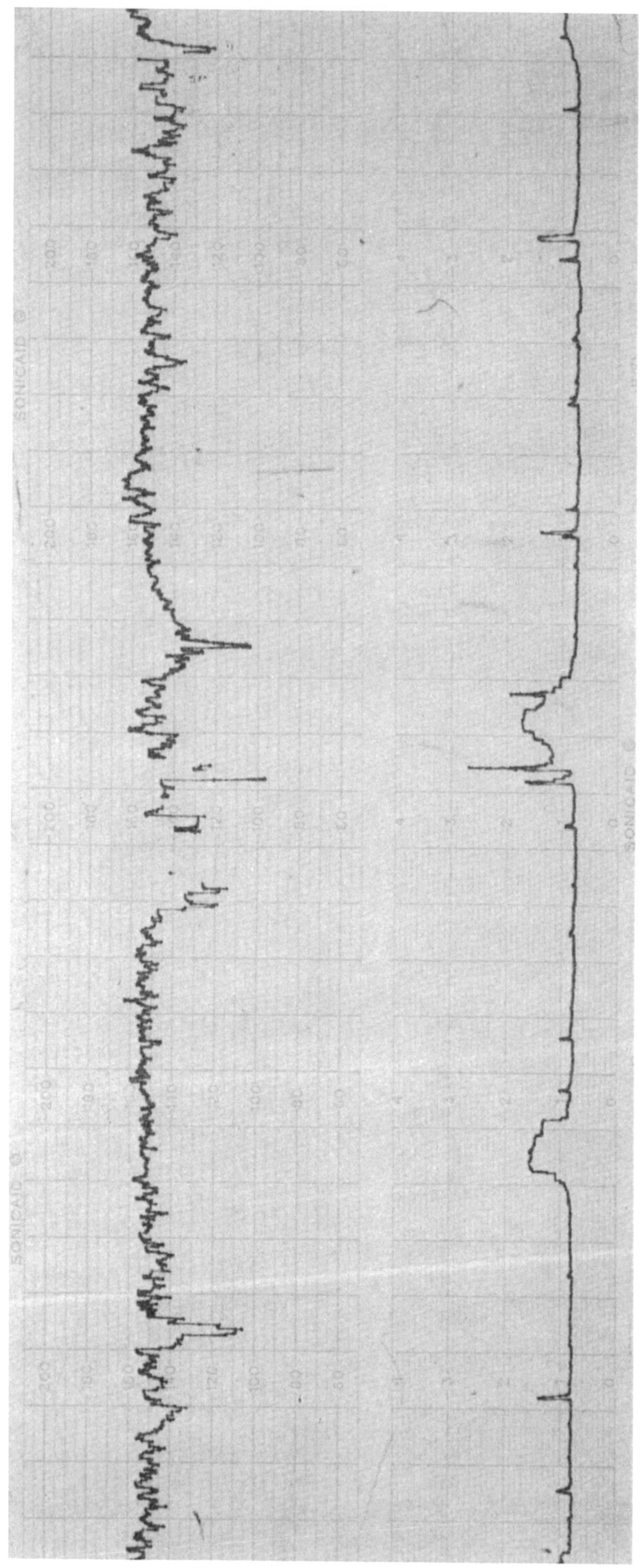

Abb. 78 a – 23. 1. 1972

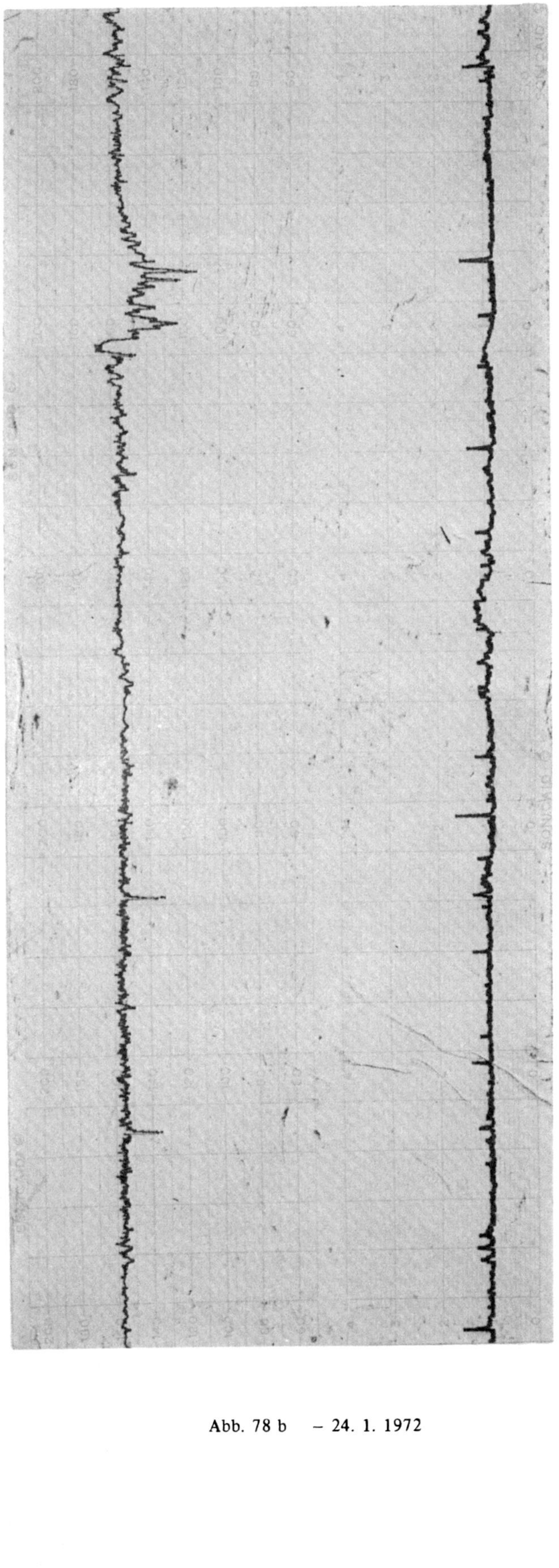

Abb. 78 b – 24. 1. 1972

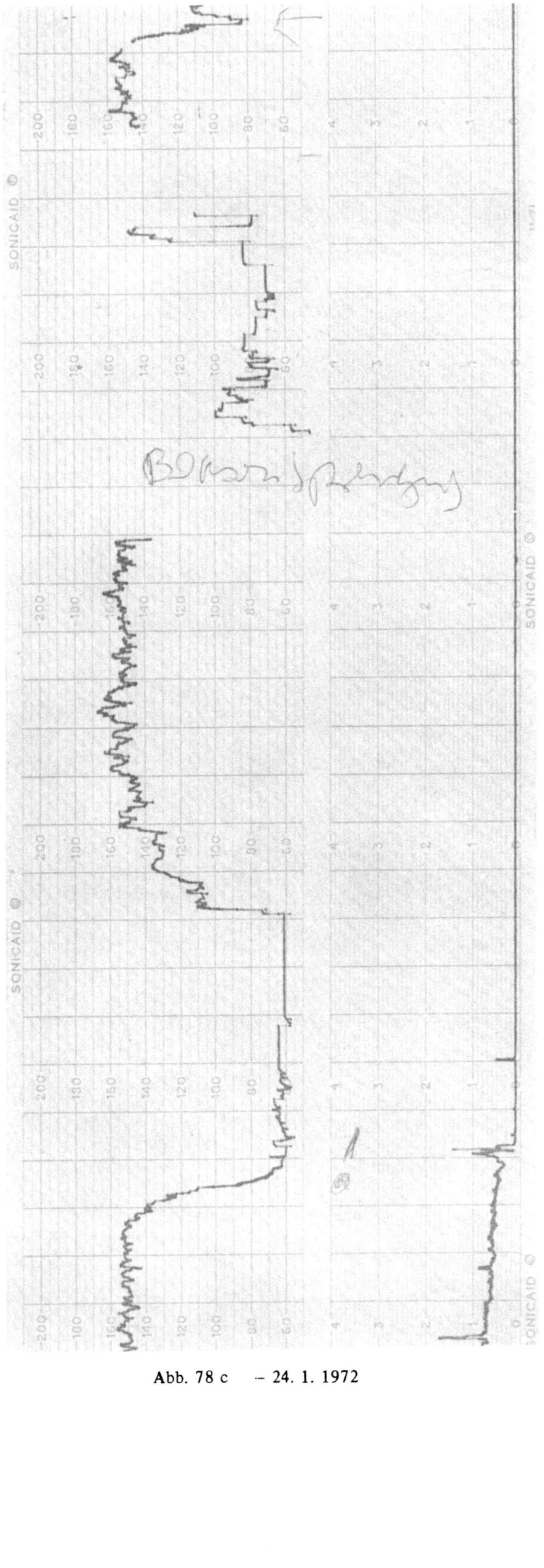

Abb. 78 c – 24. 1. 1972

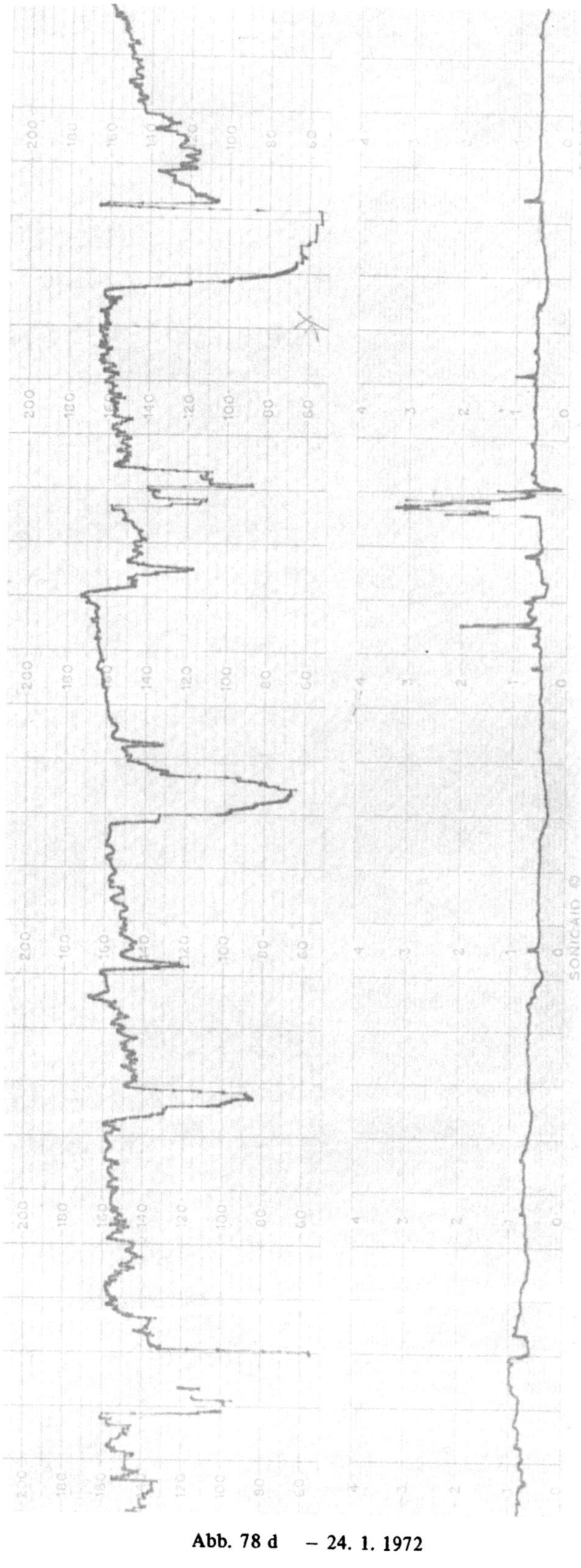

Abb. 78 d – 24. 1. 1972

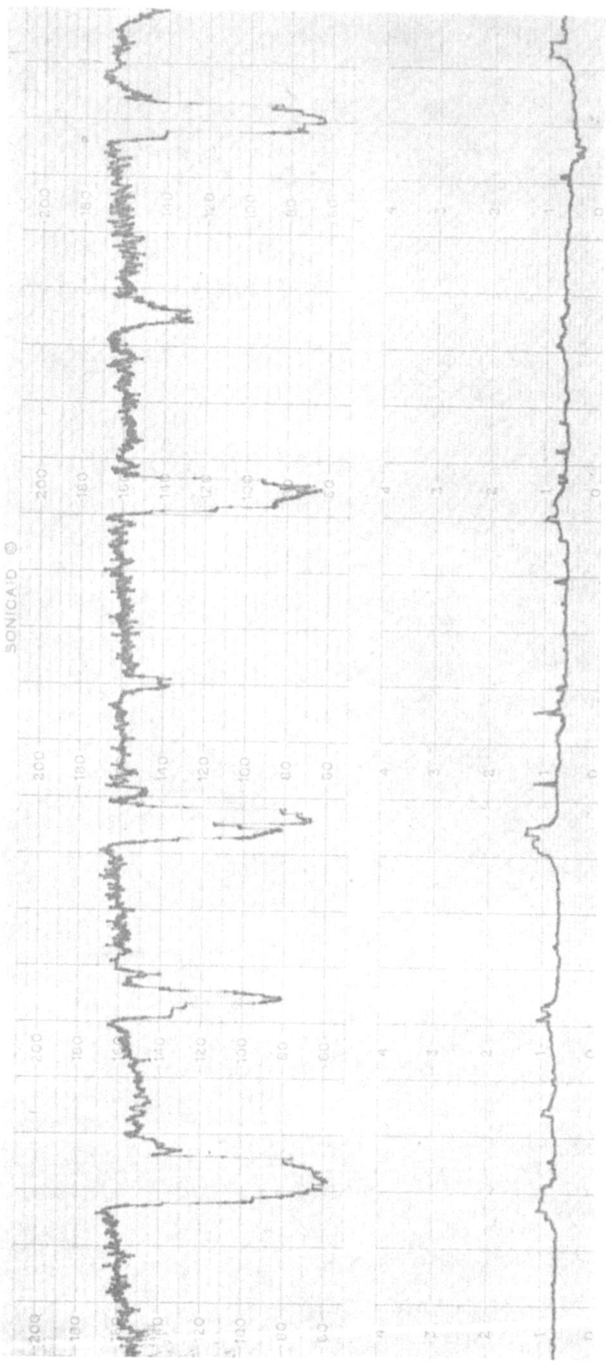

Abb. 78 e – 24. 1. 1972

5.1 Literaturverzeichnis

5.1.1 Fetale Kardiographie

Abdulla, U., C. J. Dewhurst, St. Campbell, D. Talbert, M. Lucas, M. Mullarkey: Effect of diagnostic ultrasound on maternal and fetal chromosomes. Lancet II (1971) 829.

Andrew, D. S.: Ultrasonography in pregnancy – an enquiry into its safety. Brit. J. Radiol. 37 (1964) 185.

Babenerd, J., K. H. Mosler: Fetale Lebensäußerungen in der Schwangerschaft und unter der Geburt. Münch. med. Wschr. 38 (1968) 2146.

Bernstine, R. L.: Safety studies with ultrasonic Doppler Technic. Obstet. Gynec. 34 (1969) 707.

Bernstine, R. L., J. E. Winker, D. A. Callagan: Fetal bigeminy and tachycardia. Amer. J. Obstet. Gynec. 101 (1968) 856.

Bernstine, R. L., B. D. Litt: Doppler signal and interval measurements in the fetal dog. Amer. J. Obstet. Gynec. 106 (1970) 893.

Bishop, E. H.: Ultrasonic fetal monitoring. Clin. Obstet. Gynec. 11 (1968) 1154.

Blauenstein, U. W., M. Preiswerk, H. R. Müller: Physik, Technik und Terminologie der Ultraschalldiagnostik. In: Ultraschall-tomographie, Schwabe & Co, Basel/Stuttgart (1969) 7.

Brown, A. D. G., J. G. Robertson: The ultrasonic Doppler cardioscope in obstetrics. J. Obstet. Gynec. Brit. Cwlth. 75 (1968) 92.

Caldeyro-Barcia, R., C. Mendez-Bauer, J. J. Poseiro, L. A. Escarcena, S. V. Pose, J. Bieniarz, I. Arnt, L. Gulin, O. Althabe: Control of human fetal heart rate during labor. In: The Heart and Circulation in the Newborn and Infant. *D. E. Cassels, Grune* and *Stratton*, New York 1966.

Caldeyro-Barcia, R., A. A. Ibarra-Polo, L. Gulin, J. J. Poseiro, C. Mendez-Bauer: Diagnostic and prognostic significance of intrapartum fetal tachycardia and Typ II Dips. Symposium on Prenatal Life, Dept. Gynec. Obstet., Harper Hospital and Wayne State University School of Medicine, 1–2 Nov. 1967.

Callagan, D. A., Th. C. Rowland, Jr., D. E. Goldman: Ultrasonic Doppler observation of the fetal heart. Obstet. Gynec. 23 (1964) 637.

Donald, I.: Diagnostic uses of sonar in obstetrics and gynaecology. J. Obstet. Gynec. Brit. Emp. 73 (1965) 907.

Donald, I.: Ultrasonics and other electronic techniques. (1. Clinical application of ultrasonic techniques in obstetrical and gynaecological diagnosis.) J. Obstet. Gynec. Brit. Emp. 69 (1962) 1036.

Donald, I.: Ultrasonic echo sounding in obstetrical and gynecological diagnosis. Amer. J. Obstet. Gynec. 93 (1965) 935.

Donald, I.: Further advances in ultrasonic diagnosis. Ultrasonics (1967) 8.

Donald, I., T. G. Brown: Localisation using physical devices, radioisotopes and radiographic methods. Brit. J. Radiol. 34 (1961) 539.

Donald, I., J. MacVicar, T. G. Brown: Investigation of abdominal masses by pulsed ultrasound. Lancet I (1958) 1188.

Fischer, P., E. Golob, A. Kratochwil, E. Kunze-Mühl: Chromosomenuntersuchung nach Ultraschalleinwirkung. Wien. klin. Wschr. 79 (1967) 436.

Fritz-Niggli, H.: Ultraschallschädigungen und Röntgeneffekte bei Drosophila melanogaster. Strahlentherapie 85 (1951) 223.

Hammacher, K.: Früherkennung intrauteriner Gefahrenzustände durch Elektrophonokardiographie und Tokographie. In: *R. Elert, K. A. Hüter*: Prophylaxe frühkindlicher Hirnschäden, *G. Thieme*, Stuttgart 1966.

Hammacher, K.: Fetale Herzschlagfrequenz und intrauterine Hypoxie. Arch. Gynäk. 202 (1965) 353.

Hammacher, K., P. H. Werners: Über die Auswertung und Dokumentation von CTG-Ergebnissen. Gynaecologia 166 (1968) 410.

Hammacher, K.: Elektronische Geburtsüberwachung. Med. Klin. 64 (1969) 1846.

Hellman, L. M., G. M Duffus, I. Donald, B. Sunden: Safety of diagnostic ultrasound in obstetrics. Lancet I (1970) 1133.

Hon, E. H.: An Atlas of Fetal Heart Rate Patterns. Hearty Press, Incorp., New Haven, Connecticut 1968.

Hon, E. H.: An Introduction to Fetal Heart Rate Monitoring. Hearty Press, Incorp., New Haven, Connecticut 1969.

Hon, E. H.: The electronic evaluation of the fetal heart rate. Amer. J. Obstet. Gynec. 75 (1958) 1215.

Hon, E. H., R. H. Paul: A Primer of Fetal Heart Rate Patterns. Hearty Press, Incorp., New Haven, Connecticut 1970.

Hunt, K. M.: Placental localization using the Doptone Fetal Pulse Recorder. J. Obstet. Gynec. brit. Cwlth. 76 (1969) 144.

Johannigmann, J., V. Zahn, R. Thieme, B.-J. Klose: Der Einfluß des Ultraschalls auf die fetale Herzfrequenz und auf den intrauterinen Druck. Z. Geburtsh. Gynäk. 174 (1971) 14.

Kamocsay, D.: Ultraschallbehandlung und Gravidität. Therapiewoche 10 (1960) 627.

Kitz, E.: Über den prognostischen Wert fetaler Herzaktionsalterationen. Diss. Würzburg 1971.

Kratochwil, A.: Ultraschalldiagnostik in Geburtshilfe und Gynäkologie (Lehrbuch und Atlas). *G. Thieme*, Stuttgart 1968.

Kratochwil, A., L. Eisenhut: Der früheste Nachweis der fetalen Herzaktion durch Ultraschall. Geburtsh. Frauenheilk. 27 (1967) 176.

Macintosh, I. J., D. A. Davey: Chromosome aberrations induced by an ultrasonic fetal pulse detector. Brit. med. J. 4 (1970) 92.

Merger, R., J. Santarelli, Cl. Duval, J.-P. Lemoine: Frequence cardiaque foetale, pH capillaire foetal et vitalite de l'enfant nouveau-ne. Gyn. Obst. (Paris) 69 (1970) 239.

Mosler, K. H.: Kontinuierliche Überwachung der fetalen Herzaktionen mittels Ultraschall. In: Fortschritte der perinatalen Medizin. (2. Deutscher Kongreß für Perinatale Medizin, Berlin 1969) *G. Thieme*, Stuttgart 1971, 146.

Mosler, K. H.: Dauerüberwachung der fetalen Herzaktionen unter der Geburt mittels Ultraschall. Experientia 25 (1969) 222.

Mosler, K. H., P. Teichert, H. Scheuer, F. Mitschka: Ultraschallüberwachung in der Präventivgeburtshilfe. Med. Klin. 26 (1970) 1250.

Neuman, M. R., F. H. Critchfield, W. C. Lin: An intravaginal fetal ECG telemetry system. Obstet. Gynec. 35 (1970) 96.

Paul, R. H., R. K. Freeman: Selected Records of Intrapartum Fetal Monitoring with Self Instruction. University of Southern California, Postgraduate Division, Los Angeles, Calif. 1971.

Paul, R. H., E. H. Hon: A clinical fetal monitor. Obstet. Gynec. 35 (1970) 161.

Rott, H.-D., H.-D. Huber, R. Soldner, G. Schwanitz: Chromosomenuntersuchungen nach Einwirkung von Ultraschall auf menschliche Lymphozyten in vitro. Electromedica 1 (1972) 14.

Rüther, E., K. Sokol: Die kontinuierliche telemetrische fetale Herztonüberwachung unter der Geburt. Arch. Gynäk. 204 (1967) 268.

Saling, E.: Elektronische und biochemische Überwachung der Feten unter der Geburt. Bull. Soc. Roy. Belge Gynec. Obstet. 38 (1968) 289.

Sunden, B.: The biological effects of ultrasound. In: On the diagnostic value of ultrasound in obstetrics and gynaecology. Acta obstet. gynec. scand. 43 (1964) 46.

Schwalm, H.: Kann die Ultraschallüberwachung den Fetus schädigen? Gynäk. Rdsch. 9 (1970) 233.

Wells, P. N. T.: Physical Principles of Ultrasonic Diagnosis. Academic Press, London/New York 1969.

Wever, H., H. Stockhausen: Fetale Herztonkontrolle und Plazentalokalisation durch Ultraschall unter Verwendung des Dopllereffektes. Geburtsh. Frauenheilk. 27 (1967) 1209.

Wood, C., R. Ferguson, J. Leeton, W. Newman, A. Walker: Fetal heart rate and acid-base status in the assessment of fetal hypoxia. Amer. J. Obstet. Gynec. 98 (II) (1967) 62.

5.1.2 Perinatale Medizin

Andersen, G. J., J. Walker: The effect of labour on the maternal blood-gas and acid-base status. J. Obstet. Gynec. Brit. Cwlth. 77 (1970) 289.

Apgar, V.: A proposal for a new method of evaluation of the newborn infant. Curr. Res. Anesth. Analg. 32 (1953) 260.

Astrup, P., S. Schrøder: Apparatus for anaerobic determination of the pH of blood at 38 degrees centigrade. Scand. J. clin. Lab. Invest. 8 (1956) 30.

Beer, R., H. Bartels, H.-A. Raczkowski: Die Sauerstoffdissoziationskurve des fetalen Blutes und der Gasaustausch in der menschlichen Placenta. Pflügers Arch. ges. Physiol. 260 (1955) 306.

Berg, D.: Subpartale Möglichkeiten zur Senkung der perinatalen Mortalität. Med. Welt 21 (1970) 1605.

Berg, D., J. Hüter, G. Köhnlein, F. Kubli: Die Mikroblutuntersuchung am Fetus (die physiologische fetale Acidose). Arch. Gynäk. 203 (1966) 287.

Caldeyro-Barcia, R., C. Casacuberta, R. Bustos, G. Giussi, L. Gulin, L. Escarcena, C. Mendez-Bauer: Correlation of intrapartum changes in fetal heart rate with fetal blood oxygen and acidbase state. In: Diagnosis and treatment of fetal disorders, *Springer* 1969, 205.

Cretius, K.: Die Geburt. In: *Schwalm-Döderlein*: Klinik der Geburtshilfe und Frauenheilkunde II, Urban u. Schwarzenberg, München 1964, 335.

Dudenhausen, J. W., E. Saling: Risikoschwangerschaft und Risikogeburt. Mat. med. Nordm. 22 (1970) 313.

Effer, S. B.: Management of high-risk pregnancy. Canad. med. Ass. J. 101 (1969) 55.

Ewerbeck, H., K. A. Hüter: Erfassung und Betreuung von Risikofällen während Schwangerschaft, Geburt und Neugeborenenperiode. *G. Thieme*, Stuttgart 1969.

Farr, V.: An assessment of the value of fetal scalp blood sampling. J. Obstet. Gynec. Brit. Cwlth. 77 (1970) 294.

Fischer, W. M., H. R. Vogel: Untersuchungen zum Sauerstoffpartialdruck im fetalen Blut während der Geburt. Arch. Gynäk. 202 (1965) 347.

Friedberg, V.: Über die perinatale Sterblichkeit der Neugeborenen bei Präeklampsie. Geburtsh. Frauenheilk. 24 (1964) 649.

Gold, E. M.: Identification of the high-risk fetus. In: Heart disease in pregnancy/Evaluation of fetal environment. ed. *G. Schaefer, A. B. Weingold.* Harper & Row, New York, N. Y. 1968. Clin. Obstet. Gynec. 11 (1968) 1069.

v. Harnack, G.-A.: Das übertragene, untergewichtige Neugeborene. Mschr. Kinderheilk. 108 (1960) 412.

Herrmann, U.: Probleme der Perinatalogie aus der Sicht des Geburtshelfers. Geburtsh. Frauenheilk. 29 (1969) 391.

Hickl, E.-J., A. Delucca, K.-H. Gerbaulet, R. Goebel, K. Winkler: Die Intensiv-Überwachung der Risikoschwangerschaft. Münch. med. Wschr. 111 (1969) 2533.

James, L. S., I. M. Weisbrot, C. E. Prince, D. A. Holaday, V. Apgar: The acid-base status of human infants in relation to birth asphyxia and the onset of respiration. J. Pediat. 52 (1958) 379.

Jung, H., P. Kopecky, F. K. Klöck: Die fetale Gefährdung durch die „Parazervikalblockade". Geburtsh. Frauenheilk. 29 (1969) 519.

Ledger, W. J.: Monitoring of labor by graphs. Obstet. Gynec. 34 (1969) 174.

Lehmann, V., H. Wulf: Der Einfluß der Wehentätigkeit auf den Säure-Base-Haushalt der Mutter. Arch. Gynäk. 203 (1966) 205

McClure, J.: Newborn blood Oxygen. Obstet. Gynec. 11 (1958) 696.

Mendez-Bauer, C., I. C. Arnt, L. Gulin, L. Escarcena, R. Caldeyro-Barcia: Relationship between blood pH and heart rate in the human fetus during labor. Amer. J. Obstet. Gynec. 97,I (1967) 530.

Mosler, K. H.: The Dynamics of Uterine Muscle. Bibl. gnaec. 48 (1968) *Karger*, Basel, New York.

Mosler, K. H.: Probleme der Wehenhemmung durch Pharmaka. Med. Klin. 64 (1969) 133.

Osofsky, H. J., R. E. L. Nesbitt Jr., J. H. Hagen: High-risk obstetrics. Amer. J. Obstet. Gynec. 106 (1970) 692.

Saling, E.: Die Blutgasverhältnisse und der Säure-Basen-Haushalt des Feten bei ungestörtem Geburtsablauf. Z. Geburtsh. Gynäk. 161 (1964) 262.

Saling, E.: Geburts-„Hilfe" – Geburts-Medizin. Dtsch. Ärztebl. 36 (1969) 1873.

Saling, E.: Neues Vorgehen zur Untersuchung des Kindes unter der Geburt. Arch. Gynäk. 197 (1962) 108.

Saling, E., H. Rumpeltes: Blutchemische Geburtsüberwachung. Med. Klin. 64 (1969) 1841.

Schmid, J., J. Bretscher: Untersuchungen über die metabolische Komponente des Säure-Basenhaushaltes beim menschlichen Feten. Arch. Gynäk. 208 (1970) 317.

Schwalm, H.: Pränatale Vorsorge für Mutter und Kind. Med. Welt 21 (1961) 1166.

Stoll, P.: Diagnose der Risikogeburt. Dtsch. Ärztebl. 37 (1970) 2703.

Vasicka, A.: Perinatale Hypoxie und Azidose. Arch. Gynäk. 202 (1965) 333.

Walker, J.: Foetal Anoxia. J. Obstet. Gynaec. 61 (1954) 162.

Walker, J.: Fetal Distress. Amer. J. Obstet. Gynec. 77 (1959) 94.

Wulf, H.: Der Gausaustausch in der reifen Plazenta des Menschen. Z. Geburtsh. Gynäk. 158 (1962) 117.

Wulf, H.: Blutgaswerte und Neugeborenenatmung. Klin. Wschr. 36 (1958) 234.

Wulf, H., H. Manzke: Das Säure-Basengleichgewicht zwischen Mutter und Frucht. Z. Geburtsh. Gynäk. 162 (1964) 225.

Sachregister

Oshima-Witt-Bürger Gastrokamera- und Röntgendiagnostik

Ein Atlas der kombinierten Magenuntersuchung mit histologischer Dokumentation

von Dr. med. H. Oshima, Dr. med. Helmut Witt und Dr. med. Herta Bürger. Unter Mitarbeit von Prof. Dr. med. H. Stein, Prof. Dr. med. E. Gerstenberg, Dr. med. R. Knöchelmann, Dr. med. P. Semler. 22,5 x 31 cm. XII, 140 Seiten. Mit 349, z. Tl. mehrfarbigen Abbildungen. 1972. Gebunden DM 186,00

ISBN 3 11 001687 7

Als relativ neue Untersuchungsmethode gilt die Gastrokameradiagnostik. In dem angekündigten Atlas werden die Untersuchungstechnik und die Beurteilungskriterien der Gastrokamerabilder im einzelnen beschrieben. Im röntgendiagnostischen Teil des Buches wird auf die Technik der Doppelkontrastuntersuchung des Magens hingewiesen. Die Wichtigkeit des kombinierten Untersuchungsverfahrens wird durch Beispiele belegt. Das Buch wird abgeschlossen durch eine Reihe von Einzeldarstellungen aus der Gastrokameradiagnostik.

Witt-Bürger Mamma-Diagnostik im Röntgenbild

Ein Atlas für die Praxis mit histologischen Schnitten von Dr. med. Helmut Witt und Dr. med. Herta Bürger. Unter Mitarbeit von Prof. Dr. med. Friedrich Stein. Mit 239 Abbildungen. 21 x 29,7 cm. VIII, 148 Seiten. 1968. Ganzleinen DM 118,00

ISBN 3 11 000818 1

Die röntgenologische Weichteiluntersuchung der weiblichen Brust hat sich als wertvolle Ergänzung in der praeoperativen Diagnostik bewährt. Obwohl die Mamma wie wenige Organe des menschlichen Körpers der Inspektion und Palpation zugänglich ist, bestehen bei ihrer Beurteilung erhebliche diagnostische Schwierigkeiten.

Die Autoren konnten sich an einem umfangreichen Krankengut von den Vorteilen der zusätzlichen radiologischen Mamma-Untersuchung überzeugen.

Während dieses einfache und die Patientin in keiner Weise belästigende Verfahren bisher in überwiegendem Maße in den klinischen radiologischen Abteilungen angewendet wird, erscheint es angebracht, die Methode auch für die Praxis zu empfehlen. Ohne großen technischen und finanziellen Aufwand kann diese Untersuchung in jedem radiologischen Institut durchgeführt werden. Es erscheint wesentlich, Mamma-Aufnahmen zum Vergleich in der Originalgröße zur Verfügung zu haben. Die Abbildungen sind Positive der Röntgenaufnahmen in Originalgröße. Die Reproduktion erfolgte ohne Anwendung kontrastverstärkender Verfahren (Logetronik).

Bei den pathologischen Fällen ist der histologische Befund angegeben. In zahlreichen Fällen wurde das Bild des mikroskopischen Schnittes mit in den Atlas aufgenommen.

Das Bildmaterial stellt einen Querschnitt aus dem täglichen Krankengut dar. Der Atlas soll die an manchen Orten noch bestehenden Vorbehalte gegenüber der Methode abbauen.

Gitsch-Palmrich Gynäkologisch-operative Anatomie

Einfache und erweiterte Hysterektomie
Ein Atlas
Anhang: Die Radioisotopen-Radikaloperation von Prof. Dr. med. Eduard Gitsch und Prof. Dr. Adolf Hans Palmrich. Mit Geleitworten von H. Husslein und J. Amreich
Bildteil von Hans Lang. 21 x 30 cm. VIII, 162 Seiten. Mit 200, z. Teil mehrfarbigen Abbildungen. 1972. Gebunden DM 160,00

ISBN 3 11 003480 8

Der Atlas schließt eine immer spürbar gewesene Lücke zwischen anatomischen Lehrbüchern und den Darstellungen gynäkologischer Operationen. Anhand zahlreicher Illustrationen werden die durch die Operationstechnik bedingten Veränderungen der topographischen Anatomie des Genitales und seiner Nachbarorgane bei der vaginalen und abdominalen Hysterektomie beschrieben. In der Darstellung der Wertheim'schen Radikaloperation wird besonders der Anteil der Wiener gynäkologischen Schule an der Weiterentwicklung dieser Methode hervorgehoben.

Im Anhang wird die Radioisotopen-Radikaloperation beim Kollumkarzinom, die an der I. Universitäts-Frauenklinik Wien entwickelt wurde, beschrieben und illustriert (Typ 1: radioaktives Goldkolloid; Typ 2: radioaktiver Phosphor). Sie zeigt die Möglichkeiten auf, wie man die Resultate der Hysterektomie durch Zusatzmaßnahmen verbessern kann.

Pschyrembel – Dudenhausen
Grundriß der Perinatalmedizin

Von Prof. Dr. med. W. Pschyrembel und Dr. med. J. W. Dudenhausen.
8°. IV, 336 Seiten. Etwa 300 Begriffe und Stichworte. Mit 140 Abbildungen und Tabellen. 1972.
Plastik flexibel DM 38,–
ISBN 3 11 003694 0

Die Perinatalmedizin ist ein junges, vielseitiges Fach der Medizin. Sie beschäftigt sich mit der Überwachung und Versorgung des Kindes im gefährlichsten Zeitabschnitt des menschlichen Lebens, der Perinatalperiode. Das Hauptziel der Perinatalmedizin ist die Verminderung der kindlichen Mortalität und Morbidität in der Perinatalperiode. Ihr besonderes Interesse gilt der Vermeidung solcher Schäden, die sich wie die Hirnschäden ein Leben lang auswirken. Zwischen den Forschungsergebnissen und ihrer allgemeinen Anwendung in der Klinik besteht infolge der stürmischen Entwicklung des Faches heute noch eine große Kluft. Sie zu überbrücken, ist ein Ziel dieses Buches.

E. T. Rippmann
EPH-Gestose

8°. XII, 238 Seiten. 35 Strichzeichnungen, 42 Autotypien. 1972.
Plastik flexibel etwa DM 68,–
ISBN 3 11 004009 3

Die neue Konzeption der EPH-Gestose eröffnet vielfache Möglichkeiten, die Genesen der Erkrankung zu erfassen. Mehrere Arbeitshypothesen wurden aufgestellt und zum Teil bearbeitet. Prophylaktische Maßnahmen und die Therapie, die wann immer möglich, kausal sein soll, werden in separaten Kapiteln behandelt.

EPH-Gestosis
(Symposien)
Diagnosis und Resultate

Herausgegeben von E. T. Rippmann und Ch. Rippert
3. Sitzung der Organisation Gestose, Paris, 23.–25. 10. 1970
4. Sitzung der Organisation Gestose, Florenz, 8.–10. 10. 1971
Gr.-8°. Etwa 320 Seiten. Mit zahlreichen Abbildungen. 1972. Kartoniert etwa DM 98,–
ISBN 3 11 004022 0

Die Referate behandeln die Diagnostik, Auswirkung und Prophylaxe der EPH-Gestose aus der Sicht des Geburtshelfers, des Perinatologen, des Pädiaters, des Endokrinologen, des Zytologen, des Internisten und des Pathologen, sowie der medizinisch-chemischen Diagnostik. Die neuesten Resultate der Forschung werden dargelegt. In wenigen Worten wird auch die Frage der optimalen Therapie gestreift.

Ufer
Hormontherapie in der Frauenheilkunde

Grundlagen und Praxis

Von Dr. med. Joachim Ufer.
4., vollst. neubearb. u. erw. Aufl.
Gr.-8°. X, 168 Seiten. Mit 98 Abb. 1972. Kartoniert DM 54,–
ISBN 3 11 003734 3

Das Buch verfolgt das Ziel, Studenten, praktische Ärzte und Fachärzte über alle Fragen der gynäkologischen und der geburtshilflichen Endokrinologie zu informieren. Kurzgefaßte Kapitel beschäftigen sich mit folgenden Themen: Chemie der Hormone, Herkunft, Aufbau und Abbau, Steuerung und zentraler Regulationsmechanismus, Wirkung und Testierung, Nebenerscheinungen und Toxikologie. Ferner werden die diagnostischen Verfahren zur Erkennung hormonaler Störungen besprochen und anschließend Krankheiten in der Pubertät, Geschlechtsreife und im Klimakterium abgehandelt. Es braucht kaum erwähnt zu werden, daß sich Sonderkapitel mit der Reproduktionsphysiologie und mit der Anwendung von Sexualhormonen als Kontrazeptiva beschäftigen.

FSC
www.fsc.org
MIX
Papier | Fördert
gute Waldnutzung
FSC® C083411

Zeitfracht Medien GmbH
Ferdinand-Jühlke-Straße 7
99095 Erfurt, Deutschland
produktsicherheit@kolibri360.de